Karl-Heinz Friese

Homöopathie in der HNO-Heilkunde

Der Autor:

Dr. med. Karl-Heinz Friese,

geb. 1955. Studium der Medizin in Tübingen. 1981–1986 klinische Ausbildung an der HNO-Klinik am Katharinenhospital in Stuttgart (Prof. Terrahe). Während der klinischen Ausbildung Anerkennung als HNO-Facharzt mit den Zusatzbezeichnungen: Allergologie, Stimm- und Sprachstörungen sowie Homöopathie (1990). Seit 1986 niedergelassen als Kassenarzt in Weil der Stadt bei Stuttgart. Seit 1989 in der Fort- und Weiterbildung bei verschiedenen Institutionen bzw. Fortbildungsgesellschaften tätig. Zahlreiche Publikationen. Seit 1993 Mitglied der Arzneimittelkommission D am Bundesinstitut für Arzneimittel und Medizinprodukte (BFArM) in Berlin.

Karl-Heinz Friese

Homöopathie in der HNO-Heilkunde

Mit tabellarischer Übersicht bewährter Indikationen

3., überarbeitete Auflage

Hippokrates

Die Deutsche Bibliothek – CIP-Einheitsaufnahme

Friese, Karl-Heinz:
Homöopathie in der HNO-Heilkunde: mit tabellarischer Übersicht bewährter Indikationen / Karl-Heinz Friese. – 3., überarb. Aufl. – Stuttgart: Hippokrates-Verl., 1998
ISBN 3-7773-1341-6

Anschrift des Verfassers:

Dr. med. Karl-Heinz Friese
Marktplatz 3
71263 Weil der Stadt
Fax 07033/80561
e-mail: Dr.Friese@t-online.de

1. Auflage 1991
2. Auflage 1994
3. Auflage 1998

Wichtiger Hinweis: Wie jede Wissenschaft ist die Medizin ständigen Entwicklungen unterworfen. Forschung und klinische Erfahrung erweitern unsere Erkenntnisse, insbesondere was Behandlung und medikamentöse Therapie anbelangt. Soweit in diesem Werk eine Dosierung oder eine Applikation erwähnt wird, darf der Leser zwar darauf vertrauen, daß Autoren, Herausgeber und Verlag große Sorgfalt darauf verwandt haben, daß diese Angabe dem Wissensstand bei Fertigstellung des Werkes entspricht.
Für Angaben über Dosierungsanweisungen und Applikationsformen kann vom Verlag jedoch keine Gewähr übernommen werden. Jeder Benutzer ist angehalten, durch sorgfältige Prüfung und gegebenenfalls nach Konsultation eines Spezialisten festzustellen, ob die dort gegebene Empfehlung für Dosierungen oder die Beachtung von Kontraindikationen gegenüber der Angabe in diesem Buch abweicht. Eine solche Prüfung ist besonders wichtig bei selten verwendeten Präparaten oder solchen, die neu auf den Markt gebracht worden sind. Jede Dosierung oder Applikation erfolgt auf eigene Gefahr des Benutzers. Autoren und Verlag appellieren an jeden Benutzer, ihm etwa auffallende Ungenauigkeiten dem Verlag mitzuteilen.
Geschützte Warennamen (Warenzeichen) werden nicht besonders kenntlich gemacht. Aus dem Fehlen eines solchen Hinweises kann also nicht geschlossen werden, daß es sich um einen freien Warennamen handele.

ISBN 3-7773-1341-6

Printed in Germany 1998
Satz und Druck: Druckerei Sommer GmbH, 91555 Feuchtwangen

Inhaltsverzeichnis

Krankheitsbilder 57

Vorwort zur 3. Auflage

Vier Jahre nach Erscheinen der 2. Auflage ist eine 3. Auflage erforderlich geworden. Sie wurde wesentlich erweitert, neuere wissenschaftliche Studien kamen hinzu, die Krankengeschichten sind aktualisiert. Das Kapitel über Umweltmedizin wurde erweitert, da Umweltfaktoren eine immer größere Rolle spielen. Ein Kapitel über Schilddrüsenerkrankungen ergänzt den Praxisteil.

Aufgrund eines oft geäußerten Wunsches meiner Patienten habe ich in einem Kapitel eine Haus- und Reiseapotheke zusammengestellt.

Zur schnellen Mittelfindung bei typischen HNO-ärztlichen Symptomen wurde ein Repertorium aufgenommen.

Das Literaturverzeichnis wurde wesentlich überarbeitet und aktualisiert, damit der interessierte Leser die Möglichkeit hat, sich näher mit der Materie zu befassen.

Viele Daten wurden aktualisiert und auf den Stand von 1998 gebracht.

Weil der Stadt, im September 1998

Karl-Heinz Friese

Vorwort zur 1. Auflage

Dieses Buch wurde primär für Hals-Nasen-Ohrenärzte geschrieben. Die Hals-Nasen-Ohrenheilkunde ist geradezu ein ideales Gebiet, um in die Homöopathie einzusteigen. Dies hängt damit zusammen, daß das Fachgebiet nicht übermäßig groß und dadurch übersichtlich ist, daß ein Großteil der Organe relativ einfach untersucht werden kann und diese der Diagnostik gut zugänglich sind; außerdem gibt es viele akute Erkrankungen, an denen innerhalb sehr kurzer Zeit die Wirkung eines homöopathischen Mittels beobachtet und kontrolliert werden kann.

Gleichzeitig ist dieses Buch natürlich auch für praktische Ärzte, Allgemeinmediziner und Internisten sowie Kinderärzte geschrieben, die alle sehr häufig mit Krankheiten des hals-nasen-ohrenärztlichen Fachgebiets zu tun haben.

Außerdem wurde versucht, das Buch so verständlich zu schreiben, daß auch der interessierte Laie einiges für sich selbst verwenden kann, wobei selbstverständlich bei der Selbstmedikation sehr vorsichtig vorgegangen werden muß.

Das Buch beginnt mit einem allgemeinen Teil zur Einführung in die Homöopathie. In der Homöopathie erfahrenere Ärzte können dieses Kapitel sicherlich überspringen. Daran schließt sich in knapper Form eine Arzneimittellehre an, um die wichtigsten Arzneimittel, die bei den Krankheiten erwähnt werden, in aller Kürze gut nachschlagen zu können. Im Anschluß werden die einzelnen Krankheitsbilder in der Hals-Nasen-Ohrenheilkunde nach Organen abgehandelt.

Um erfolgreich die Homöopathie in der Hals-Nasen-Ohrenheilkunde anzuwenden, reicht dieses Buch allein sicher nicht aus, eine gründlichere Fortbildung ist unbedingt zu fordern. Sehr viele niedergelassene HNO-Ärzte sind ständig frustriert, weil sie innerlich fühlen, daß ihre Therapieform nicht die richtige ist. Mangels Alternativen bleiben sie alle dabei. Die Beschäftigung mit der Homöopathie kann in jedem Fall die übliche Frustration beseitigen. Dennoch wird dieses Buch sicher zahlreiche Kritiker finden.

Zunächst einmal sind hier die klassischen Hals-Nasen-Ohrenärzte, die meinen, mit ihrer Behandlungsmethode alles mehr oder weniger in den Griff zu bekommen. Sie werden einzelne der genannten Ratschläge zu gefährlich und verantwortungslos halten. Hierzu ist zu sagen, daß ich alle Ratschläge in diesem Buch persönlich erprobt habe und in der täglichen Praxis anwende und daß damit noch kein Patient ernsthaft gefährdet wurde. Ich kann mir auch nicht vorstellen, daß es einem HNO-Arzt gelingt, mich sachlich zu widerlegen. Erfahrungsgemäß wird aber die Homöopathie von der offiziellen Hals-Nasen-Ohrenheilkunde mehr oder weniger totgeschwiegen bzw. ohne Kenntnis derselben abgelehnt, weil jeder Klinikchef fürchtet, daß er

sich beim öffentlichen Bekenntnis zur Homöopathie lächerlich macht. Leider mangelt es hier sehr häufig an Zivilcourage.
Eine andere Kritikrichtung wird von den homöopathischen Ärzten kommen, insbesondere von jenen, welche die sogenannten bewährten Indikationen ablehnen. Natürlich sind viele in diesem Buch abgehandelten Krankheitsbilder auch klassisch-homöopathisch nach ausführlicher Repertorisation zu behandeln. Es stellt sich allerdings immer wieder die Frage, wieviele Patienten so behandelt werden können, da der Zeitaufwand doch beträchtlich ist. In einer großen Facharztpraxis kann nicht jeder Patient repertorisiert werden. Ich sehe auch keinen Gegensatz zwischen der »klassischen« Homöopathie und den bewährten Indikationen. Je nach Krankheitsbild hilft mal besser die eine, mal die andere Methode. Wenn zum Beispiel am Beginn der Heuschnupfenzeit vierzig Patienten am Tag mit den gleichen Beschwerden erscheinen und für jeden Patienten eine Stunde gerechnet wird, scheitert die Behandlung schon am Zeitproblem. Hier bliebe den streng behandelnden klassischen Homöopathen keine andere Wahl, als die Patienten abzuweisen. Dies führt aber praktisch immer zu einer unterdrückenden allopathischen Behandlung. In diesem Fall gehe ich doch davon aus, daß eine homöopathische Behandlung nach bewährten Indikationen wesentlich besser ist.
Nicht zuletzt werden sich auch Frau Professor *Oepen* und Professor *Prokop* mit diesem Buch negativ auseinandersetzen. Wie üblich, wird deren Kritik aber wenig konstruktiv sein.
Ansonsten bin ich für jede konstruktive Kritik dankbar und bitte um reichlich Zuschriften.
Zur Ergänzung gibt es zahlreiche andere homöopathische Lehrbücher, die Sie am Schluß des Buches in einem kleinen Auswahl-Literaturkapitel finden können.

Weil der Stadt, im September 1991

Karl-Heinz Friese

Hinweise

Nachdem das Buch jetzt über sieben Jahre auf dem Markt ist und ich reichlich Kontakt zu den Lesern habe, möchte ich nochmals darauf hinweisen, wie mit dem Buch sinnvoll zu arbeiten ist.
Hauptsächlich wird die sogenannte organotrope Homöopathie (s. Seite 18) beschrieben, aber nicht ausschließlich. Aufgrund eines bestimmten Symptoms bzw. aufgrund einer Diagnose wird auf ein homöopathisches Mittel geschlossen. Hinweise auf dieses homöopathische Mittel finden sich im Kapitel »Krankheitsbilder«. Anschließend kann im Kapitel »Die wichtigsten Arzneimittelbilder« überprüft werden, ob das Mittel sinnvoll ist und zu dem konkreten Patienten paßt. Selbstverständlich können auch noch weitere Arzneimittellehren hinzugezogen werden. Anschließend sollte nur ein Mittel verschrieben werden.

Ich habe von Kollegen erfahren, daß zum Beispiel bei einem Kind mit einer Mittelohrentzündung und gleichzeitiger Angina und Bronchitis zusammen Spongia, Pulsatilla und Mercurius solubilis verschrieben wurden. Dies ist nicht sinnvoll. Die homöopathischen Mittel können sich unter Umständen gegenseitig blockieren. Hier muß zunächst entweder ein Mittel für alle drei Krankheiten gleichzeitig gefunden oder zunächst die wesentliche Krankheit therapiert werden.
Unbedingt erforderlich ist auch, zunächst den Teil »Allgemeines« zu lesen, ansonsten kann es später Mißverständnisse geben. Grundsätzlich ist eine ausführliche Beschäftigung mit der Homöopathie notwendig.

Allgemeines

Einführung in die Homöopathie

Hahnemann

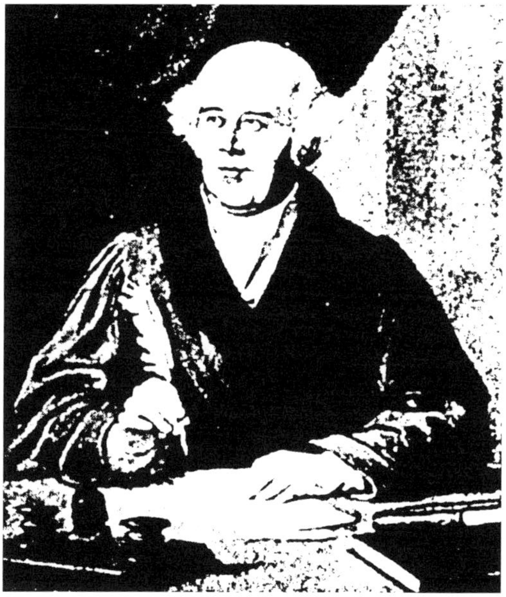

Abb. 1 Bild von Samuel Hahnemann
Gawlik: S. Hahnemann. Sonntag Verlag.

Die Homöopathie wurde 1796 von *Samuel Hahnemann* (1755–1843) gegründet. Sein Leitspruch war »Similia similibus curentur«, d.h. Ähnliches soll mit Ähnlichem geheilt werden. Er kam auf dieses Prinzip durch den berühmten Versuch mit der Chinarinde (*12*), die damals als Heilmittel bei Malariafieber angewandt wurde. Er stellte fest, daß durch die Chinarinde malariaähnliche Symptome beim Gesunden ausgelöst werden. Dieses Prinzip wurde von ihm mit vielen anderen Stoffen ausprobiert und so entwickelte er daraus die erste Arzneimittellehre. Seine Erfahrungen veröffentlichte er im »Organon«, der »Bibel« der Homöopathen, dort erteilte er bezüglich der Homöopathie exakte konkrete Anweisungen. *Hahnemann* hatte bereits viele Schüler, die die homöopathische Lehre allgemein verbreiteten.

Ausgangsstoffe

Pflanzen, Tiere, Mineralien, Säuren

Ein großer Teil der homöopathischen Arzneien entstammt dem Pflanzenreich. Die Wirkung der Pflanzengifte und pflanzlichen Arzneimittel war schon sehr lange bekannt, so daß von diesem alten Erfahrungsschatz ausgegangen werden konnte. Andere Arzneien stammen vom Tierreich ab, wobei ganze Tiere als Ausgangsprodukt verwendet werden (z.B. Apis mellifica, die Honigbiene) oder Teile von Tieren (Apisinum, das Bienengift). Weiterhin gibt es homöopathische Arzneien aus Mineralien, Metallen bzw. aus Salzen. Hierbei läßt sich oft eine exakte chemische Formel festlegen, z.B. Kalium bichromicum = $K_2Cr_2O_7$. Verwandt mit den mineralischen Stoffen sind die Säuren, wie z.B. die Salpetersäure (z.B. Acidum nitricum).

Nosoden

Von *Hahnemann* wurden bereits Nosoden als Arzneien eingeführt. So gewinnt man die Nosoden aus Krankheitsprodukten, z.B. verarbeitet man tuberkulösen Eiter, homöopathisch potenziert, zu Tuberkulinum, ähnlich wird aus syphilitischem Eiter Luesinum hergestellt. Inzwischen gibt es von praktisch jeder Krankheit Nosoden, z.B. die Mumpsnosode oder die Anginanosode. Außerdem wurden in der neueren Zeit auch die sogenannten Organnosoden (z.B. Pankreasnosode) eingeführt; es ist auch möglich, Nosoden von allopathischen Arzneimitteln (z.B. Penicillinnosode, Cortisonnosode) oder von Pflanzenschutzmitteln (z.B. Lindannosode) zu gewinnen.
Die letzteren Nosoden haben allerdings mit der Homöopathie nach *Hahnemann* recht wenig zu tun. Sie wurden insbesondere bei der Anwendung der Elektroakupunktur nach Voll eingeführt. Im Gegensatz zur Therapie mit Homöopathika (= ähnlich) wird hier oft mit Isopathika (= gleich) behandelt, z.B. Mumps mit der Mumpsnosode.

Zur Unterscheidung: Die Polychreste

Unabhängig von der Ausgangssubstanz werden die wichtigsten homöopathischen Mittel, die am häufigsten verwendet und am besten geprüft sind, Polychreste genannt.
Die Polychreste zeichnen sich durch ein äußerst vielseitiges Wirkungsprofil aus. In den Arzneimittellehren fallen diese Medikamente schon rein äußerlich durch die Anzahl der Seiten auf, die sie dort belegen.

Tab. 1 Ausgangsstoffe in der Übersicht

Stoffe	Arten	Beispiel
Pflanzen	Pflanzengifte	Conium
	Pflanzliche Arzneimittel	Lycopodium
Tiere	Ganzes Tier	Apis mellifica
	Tiersäfte	Apisinum
chemisch definiert	Mineralien	Cinnabaris
	Metalle	Aurum metallicum
	Salze	Kalium muriaticum
	Säuren	Acidum sulfuricum
Nosoden	Krankheitsprodukte	Luesinum
	Organe	Milznosode
	Arzneimittel	Diclofenacnosode
	Pflanzenschutzmittel	Lindannosode

Prinzip der Potenzierung C, D, LM

Erhältlich sind bei uns die sogenannten D-Potenzen, C-Potenzen und LM-Potenzen. Bei der Herstellung der D-Potenzen wird immer ein Teil des Ausgangsstoffs mit neun Teilen Trägersubstanz vermischt und geschüttelt, das Schütteln wird Potenzierung genannt. Im ersten Vorgang erhält man so die D1, dann wird der gleiche Vorgang mit einem Zehntel der D1 und neun Zehnteln der Trägersubstanz wiederholt, so daß die D2 erhalten wird usw.

Bei den C-Potenzen wird immer ein Teil der Ausgangssubstanz mit 99 Teilen einer Trägersubstanz verwendet. Bei der Herstellung der LM-Potenzen wird zunächst nach Paragraph 270 Organon (*129*) eine C3 aus der Ausgangssubstanz hergestellt, anschließend wird diese C3 mit 49 999 Teilen einer Trägersubstanz potenziert. Die LM-Potenzen bezeichnet man oft auch als Q-Potenzen nach der Zahl 50 000 (=quinta milia).

In Deutschland sind allgemein eher die D-Potenzen üblich, in Frankreich eher die C-Potenzen. Zwischen der Wirkungsweise gibt es keine grundsätzlichen Unterschiede. Nur die C-Potenzen sollen etwas weicher wirken als die D-Potenzen. Die LM-Potenzen haben den Vorteil, daß sie als Hochpotenzen (meist fängt man erst mit der LM VI an) relativ rasch wirken, daß aber die Wirkungsdauer nicht übermäßig lange anhält, so daß sich Erstverschlimmerungen in Grenzen halten.

Bei den Korsakoff-Potenzen wird 99/100 des Inhalts eines Arzneifläschchens weggeschüttet und mit dem Rest, der die Glaswand benetzt, wird unter Zugabe von Alkohol weiterpotenziert. Diese Einglas-Methode ist im deutschsprachigen Raum offiziell nicht gestattet, wird aber von kleinen Homöopathiefirmen geliefert.

Lieferbar sind die homöopathischen Medikamente als Ampullen, Globuli, Tabletten und Dilutionen. Aus technischen Gründen ist die Ausgangssubstanz bei Globuli um den Faktor 1:100 niedriger konzentriert.

Bei der Therapie fängt man in der Regel mit tiefen Potenzen an und steigert dann, z. B. Calcium bromatum D4, dann D6, D12 und D30. Umgekehrt sollte man nicht vorgehen, da eine Hochpotenz durch eine gleichnamige Tiefpotenz antagonisiert werden kann. Verschiedene Potenzen der gleichen Arznei zur gleichen Zeit sind mehr oder weniger sinnlos, obwohl solche Medikamante im Handel sind, z. B. die Potenzakkorde der Firma Heel.

Wirkungsweise

Von *Hahnemann* wurde theoretisch postuliert, daß Ähnliches mit Ähnlichem zu heilen sei. Dies Postulat als solches ist nicht zu beweisen, es wird aber täglich beobachtet, daß es wirkt. Hat ein Patient z. B. eine blasse Schwellung, bei der Kühlung gut tut und Wärme schadet, als »ob eine Biene gestochen hätte«, wird z. B. Apis = die Honigbiene verabreicht. Ist ein Patient sehr

schwach, hat trockene Haut, ist sehr blaß und hat nächtliche Schlafstörungen, als ob er mit Arsen vergiftet worden wäre, kann z. B. Arsenicum album das Mittel der Wahl sein.
Ein anderes Wirkungsprinzip resultiert aus der Miasmentheorie.
Hierbei wird postuliert, daß wir alle von unseren Vorfahren gewisse »Erbkrankheiten« mitbekommen haben. Ein großes Miasma ist die Krätzekrankheit, in der Homöopathie auch als Psora bezeichnet. Ein weiteres großes Miasma ist die Gonorrhö, in der Homöopathie auch als Sykose bekannt. Die dritte miasmatische chronische Krankheit ist die Lues. In vielen Krankheiten finden sich diese Miasmen wieder, zum Teil alle drei Miasmen, zum Teil aber auch nur eines. So ist z. B. die akute Angina dem luesinischen Miasma zuzuordnen, da es auch eine luetische Angina gibt. Die praktischen Folgerungen der Miasmen sind allerdings eher gering, sie sind höchstens ein kleiner Baustein zum Finden der Arznei. Die Familienanamnese führt in diesem Fall praktisch nie weiter, da derartige Erkrankungen naturgemäß nicht berichtet werden bzw. oft nicht bekannt sind.

Arten von Homöopathie

Wie *Ernst* in einem Kurzbericht *(64)* richtig schreibt, ist die Homöopathie keine ganz einheitliche Richtung. Es gibt unterschiedliche Richtungen innerhalb der Homöopathie, die sich aber alle auf *Hahnemann* berufen.
Die unterschiedlichen Richtungen innerhalb der Homöopathie bestanden bereits zur Zeit *Hahnemanns. Hahnemann* selbst wandte sowohl die organotrope als auch die personotrope Homöopathie an, wobei sein Schwerpunkt die personotrope Homöopathie war. Während *Hahnemanns* neue Methode sich in Europa schnell verbreitete, gab es immer wieder Ärzte, die zwar die Methode gut, die Anwendung aber zu umständlich fanden. *Rademacher* wandte bereits zu Zeiten *Hahnemanns* in großem Stil die organotrope Therapie mit Erfolg an. Allerdings gab es sofort Streit mit *Hahnemann*, er bezeichnete den Kollegen als Bastardhomöopathen. Wenn man sich aber das Lebenswerk *Hahnemanns* ansieht und insbesondere seine Pariser Praxis, kommt man nicht umhin festzustellen, daß auch *Hahnemann* teilweise eine Art organotrope Therapie angewandt hat.
Später wurde die organotrope Homöopathie hauptsächlich in homöopathischen Krankenhäusern gepflegt. Bereits 1833 gab es in Leipzig ein großes homöopathisches Krankenhaus.
Robert Bosch (1861–1942, Industrieller, Hersteller von Haushaltsgeräten und elektrischen Kfz-Ausrüstungen) war ein Anhänger der Homöopathie. Durch sein Erbe gründete er die Robert-Bosch-Stiftung und das Robert-Bosch-Krankenhaus in Stuttgart. Laut Testament muß dort die Homöopathie gepflegt werden. Dies wurde am Anfang auch tatsächlich so gehandhabt, und viele bedeutende deutsche bzw. deutschsprachige Homöopathen gingen aus dem Robert-Bosch-Krankenhaus hervor *(Leeser, Mössinger, Ritter, Saller, Stiegele, Stübler, Unselb).* Allerdings wurde zum Teil die organotrope Therapie übertrieben und die klassische Homöopathie vernachlässigt, was mit zum Untergang der Homöopathie am Robert-Bosch-Krankenhaus beitrug. Heute wird in diesem großen Krankenhaus keine Homöopathie mehr betrieben.
Im Robert-Bosch-Krankenhaus in Stuttgart wurde nämlich eine neue Form der Homöopathie angewandt, die sogenannte »naturwissenschaftlich-kritische Richtung«, die ausschließlich mit Tiefpotenzen bis zur D12 arbeitete und forderte, daß in einer Arznei noch die Ausgangssubstanz materiell enthalten sein muß. Höhere Potenzen als die D23 wurden als unwirksam angesehen. Es kamen meistens nur die D2 bis D6 zur Anwendung. Die klassische Repertorisation war nicht üblich.
In den sechziger Jahren dieses Jahrhunderts war dann die Homöopathie in Deutschland fast verschwunden. Die organotrope Homöopathie wurde im kleinen Rahmen aber von vielen niedergelassenen Ärzten weiter angewandt.
Mit dem Aufschwung der Homöopathie in Deutschland in den achtziger Jahren wurde auch in verstärktem Maße wieder die organotrope Homöopathie gelehrt, insbesondere in einer speziellen Form von *Mathias Dorcsi (49–55). Dorcsi* gründete die »Wiener Schule« und prägte den Begriff der »bewährten Indikation«. Mit diesem Begriff ist gemeint, daß häufig (aber nicht immer) direkt aufgrund einer Diagnose ein homöopathisches Mittel gefunden werden kann. Aber auch bei der Freiburger Schule um *Gerhard Köhler* finden sich zahlreiche Elemente der organotropen Homöopathie *(174, 175).*
Im folgenden seien die unterschiedlichen Sicht-

weisen der Homöopathie dargestellt und auch die Methoden, die eigentlich nicht mehr als Homöopathie bezeichnet werden können, aber von der Homöopathie abgeleitet sind und von Laien oft mit der Homöopathie verwechselt werden.

Die sogenannte Klassische Homöopathie

Um diesen Begriff gibt es immer wieder Streit, da sehr viele Homöopathen von sich behaupten, sie arbeiteten klassisch, während sie dies den anderen Kollegen nicht zubilligen. Die klassische Homöopathie entspricht der personotropen Homöopathie. Der Begriff ist sicherlich nicht eindeutig zu beschreiben. Gekennzeichnet ist die klassische Homöopathie aber dadurch, daß jeweils nur ein Mittel in einem bestimmten Zeitraum zur Behandlung eines Patienten eingesetzt wird. Das Mittel wird meistens durch Repertorisation gefunden, was einen relativ großen Zeitaufwand bedeutet. Dabei muß anhand der Symptome und Modalitäten in einem Repertorium *(161)* festgelegt werden, welche Arznei dem Patienten bzw. seiner Krankheit am nächsten kommt. Im allgemeinen werden von der klassischen Homöopathie Hochpotenzen (C30, C200, C1000, C10 000 oft »Korsakow-Potenzen«) verwendet, obwohl dies nicht unbedingt die Voraussetzung ist.
Hahnemann selbst hat meist nur die C30 als höchste Potenz verwendet. Der Vorteil der klassischen Homöopathie ist eine relativ große Heilungswahrscheinlichkeit, vor allem bei chronischen Erkrankungen. Der Nachteil ist ein sehr großer Zeitaufwand für den Arzt und den Patienten, die Anamneseerhebung und anschließende Repertorisation kann bis zu acht Stunden dauern. Daher ist die Methode sicher nicht als Routineverfahren geeignet, ist aber bei vielen vor allem chronischen Krankheiten eine sehr wertvolle Hilfe.

Wiener Schule – Bewährte Indikation

Diese Methode wurde im wesentlichen von *Mathias Dorcsi* entwickelt *(50–55). Dorcsi* lehrt, wie bei exakt definierten Krankheiten ganz bestimmte homöopathische Arzneien gezielt eingesetzt werden können. Die Methode steht der Schulmedizin näher als die klassische Homöopathie, wobei die Lokalsymptome häufig entscheidend sind, die Allgemeinsymptome treten hierbei eher etwas in den Hintergrund. Auch bei der bewährten Indikation ist im Regelfall nur eine homöopathische Arznei zu einem Zeitpunkt erlaubt, wobei speziell *Dorcsi* häufig eine Hochpotenz zwischendurch gibt und langfristig mit einer Tiefpotenz behandelt. Bei wenigen definierten Krankheitsbildern werden auch Mischarzneien empfohlen, die dann allerdings maximal vier verschiedene Mittel enthalten. Die Wiener Schule wendet häufig die organotrope Homöopathie an.

Biochemische Therapie nach Schüssler

Schüssler hat im Jahre 1873 eine Behandlungsart begründet, die er »eine abgekürzte homöopathische Therapie« nannte. Die naturheilkundliche Biochemie ermittelt diejenigen Zellsalze, welche dem Körper fehlen und führen diese in Form homöopathischer Verdünnung dem Körper zu. *Schüssler* behandelte mit biochemischen Mitteln in den Potenzen D3, D6 und D12. Er setzte lediglich zwölf Arzneien ein:

Calcium fluoratum
Calcium phosphoricum
Calcium sulfuricum
Ferrum phosphoricum
Kalium muriaticum
Kalium phosphoricum
Kalium sulfuricum
Magnesium phosphoricum
Natrium muriaticum
Natrium phosphoricum
Natrium sulfuricum
Silicea.

Die Biochemie nach *Schüssler* ist leichter zu erlernen als die normale Homöopathie, da lediglich zwölf Arzneimittelbilder beherrscht werden müssen. Durch die Vereinfachung ist die Methode auch in Laienkreisen weitverbreitet, den sogenannten *Schüssler*vereinen. Bei unkomplizierten Krankheiten kann mit diesen Mitteln gearbeitet werden, bei komplexeren Erkrankungen reichen die *Schüssler*mittel im Regelfall nicht aus, insbesondere auch, da die höheren Potenzen fehlen. Die Mittel werden von der DHU hergestellt.

Spagyrik

Bei der Spagyrik handelt es sich um ein spezielles Verfahren, Arzneien herzustellen. Die Ausgangssubstanzen sind im wesentlichen die gleichen wie in der Homöopathie, die Substanzen werden aber zunächst verbrannt bzw. »verascht« oder destilliert, anschließend erst nach homöopathischen Kriterien potenziert oder einfach verdünnt. Häufig werden auch verschiedene Ausgangssubstanzen gleichzeitig verascht und zusammen potenziert. Durch die Veraschung sollen die Arzneisubstanzen besser aufgeschlossen werden. Bei homöopathischen Ärzten, die mit Einzelmitteln arbeiten, spielt die Spagyrik insgesamt eine relativ geringe Rolle. Bekannte spagyrische Firmen sind: Staufen-Pharma Göppingen (Spagyrik nach Zimpel), Iso-Arzneimittel Ettlingen (Spagyrik nach Krauß), Heinz-Spagyrik-Institut Braunschweig, Zentrum für Cluster-Medizin Haigerloch (Spagyrik nach Heinz), Pekana Naturheilmittel GmbH Kisslegg (Spagyrik nach Pekana), Strath-Labor Donaustauf (Spagyrik nach Strathmeyer), Soluna Heilmittel Donauwörth (Spagyrik nach von Bernus), Phönix Bondorf (Spagyrik nach Glückselig), Institut für angewandte Spagyrik Hanau (Spagyrik nach IFAS), Lemasor Püttlingen (Spagyrik nach Lemasor), Solaris-Labor Elzach-Yach (Spagyrik nach Solaris) *(101)*.

Komplexmittel

Die Komplex-Homöopathie ist die Art von Homöopathie, wie sie oft von Ärzten betrieben wird, die sich mit der Methode weniger auskennen. So gibt es im HNO-Fach zahlreiche Komplexmittel, die sehr häufig eingesetzt werden, z. B. Vertigoheel®, Sinuselect® oder Sinfrontal®. Diese Mittel bestehen aus zahlreichen Einzelarzneien, deren Wirkungen sich gelegentlich gegenseitig aufheben. Die Behandlung ist meistens relativ ungezielt, eine Art »Schrotschußbehandlung«. Der Vorteil an den Komplexmitteln ist, daß praktisch keinerlei Homöopathiekenntnisse erforderlich sind und die Mittel allein aufgrund eines klinischen Krankheitsbildes gegeben werden. Meist geht die Krankheit auch aus dem Arzneinamen direkt hervor (Vertigoheel® bei Schwindel).

Anthroposophie

Von Laien, aber auch von Ärzten werden häufig Homöopathie und Anthroposophie verwechselt. *Rudolf Steiner* (1861–1925) lernte die Homöopathie unter anderem in Tübingen bei *Emil Schlegel*. Allerdings ist die Theorie der Anwendung eine ganz andere, auch wenn bei vielen Krankheitsbildern die gleichen Mittel gegeben werden. Die Mittel werden anders hergestellt, meist aus wäßrigen Auszügen und nicht aus alkoholischen Auszügen. Komplexmittel werden sehr häufig verwandt. Die bekanntesten Firmen sind die Weleda in Schwäbisch Gmünd und die WALA in Bad Boll *(214)*.

Elektroakupunktur nach Voll *(EAV)*

Auch bei der EAV handelt es sich um eine Methode, die nicht mehr als Homöopathie bezeichnet werden kann, auch wenn homöopathische Arzneimittel verwendet werden. Bei dieser Methode werden mittels einer speziellen Testung an Akupunkturpunkten mittels elektrischer Kreisläufe bestimmte homöopathische Arzneimittel ausgemessen, die dann verabreicht werden. Kennzeichnend für die EAV ist, daß sehr viele Mittel in verschiedensten Potenzen gleichzeitig gegeben werden, es werden dabei auch sehr viele Nosoden verabreicht.

Ausbildung in Homöopathie, Zusatzbezeichnung

Nach den Richtlinien, die auf dem Deutschen Ärztetag im Mai 1992 verabschiedet wurden, sind zur Führung der Zusatzbezeichnung »Homöopathie« sechs je einwöchige Kurse erforderlich, die in zahlreichen Orten abgehalten werden. Die Kurse werden jeweils angekündigt auf den letzten Seiten des Deutschen Ärzteblattes, man kann aber auch ein Kursverzeichnis erhalten von der Deutschen Homöopathie-Union, Postfach 410280, 76202 Karlsruhe. Die Zahl der Veranstalter nimmt ständig zu, die Auswahl ist recht groß. Im allgemeinen muß mit dem Kurs A begonnen werden, die restlichen Kurse von B bis F können in unterschiedlicher Reihenfolge belegt werden. Die Kurse sind im Regelfall bei den verschiedenen Gesellschaften untereinander kompatibel, im Einzelfall sollte man sich aber bei den Veranstaltern genau erkundigen, da sich die Regeln gelegentlich ändern.

Man kann sich bezüglich der Kurse auch erkundigen beim Deutschen Zentralverein homöopathischer Ärzte e. V., Alte Steige 3 in 72213 Altensteig.

Außerdem ist eine dreijährige homöopathische praktische Tätigkeit erforderlich, wobei allerdings hierzu die aktive Teilnahme an entsprechend zugelassenen homöopathischen Arbeitskreisen ausreicht, wie z. B. an dem homöopathischen Arbeitskreis in Bad Imnau. Die Ausbildung wird im Regelfall mit einer Prüfung an dem entsprechenden Arbeitskreis abgeschlossen. Außerdem müssen zwei Jahre Klinik nachgewiesen werden. Verliehen wird die Zusatzbezeichnung dann von den jeweiligen Landesärztekammern.

Kassenarztrecht, Rezepturbeispiele, Verfügbarkeit, Firmen und Kosten

Im Rahmen des Wirtschaftlichkeitsgebots sind homöopathische Arzneimittel problemlos zu verordnen. Es gibt in der Kassenarztpraxis keinerlei Probleme, die Mittel auf die Namen des Patienten oder als Sprechstundenbedarf zu verschreiben. Bei Privatkassen wird gelegentlich eine Potenz oberhalb der *Loschmidt*schen Zahl beanstandet. Dies ist allerdings nach verschiedenen Gerichtsurteilen nicht zulässig, da die Homöopathie als solche unteilbar ist und nicht von der Potenz abhängt.

Die Zusatzbezeichnung »Homöopathie« oder »Naturheilverfahren« ist ausdrücklich nicht Voraussetzung für das Verschreiben homöopathischer Mittel, auch wenn dies immer wieder behauptet wird. Im Regelfall sind gängige homöopathische Mittel über die Apotheken innerhalb von einem halben Tag zu erhalten. Hierbei spielt allerdings die Qualität der Apotheke eine wesentliche Rolle, z.T. kann es auch bei gängigen Arzneimitteln über eine Woche dauern, bis die Mittel erhalten werden. Hier müssen die Patienten manchmal gezielt zu bestimmten Apotheken geschickt werden. Gängige homöopathische Mittel hat eine gut ausgerüstete Apotheke sowieso auf Lager. Bei selteneren Mitteln oder Einzelanfertigungen dauert es maximal eine Woche, bis das Mittel zur Verfügung steht. Wenn man mit der Homöopathie anfängt, ist es sehr wichtig, dafür zu sorgen, daß die Mittel schnell erhalten werden. Es hat keinen Zweck, ein homöopathisches Mittel bei einer Mittelohrentzündung zu verschreiben und dann eine Woche zu warten, bis das Mittel verfügbar ist. Ebensowenig ist es sinnvoll, bei akutem Nasenbluten erst ein Mittel über die Apotheke zu besorgen. In diesem Fall muß man sich unbedingt schon vorher ein geeignetes Mittel besorgen, um es bei Bedarf sofort in der Praxis anwenden zu können.

Die Kosten der homöopathischen Arzneimittel sind relativ gering. So kosten im Regelfall 10 g 8,98 DM, 20 g, 20 ml oder 80 Tabletten 12,01 DM, 50 g, 50 ml oder 200 Tabletten 20,83 DM. 5 g einer LM-Potenz kosten 20,07 DM (Stand September 1998). Die wichtigsten homöopathischen Firmen in Deutschland sind die Deutsche Homöopathie-Union (DHU) in Karlsruhe, dort sind praktisch alle wesentlichen Einzelmittel erhältlich, zum Teil auch Komplexmittel (Pentarkane) und auch Lokaltherapeutika wie Nasentropfen und spezielle Salben. Bei der Staufen-Pharma in Göppingen sind ebenfalls praktisch alle homöopathischen Einzelmittel als D-Potenzen oder LM-Potenzen verfügbar, auch die ausgefallensten auf Einzelbestellung, ebenso praktisch alle Nosoden. Schmiedendorf AG in Inning stellt homöopathische Einzelmittel her. Arcana in Gütersloh stellt zahlreiche Einzelmittel her. Höchstpotenzen sind erhältlich über die Firma Schmidt-Nagel in Genf. Bei Zinsser in Tübingen sind hauptsächlich LM-Potenzen erhältlich und bei Gudjohns in Stadtbergen erhält man vor allem C-Potenzen und LM-Potenzen. Es gibt dann noch zahlreiche Firmen, die Komplexmittel herstellen, so die Firma Dreluso in Hessisch-Oldendorf, Fides in Baden-Baden, Hanosan in Garbsen, Heel in Baden-Baden, Hevert in Sobernheim, Iso-Arzneimittel in Ettlingen (Einzelmittel und Komplexmittel), Loges in Winsen, Madaus in Köln, Müller in Göppingen, Pascoe in Gießen, Pflüger in Bielefeld, Pflüger in Rheda-Wiedenbrück, Pharma-Liebermann in Gundelfingen, Plantina in Muggensturm, Reckeweg in Bensheim, Regenaplex in Konstanz, Reineke in Hannover, Rowa-Wagner in Bergisch Gladbach, Sanum-Kehlbeck in Hoya, Schaper und Brünner in Salzgitter, Schwörer in Miesenbach, Steigerwald in Darmstadt, Truw in Krefeld, sowie Weber & Weber in Inning.

Die Rezeptur von homöopathischen Mitteln ist sehr einfach.

Rezepturbeispiele

Konkrete Beispiele für korrektes Rezeptieren homöopathischer Mittel sind im folgenden aufgeführt.

Rp. Pulsatilla D4 Globuli 10 g
alle 2 Std. 5 Globuli lutschen

Rp. Mercurius solubilis D12 Tbl. Nr. 80 10 g
3x1 Tbl. tgl. vor dem Essen lutschen

Rp. Sabadilla D30 Tbl. Nr. 80 10 g
1 Tbl. sonntags vor dem Frühstück lutschen

Rp. Kalium bichromicum D12,
Sulfur jodatum D6, Allium cepa D4,
Luffa D12 ana ad 80,0 ml
3x5 Tropfen tgl. vor dem Essen

Abrechenbarkeit der Homöopathie

Die Anwendung der organotropen Therapie ist normalerweise nicht gesondert berechnungsfähig, da kein erhöhter Zeitaufwand mit der Anwendung verbunden ist. Arbeitet man klassisch homöopathisch mit erhöhtem Zeitaufwand, kann die homöopathische Erstanamnese bei Kassenpatienten neben der Ziffer 1 bzw. 2 nach den Ziffern 10, 11, 17 bzw. 18 berechnet werden, was aber durch die Budgetierung bei weitem nicht kostendeckend ist. Ob man zusätzlich dem Kassenpatienten eine Rechnung für die klassische Anamnese übersenden kann, ist höchst umstritten. Zum Teil gibt es Sonderverträge mit bestimmten Krankenkassen. So kann bei IKK-Patienten in Sachsen-Anhalt die homöopathische Erstanamnese mit 180,- DM (Ziff. 9001) und in Sachsen ebenfalls bei IKK-Patienten mit der Ziff. 9198a (ebenfalls 180,- DM) gesondert außerhalb der Pauschalen abgerechnet werden. Eine Abrechnungsgenehmigung ist hierfür erforderlich. Bei Patienten der bundesweit geöffneten IKK Hamburg kann ebenfalls die Erstanamnese dem Patienten mit 180,- DM in Rechnung gestellt werden, der Patient bekommt 95% davon wieder erstattet. Auch hier ist eine spezielle Zulassung erforderlich. Die BKK Securvita in Hamburg hat sich ebenfalls zum Ziel gesetzt, die Homöopathie speziell zu erstatten, 180,- DM sollen für die Erstanamnese bezahlt werden. In Süd-Württemberg kann in bestimmten Fällen bei BKK-Patienten in der Klassischen Homöopathie die Erstanamnese mit 155,- DM (9201), bei Kindern mit 62,50 DM (9209) und die Folgeanamnese mit 60,- DM (9203) abgerechnet werden. Gemäß der IGEL-Liste (individuelle Gesundheitsleistungen) der KBV kann die Erstanamnese den Kassenpatienten nach vorheriger Aufklärung gemäß der GOÄ (Ziffer 30) in Rechnung gestellt werden (*185a*).

Für Privatpatienten gibt es die Ziffer 30 für die Erstanamnese, die etwa (2,3facher Satz) 230,- DM entspricht bzw. die Ziffer 31 bei der Folgeanamnese.

Grenzen der Homöopathie

Die Grenzen der Homöopathie sind natürlich fließend und hängen im wesentlichen vom Geschick und Können des behandelnden Arztes ab. Gerade am Anfang, wenn sich der behandelnde Arzt in der Homöopathie noch nicht sehr auskennt, sollte er eher die Grenzen eng ziehen und im Zweifelsfall auf Methoden ausweichen, die er beherrscht. In den folgenden Kapiteln werde ich immer wieder darauf hinweisen, ob eine homöopathische Behandlung relativ unproblematisch ist oder ob die Erfolgsaussichten eher gering sind. Die Erfolgswahrscheinlichkeit hängt auch mit der Anzahl von zur Verfügung stehenden Mitteln zusammen. Je weniger Mittel bei einer bewährten Indikation in Frage kommen, desto höher die Erfolgswahrscheinlichkeit, wenn das richtige Mittel gegeben wird. So sind z. B. Krankheiten wie Nasenbluten, Scharlach oder Stimmbandknötchen relativ einfach homöopathisch zu behandeln. Die Behandlung von Ohrensausen ist recht schwierig, bei bösartigen Erkrankungen kommt bestenfalls eine begleitende homöopathische Behandlung in Frage; hier ist natürlich die Schulmedizin gefordert. Eine Septumdeviation kann selbstverständlich nicht homöopathisch korrigiert werden, wohl aber unter Umständen die Auswirkungen der Septumdeviation. Peritonsillarabszesse und andere Abszesse sind einer homöopathischen Behandlung gut zugänglich, allerdings gehört dazu relativ viel Erfahrung. Da es sich hierbei um gefährliche Erkrankungen handelt, sollten derartige Erkrankungen nicht von Unerfahrenen mit homöopathischen Mitteln behandelt werden. Bei Diskussionsveranstaltungen gibt es häufig Streit, ob eine bestimmte Erkrankung homöopathisch behandelt werden kann oder nicht.

Uneinigkeit herrscht auch hier unter den homöopathischen Ärzten selbst. Die Homöopathie ist nicht nur eine Methode, die individuell auf die Patienten ausgerichtet ist, sondern sie hängt eben auch von der Individualität des betreffenden Arztes ab. Daher verbieten sich natürlich eindeutige allgemeine Angaben.

Antagonisten von homöopathischen Mitteln

Sehr häufig kommen Patienten in die Praxis, die ein bestimmtes Krankheitsbild aufweisen, bei der die Mittelanzeige eindeutig ist und dann das Mittel doch nicht wirkt. Hier stellt sich natürlich immer die Frage, warum trotz genauer Arzneimittelsuche keine Besserung eintritt. Einerseits kann natürlich das Mittel falsch sein, was sich im Einzelfall nie ausschließen läßt, andererseits kann das Medikament antagonisiert werden.

Hierbei kommt vor allem eine gleichzeitige allopathische Behandlung in Frage, wobei insbesondere Antibiotika und Steroide die homöopathische Arzneimittelwirkung stark abschwächen. Durch Steroide und Antibiotika wird das Immunsystem herabgesetzt und die Reaktivität des Körpers geschwächt, so daß eine Reizbehandlung nicht mehr greift. Außerdem werden durch die Medikamente Symptome unterdrückt, so daß das Krankheitsbild nicht mehr in seiner ursprünglichen Form zur Erscheinung kommt und dadurch das richtige homöopathische Simile nicht mehr gefunden werden kann.
Insbesondere verwischen auch Schmerzmittel die homöopathische Symptomatik und wirken homöopathischen Mitteln entgegen.
Antirheumatika stören ebenfalls die homöopathische Behandlung sehr. Weniger schlimm sind im allgemeinen pflanzliche Medikamente mit Ausnahme der Opiate und der ätherischen Öle. Minze und Kampfer können eine homöopathische Wirkung sogar vollständig aufheben. Kampfer ist daher bei einer massiven Erstverschlimmerung infolge einer Hochpotenzgabe im Notfall geeignet, die Mittelwirkung abzuschwächen oder aufzuheben. Häufig wird als Antagonist auch Kaffee aufgeführt.
Interessanterweise schreibt *Hahnemann (129)* selbst nichts von der Schädlichkeit von Zigaretten. Dies hängt damit zusammen, daß er selbst sehr viel geraucht hat. Zigaretten können sicherlich auch homöopathische Arzneien antagonisieren.
Die Fluorprophyalxe bei Kindern kann ebenfalls problematisch sein. Durch die gleichzeitige Gabe von fluorhaltigen Zahnpasten und oraler Fluorgabe ist die Dosis von Fluor relativ hoch. Fluor ist toxisch. Mit zahlreichen biologischen Verfahren, z.B. Elektroakupunktur nach *Voll*, kann die negative Fluorwirkung nachgewiesen werden.
Die homöopathischen Mittel selbst können durch radioaktive Strahlung oder durch Röntgenbestrahlung, z.B. bei der Gepäckkontrolle am Flughafen, zerstört werden.

Kombination von Homöopathie mit anderen Naturheilverfahren

Häufig kann die homöopathische Mittelwirkung durch gezielte Anwendung bestimmter Naturheilverfahren ergänzt werden *(99)*. Es bestehen häufig Synergieeffekte. Konkret sind das die Akupunktur *(113–117)*, Phytotherapie *(48, 73, 126, 128, 143, 233, 243, 287, 293)*, Bäder- und Klimatherapie *(31)*, Kneipp-Therapie *(31)*, mikrobiologische Therapie *(99, 127, 152, 160, 161, 180–183, 197, 215, 232, 240, 268)*, Fasten *(184)*, ausleitende Verfahren *(254)*, Sauerstofftherapie *(76, 77, 148)*, Hydro-Colon-Therapie *(6)*, Urintherapie *(2, 276)*, Bachblütentherapie *(6)*, orthomolekulare Therapie *(6)*, Ordnungstherapie *(6, 292)*, Umweltmedizin *(94, 99)*, Enzymtherapie *(305)*, Organotherapie *(6)*, Neuraltherapie *(56, 118, 124, 151, 291)*, nasale Reflextherapie *(28, 119)*, Reflexzonenmassage *(201)*, manuelle Therapie *(19, 150, 244)*, Massagen *(6)*, Lymphdrainage *(162)*, Thermographie *(238)*, Kinesiologie und Diätetik *(184)*. Die Kombination mit der Aromatherapie *(252)* ist problematisch, da durch bestimmte Aromastoffe homöopathische Mittel antagonisiert werden können. Insbesondere sind alle kampferhaltigen Medikamente zu vermeiden, die in allen möglichen Einreibmitteln und dem japanischen Heilpflanzenöl enthalten sind. Milde Phytotherapeutika stören die homöopathische Mittelwirkung normalerweise nicht, sehr starke Phytotherapeutika (z.B. Morphin) können die Mittelwirkung sehr wohl negativ beeinflussen.

Hinweise für Patienten

Sie haben sich zu einer homöopathischen Behandlung entschlossen. Wenn Sie ein homöopathisches Mittel verschrieben bekamen, das Sie regelmäßig einnehmen müssen, beachten Sie bitte folgendes:

- 1. Die Arznei (Tabletten, Tropfen oder Streukügelchen) sollte grundsätzlich auf nüchternen Magen eingenommen werden, am besten etwa 30 Minuten vor einer Mahlzeit.

- 2. Sollten sich die Beschwerden bzw. die Krankheit einmal nicht bessern, sondern drastisch verschlechtern, hören Sie bitte mit der Einnahme auf und fragen Sie Ihren Arzt. Unter Umständen können neue Symptome im Sinne einer Arzneimittelprüfung auftreten.

- 3. Stark wirksame Medikamente wie Antibiotika, Antirheumatika, Schmerzmittel, Schlafmittel, Psychopharmaka, aber auch Nasentropfen können die Wirkung von homöopathischen Medikamenten einschränken bzw. aufheben. Falls Sie derartige Medikamente einnehmen, informieren Sie bitte Ihren Arzt.

- 4. Kaffee, Pfefferminz (Zahnpasta), Tabak, Gewürze, ätherische Öle (in vielen Einreibemitteln enthalten) können unter Umständen ebenfalls die Wirkung von homöopathischen Medikamenten herabsetzen. Ein Verbot der genannten Stoffe ist aber nicht unbedingt erforderlich. Auch hier sollten Sie mit Ihrem Arzt darüber sprechen.

- 5. Die Arzneimittel sind trocken zu lagern. Sie sind vor Sonne zu schützen, müssen aber nicht im Kühlschrank aufbewahrt werden. Durch Röntgenbestrahlung (Gepäckkontrolle am Flughafen) werden die Arzneimittel höchstwahrscheinlich zerstört.

- 6. Homöopathische Tropfen und Tabletten sind im Regelfall mindestens fünf Jahre haltbar, Globuli sogar noch wesentlich länger.

- 7. Arzneimittel sind vor Kindern sicher aufzubewahren. Sollte dennoch einmal ein Kind eine ganze Packung (im Regelfall sind es Streukügelchen) auf einmal zu sich nehmen, besteht keine Gefahr. Außer bei niedrigen Potenzen von hochgiftigen Stoffen kann hier keine Vergiftung entstehen.

(Aus Karl-Heinz Friese, Kurs Naturheilverfahren – Homöopathie, Sonntag Verlag, 1993 [88])

Homöopathische Therapie in Schwangerschaft und Stillzeit

Die Anwendung in Schwangerschaft und Stillzeit unterscheidet sich kaum von der sonstigen Anwendung. Wenn eine Arznei indiziert ist, muß sie auch gegeben werden.
Vorsicht geboten (aber nicht grundsätzlich verboten) ist bei hormonaktiven Mitteln wie Pulsatilla, Sepia und Phytolacca. Mit Phytolacca kann in Abhängigkeit von der Potenz der Milchfluß reguliert werden.
Bei potentiell toxischen niederpotenten Arzneien sollten eher höhere Potenzen zur Anwendung kommen, z. B. Cinnabaris D6 statt Cinnabaris D3.

Wissenschaftliche Beweise für Homöopathie

Es gibt zahlreiche wissenschaftliche Veröffentlichungen zur Homöopathie, die die Mittelwirkung beweisen *(17, 108, 110, 147, 163, 168, 193, 231, 266, 278, 296)*. Zwei Studien, die der Autor in seiner Praxis durchgeführt hat, sind in diesem Buch aufgeführt.

Studie zur Behandlung von akuten Mittelohrentzündungen bei Kindern

Im Rahmen einer Doktorarbeit *(92, 186)* sollte die homöopathische Behandlung der Mittelohrentzündung bei Kindern gegenüber der schulmedizinischen Therapie überprüft werden.
Die Studie wurde damals im wesentlichen mit Pulsatilla D2 durchgeführt, welches inzwischen nicht mehr auf dem Markt ist aufgrund einer geänderten Stoffmonographie der Arzneimittelkommission D. Zwischen Pulsatilla D2 und Pulsatilla D4 bestehen aber in der Anwendung praktisch keine Unterschiede.
In der wissenschaftlichen Literatur *(5, 22, 27, 66, 67, 68, 69, 137, 138, 141, 194, 200, 307)* findet sich ein relativ eindeutiges Therapieschema der akuten Mittelohrentzündung mit Antibiotika, abschwellenden Nasentropfen und Antipyretika und ggf. Sekretolytika. Erstaunlicherweise wird dieses Therapieschema nur selten in Frage gestellt, zumal es nicht nebenwirkungsfrei ist. Antibiotika können zahlreiche Nebenwirkungen haben, insbesondere Allergien, Schwächung der Immunabwehr, Darmbesiedelung mit pathogenen Keimen bzw. Pilzen usw. *(272)*. Mittels abschwellender Nasentropfen trocknet die Nasenschleimhaut aus, es kann ein Gewöhnungseffekt (Privinismus) eintreten. Auch von Antipyretika verschiedenster Art sind schwere Nebenwirkungen bekannt *(78, 102)*. Außerdem ist bekannt, daß eine akute kindliche Mittelohrentzündung in einem großen Teil der Fälle spontan ohne Therapie ausheilt *(22)*. Die einmalige Behandlung einer Mittelohrentzündung nach dem obengenannten Schema ist sicher unproblematisch, belastend wird sie aber bei häufigen Rezidiven. So finden sich nicht selten Kinder in der Praxis, die zehnmal pro Jahr wegen Mittelohrentzündungen Antibiotika bekommen. Auch von Eltern werden Antibiotika immer häufiger abgelehnt. Seit Jahren werden in meiner Hals-Nasen-Ohrenarztpraxis kindliche Mittelohrentzündungen so gut wie nie mit Antibiotika behandelt, lediglich bei extrem protrahiertem oder schwerwiegendem Verlauf. Dies ist regelmäßig seltener als einmal pro Jahr der Fall, bezogen auf alle Patienten. Hier sollte überprüft werden, wie die Therapieergebnisse der homöopathischen Behandlung im Vergleich mit der konventionellen Therapie sind.

Patienten und Methoden

Prospektiv wurden die Verläufe der akuten kindlichen Otitis media in einer homöopathisch arbeitenden Hals-Nasen-Ohrenpraxis mit denen in vier konventionellen Hals-Nasen-Ohrenpraxen verglichen. Die Auswahl ist nicht randomisiert. Die Eltern gehen vielmehr gezielt in Praxen, in denen entweder konventionell oder homöopathisch behandelt wird.
In die Studie kamen Kinder bis zum elften Lebensjahr. In der homöopathischen Praxis

wurden 103 Kinder (Gruppe A), in den konventionellen 28 Kinder (Gruppe B) behandelt.
Die behandelnden Ärzte waren bei ihrer Therapie frei. Dies bedeutet, daß keinerlei Zwang auf die konventionell behandelnden HNO-Ärzte ausgeübt wurde, etwa Antibiotika oder Antipyretika unbedingt anwenden zu müssen. Die Studie sollte keinen Einfluß auf die auch sonst übliche Therapie haben. In der homöopathisch behandelnden Praxis kamen ausschließlich homöopathische Einzelmittel (Aconitum napellus D30 Globuli, Apis mellifica D6 Globuli, Belladonna D30 Globuli, Capsicum D6 Tabletten, Chamomilla D3 Globuli, Kalium bichromicum D4 Tabletten, Lachesis D12 Globuli, Lycopodium D6 Tabletten, Mercurius solubilis D12 Tabletten, Okoubaka D3 Globuli, Pulsatilla D2 Globuli und Silicea D6 Tabletten) zur Anwendung. Die Dosierung hing jeweils von der Akutizität des Krankheitsbildes ab und wurde individuell unterschiedlich gehandhabt, im wesentlichen wurden die Mittel alle zwei Stunden oder dreimal täglich verabreicht. In den anderen Praxen wurde mit Antibiotika, Sekretolytika, Antipyretika und/oder abschwellenden Nasentropfen behandelt. Die Antibiotika wurden nach Körpergewicht gemäß den Beipackzetteln dosiert, die Therapiedauer betrug minimal sechs und maximal 20 Tage.
Als Parameter für Anfangsstatus und Verlauf dienten die otoskopischen Befunde, anamnestische Angaben zu Fieber, Schmerzdauer und Schmerzhäufigkeit.
Als Studienbeginn wurde der 15. November 1991 festgelegt. Als Studienende wurde der Zeitpunkt festgelegt, an dem in einer Gruppe 100 Patienten erreicht waren. Der letzte Patient wurde am 11. Mai 1992 in die Studie aufgenommen.

Ergebnisse

Zunächst wurden die Eltern gefragt, wie sie den Krankheitsverlauf drei Stunden nach Therapiebeginn empfanden, insbesondere hinsichtlich Schmerzbesserung und Fiebersenkung der Kinder. Über eine deutliche Besserung berichteten 30,2% in der Gruppe A und 11,5% in der Gruppe B, dies bedeutet, daß drei Stunden nach Therapiebeginn die entsprechenden

Tab. 2 Verlauf der beobachteten Mittelohrentzündung unter und nach Therapie

		Gruppe A (homöopathisch)	**Gruppe B** (konventionell)
deutliche subjektive Besserung nach 3 Stunden (Fragebogen)		30,2%	11,5%
Schmerzdauer	Median	2 Tage	3 Tage
	25. Perzentile	1 Tag	1 Tag
	75. Perzentile	3 Tage	4 Tage
Therapiedauer	Median	4 Tage	10 Tage
	25. Perzentile	3 Tage	7 Tage
	75. Perzentile	7 Tage	10 Tage
Seitenwechsel während Therapie		11,7%	0%
Rezidive insgesamt nach 1 Jahr pro Patient	Mittelwert	0,41	0,70
Rezidivfrei nach 1 Jahr		70,7%	56,5%

Tab. 2 vergleicht die Besserung der Symptomatik nach der Arztkonsultation. Hierbei zeigt sich, daß die Besserung der Symptomatik bei einer homöopathischen Therapie deutlich schneller gelingt als bei der konventionellen. Allerdings sind die Unterschiede in der Kaplan-Mayer-Analyse auf dem Niveau $p = 0,05$ nicht signifikant.

Tab. 3 Tympanometrie und Audiometrie am Ende der Behandlung

		Gruppe A (homöopathisch)	Gruppe B (konventionell)
Tympanogramm gemacht		73 Kinder	19 Kinder
davon	Tympanogramm normal	77%	63%
	Tympanogramm eingeschränkt	18%	26%
	Tympanogramm flach	5%	11%
Audiogramm gemacht		38 Kinder	12 Kinder
davon	Audiogramm unauffällig	79%	75%
	Audiogramm pathologisch	21%	25%

Kinder völlig schmerz- und fieberfrei waren. Obwohl in der Gruppe A keine Schmerzmittel verabreicht wurden, wurde in der Gruppe A über eine Schmerzdauer (Median) von zwei, in der Gruppe B von drei Tagen berichtet, wobei hier auch die Eltern nach geringgradigen Schmerzen gefragt wurden. Die Therapiedauer (Median) war in der Gruppe A mit vier Tagen gegenüber der Gruppe B mit zehn Tagen deutlich geringer. Während in der Gruppe A in 11,7% der Fälle die Mittelohrentzündung die Seiten wechselte, trat dies in der Gruppe B überhaupt nicht auf. In der Gruppe A traten pro Kind im Durchschnitt nach einem Jahr 0,41 Rezidive auf, in der Gruppe B 0,70 Rezidive, wobei hier auch Mehrfachrezidive erfaßt wurden. Nach anamnestischen Angaben rezidivfrei waren nach einem Jahr insgesamt 70,7% der Kinder in der Gruppe A und 56,5% der Kinder in der Gruppe B. Fünf Kinder der Gruppe A erhielten nach Arztwechsel Antibiotika, ein Kind der Gruppe B ebenfalls nach Arztwechsel Homöopathika.
Die tympanometrischen und audiometrischen Therapieergebnisse sind in Tab. 3 aufgelistet. Mit dieser Studie läßt sich nachweisen, daß die Homöopathie eine gute Alternative zur üblichen konventionellen Behandlung der akuten Mittelohrentzündung ist. Denn – abgesehen von der Behandlungsdauer – gibt es bei keinem der beschriebenen Parameter statistisch signifikante Unterschiede zwischen den beiden Behandlungsgruppen. Das bedeutet selbstverständlich nicht, daß die Homöopathie in jedem Fall in der Lage ist, alle Mittelohrentzündungen zu heilen. Zumindest in den meisten Fällen läßt sich die Homöopathie erfolgreich anwenden, wodurch erheblich nebenwirkungsreiche Medikamente eingespart werden können.
Die Therapiedauer und Besserung der Symptomatik war bei der homöopathischen Behandlung günstiger. Dies widerspricht der allgemeinen Meinung, daß homöopathische Mittel besonders langsam wirken sollen.
Ob die fünf Kinder, die nach einer homöopathischen Behandlung schließlich doch Antibiotika erhalten haben, tatsächlich antibiotisch behandelt werden mußten, sei dahingestellt. In jedem Fall ließ sich zeigen, daß 95 % der Patienten mit akuter Mittelohrentzündung ohne Antibiotika behandelt werden konnten.

Studie zur homöopathischen Behandlung von adenoiden Vegetationen *(97)*

Im Rahmen einer Doktorarbeit sollte überprüft werden, ob die homöopathische Behandlung von adenoiden Vegetationen, wie sie auf Seite 80 beschrieben wurde, sinnvoll ist.
Die übliche Therapie von adenoiden Vegetationen ist die Adenotomie, häufig verbunden mit einer Parazentese, Paukenröhrcheneinlage und/oder Tonsillektomie. Die Operation ist insgesamt sehr verbreitet, in der westlichen Hemisphäre werden etwa 30–70% aller Kinder adenotomiert *(242)*. Allein durch diesen Eingriff sterben 300 Kinder pro Jahr in den USA *(155)* entweder an Narkosefolgen oder an Nachblutungen. Die Kosten für diese Operationen bewegen sich in Milliardenhöhe, in den USA werden jährliche Beträge in der Größenordnung von einer Milliarde US-Dollar aufgewendet *(242)*.
Wenn man die internationale Literatur betrachtet *(18, 21, 47, 59, 125, 144, 219, 241, 242)*, kann man erkennen, daß die Indikationsstellung zur Adenotomie, im Gegensatz zur deutschsprachigen Literatur *(22, 166, 220, 275, 307)*, sehr relativiert wird und zum Teil durchaus umstritten ist.
Im Rahmen einer Doppelblindstudie sollte nun

untersucht werden, ob die homöopathische Behandlung von adenoiden Vegetationen, die es schon seit über 100 Jahren gibt *(37, 45, 87, 167, 206, 219, 229)*, eine Alternative zu den operativen Verfahren darstellt.
Die homöopathische Therapie von adenoiden Vegetationen erfolgt nicht bei allen Kindern gleich. Nach meiner Erfahrung kommt aber in etwa 50% der Fälle das oben beschriebene standardisierte Therapieschema (Nux vomica D200, Okoubaka D3, Tuberkulinum D200, Barium jodatum D4, D6 usw.) zur Anwendung.

Patienten und Methoden

Im Rahmen einer monozentrischen, doppelblinden, plazebokontrollierten, randomisierten Studie war geplant, 100 Kinder mit adenoiden Vegetationen zu behandeln, wobei 50 Kinder zuvor festgelegte homöopathische Medikamente erhalten sollten, die andere Hälfte Plazebos.
Es sollten Kinder beiderlei Geschlechts im Alter zwischen vier und zehn Jahren in die Studie eingeschlossen werden, die an adenoiden Vegetationen litten, bei denen nach Ansicht der Eltern, des behandelnden Kinderarztes oder eines anderen HNO-Arztes eine Operationsbedürftigkeit bestand.
Weitere Bedingungen für eine Aufnahme in die Studie war, daß die Verordnung der homöopathischen Medikamente Nux vomica, Okoubaka, Tuberkulinum und Barium jodatum für den Patienten sinnvoll war. Wenn eine andere homöopathische Behandlung als die hier beschriebene angezeigt war, wurde diese durchgeführt und das Kind nicht in die Studie aufgenommen.
Akute interkurrente Erkrankungen sollten, wenn irgendwie möglich, homöopathisch behandelt werden, um die Wirkung der homöopathischen Mittel insgesamt nicht zu beeinträchtigen.
Die Studiendauer betrug pro Patient drei Monate. Bei der Eingangsuntersuchung wurden personenbezogene Daten wie Alter, Größe, Gewicht und Geschlecht sowie eine vollständige Anamnese inklusive aller Vor- und/oder Begleiterkrankungen erhoben und die Dokumentation einer eventuellen medikamentösen oder nichtmedikamentösen Therapie durchgeführt. Insbesondere wurden Angaben zu folgenden Punkten gemacht:

- Erstmanifestation von adenoiden Vegetationen, Dauer, Schweregrad, bisherige Therapie, Auftreten von Erkältungskrankheiten im letzten Jahr (Rhinitis, Otitis media, Angina tonsillaris, Bronchitis) mit Häufigkeit und Dauer.
- Sprachentwicklung, geistige und körperliche Entwicklung, psychische Auffälligkeiten.

Die subjektiven Beschwerden der Patienten wurden detailliert abgefragt.
Für die Charakteristik des klinischen Befundes wurden folgende Symptome beurteilt:

- Hörstörung
- Schnarchen
- Mundatmung.

Für die Bewertung dieser Parameter wurde eine Vierpunkteskala zugrunde gelegt: 0 = nicht vorhanden, 1 = leicht ausgeprägt, 2 = mittel ausgeprägt, 3 = stark ausgeprägt.
Zur Sicherung der Diagnose und Beurteilung des Schweregrads des klinischen Befundes wurden folgende Untersuchungen gemacht:

- Mikroskopische Ohruntersuchung, Spiegelung des Epipharynx, der Nase und der Mundhöhle, Tympanometrie und Audiometrie. Sämtliche Daten wurden auf den Prüfbögen festgehalten.

Im Anschluß daran folgte die einmalige Gabe von 5 Globuli Nux vomica D200 bzw. Plazebo durch den Prüfarzt in der Praxis. Das Prüfpräparat Okoubaka D3 wurde für die ersten vier Wochen mit nach Hause gegeben. Die Eltern wurden aufgefordert, unverbrauchte Medikamente zum nächsten Kontrolltermin mitzubringen. Ein Kontrolltermin in vier Wochen wurde vereinbart.
Bei den Kontrolluntersuchungen 1 (4. Woche der Studie) und 2 (8. Woche der Studie) wurden die subjektiven Krankheitssymptome durch den Prüfarzt anhand der Vierpunkteskala bewertet. Zur objektiven Beurteilung des Befundes wurden dieselben HNO-ärztlichen Untersuchungen wie bei der Eingangsuntersuchung herangezogen. Bei der Kontrolluntersuchung 1 wurden einmalig 5 Globuli Tuberkulinum D200 bzw. Plazebo in der Praxis durch den Prüfarzt gegeben. Danach mußten über vier Wochen Barium jodatum D4 Tabletten (3x1 Tbl. tgl. vor dem Essen) bzw. Plazebo eingenommen werden. Bei der Kontrolluntersuchung 2 wurden für vier Wochen Barium jodatum D6 Tabletten (3x1 Tbl. tgl. vor dem Essen) bzw. Plazebo zur Einnahme mitgegeben.
In der dritten Kontrolluntersuchung nach zwölf Wochen, die gleichzeitig die Abschlußunter-

suchung für diese Studie darstellt, wurden die gleichen Untersuchungen und Befragungen vorgenommen. Zum Abschluß der Studie wurde festgelegt, ob weiterhin eine Operationsbedürftigkeit nach den obengenannten Kriterien bestand oder nicht. Dies wurde entschieden in Abhängigkeit von den subjektiven Beschwerden, Mundatmung, Schnarchen und Hörstörung und den objektiven Befunden (Adenoidgröße, Tympanogramm, Audiogramm).

Die Studie war damit beendet, die Behandlung konnte allerdings fortgesetzt werden. Die weitere Behandlung hing von den Beschwerden und Symptomen der Kinder ab. Sie wurde im Rahmen der Studie nicht mehr dokumentiert.

Ergebnisse

Es wurden insgesamt 97 Kinder mit operationsbedürftigen adenoiden Vegetationen in die Studie aufgenommen. Das erste Kind wurde am 30. Dezember 1994 in die Studie aufgenommen, das letzte am 2. August 1995. Bei etwa der Hälfte der Patienten war die Operationsindikation bereits von anderen HNO-Ärzten gestellt worden. Die geplante Zahl von 100 Kindern wurde mangels »studiengerechter« Patienten nicht ganz erreicht. Von den 97 Patienten haben 82 die Studie wie vorgesehen beendet und wurden der Protokollauswertung unterzogen. Von diesen Patienten haben 41 Plazebo und 41 Verum erhalten. Beim Vergleich der randomisierten Gruppen fallen keine signifikanten Unterschiede auf.

Die Gründe für ein vorzeitiges Ausscheiden von insgesamt 15 Patienten aus der Studie waren der Rückzug der Einwilligungserklärung bzw. das Nichterscheinen zu den Kontrolluntersuchungen, der Ausschluß aus der Studie aufgrund interkurrenter Erkrankungen wie z.B. Windpocken mit mehrwöchiger Gabe anderer homöopathischer Mittel, mangelhafte Compliance oder Notwendigkeit einer Antibiotikatherapie.

Die meisten der 82 Kinder waren zu Studienbeginn zwischen vier und sechs Jahre alt, im Median fünf Jahre. Die Körpergröße betrug im Median 112 cm, das Körpergewicht im Median 18 kg. Insgesamt überwogen die männlichen Studienteilnehmer mit 64%.

In der Vorgeschichte litten 88,7% der Patienten mindestens einmal pro Jahr unter Rhinitis, 58,8% unter Otitis media, 30% unter akuter Angina tonsillaris und 30% unter Bronchitis. Bei 56,7% wurde die Diagnose »adenoide Vegetationen« bei der Eingangsuntersuchung erstmals gestellt, bei 43,3% wurde die Diagnose zuvor von anderen Hals-Nasen-Ohrenärzten gestellt, wobei die Kollegen in jedem Fall die Adenotomie indizierten. Die Zeit der Diagnosestellung lag ein bis 84 Monate zurück. Vorbehandelt wegen der adenoiden Vegetationen waren insgesamt 7,2% der Patienten (drei hatten eine Adenotomie hinter sich, zwei wurden mit Sinupret® behandelt, zwei mit homöopathischen Medikamenten). Eine Vorbehandlung wegen akuter Infekte war bei allen Kindern durchgeführt worden.

49,5% hatten zu Beginn große adenoide Vegetationen (die Choanen sind zu über 80% verlegt), 46,5% mittelgroße (die Choanen sind etwa zu 30–70% verlegt) und 4,1% kleine adenoide Vegetationen (die Choanen sind nur teilweise verlegt). 47,7% der Kinder hatten einen Tubenkatarrh, bei 52,3% war die Tubenbelüftung unbehindert.

Bei der Auswertung der Ergebnisse zeichnete sich ein kleiner Unterschied beim Behandlungserfolg zugunsten der Verumgruppe ab. Bei 41 homöopathisch behandelten Kindern waren 78,1% nicht mehr operationsbedürftig, während es bei den 41 mit Plazebo behandelten Kindern 70,7% waren. Entsprechend müßten noch neun Patienten aus der Verumgruppe und noch zwölf Kinder aus der Plazebogruppe adenotomiert werden. Die Ergebnisse sind allerdings statistisch nicht signifikant ($\alpha = 0{,}64$).

Beim Vergleich der subjektiven Symptome ergab sich kein Unterschied. Tab. 4 zeigt die Entwicklung der Scores (Medianwerte) für die subjektive Hörstörung, das Schnarchen und die Mundatmung. Die Medianwerte der unterschiedlichen Scores beider Gruppen unterscheiden sich nur unwesentlich.

Der Therapieerfolg wurde bei den einzelnen Kontrollen durch die Eltern und den Arzt etwa gleich beurteilt. Vergleicht man Plazebo- und Verumgruppe, so gab es keine wesentlichen Unterschiede. Lediglich bei der zweiten Kontrolle wurden von den homöopathisch behandelten Kindern deutlich mehr als beschwerdefrei beurteilt. Nach der Beurteilung des Arztes waren 15,2% der Patienten in der Verumgruppe und nur 2,2% in der Plazebogruppe beschwerdefrei ($\alpha = 0{,}062$). Nach den Beurteilungen der Eltern waren 13% der Kinder in der Verumgruppe und 4,3% in der Plazebogruppe be-

schwerdefrei (α=0,284). Die Unterschiede sind allerdings statistisch nicht signifikant.
Unerwünschte Ereignisse wie grippale Infekte, Otitis media acuta, Angina tonsillaris und Scharlach waren in beiden Gruppen gleich häufig verteilt. Die Compliance war bei drei Studienteilnehmern schlecht, bei elf fraglich. Die Studienmedikamente wurden fast durchweg sehr gut vertragen. Bei zwei Kindern, einem mit Placebo und einem mit Okoubaka D3 behandelten, wurde eine gute bis mäßige Verträglichkeit angegeben. Beide Kinder klagten über leichte Magenschmerzen nach der Einnahme.

Diskussion

Doppelblindstudien mit homöopathischen Medikamenten sind aus methodischen Gründen sehr schwierig *(132, 170)*. Bei den meisten Krankheiten gibt es keine standardisierte homöopathische Therapie, da die Therapie jeweils vom Einzelfall abhängt und die Konstitution der Patienten eine große Rolle spielt *(88)*. Eine individuelle Behandlung ist jedoch sehr zeitaufwendig. Um überhaupt eine Studie mit genügend hohen Teilnehmerzahlen durchführen zu können, muß die Therapie daher weitgehendst standardisiert werden. Zudem führen interkurrente Erkrankungen, die behandelt werden müssen, zu einer Unterbrechung der Studie, da im allgemeinen keine zwei homöopathischen Medikamente gleichzeitig gegeben werden sollen.
Das Problem der standardisierten Therapie wurde in der vorliegenden Studie dahingehend gelöst, daß alle Patienten nach dem gleichen Therapieschema behandelt wurden. Die nicht individualisierte Behandlung ist möglicherweise aber ein Grund dafür, daß das Ergebnis dieser Studie zeigt, daß sich innerhalb von drei Monaten bei Patienten mit adenoiden Vegetationen die objektiven und subjektiven Befunde bei ca. 75% bessern, unabhängig davon, ob sie mit Plazebos oder mit Homöopathika behandelt wurden. Bei den restlichen ca. 25% der untersuchten Kinder besserte sich die Symptomatik nach Ende der Studie in den nächsten Monaten unter rein homöopathischer Behandlung auch noch, eine Operation war in keinem Fall erforderlich. Dies deutet darauf hin, daß man mit der Operation oft abwarten kann, auch wenn die Indikation grundsätzlich gegeben ist. Häufig sind die Kinder beim Erstkontakt in der Praxis erkältet. Während der akuten Rhinitis bzw. Sinusitis sind die Adenoide relativ stark vergrößert, nach Ausheilung verkleinern sich die adenoiden Vegetationen ohne weitere Behandlung.
Die Ergebnisbeurteilung wird weiterhin erschwert durch die mangelnde Korrelation zwischen Adenoidgröße und Hörstörung, Schnarchen bzw. Mundatmung.
Die Überlegenheit einer homöopathischen Behandlung konnte in dieser Studie nicht belegt werden. Bei entsprechend großer Fallzahl wäre bei gleichem Ergebnis eine statistische Signifikanz zu erwarten, allerdings müßten hierfür wesentlich mehr Kinder in die Studie einbezogen werden (über 1000), was aus organisatorischen Gründen praktisch nicht durchführbar ist. Möglicherweise würde auch eine individuelle Therapie im Vergleich zu Placebo andere Ergebnisse erbringen. Die Studie hat allerdings eindeutig gezeigt, daß ein operativer Eingriff bei

Tab. 4 Entwicklung der subjektiven Scores (Medianwerte und 25% und 75% Perzentilen in Klammern)

	vor Therapie		1. Kontrolle		2. Kontrolle		3. Kontrolle	
	P	V	P	V	P	V	P	V
subjektive Hörstörung	0 (0–2)	1 (0–2)	0 (0–1)	0 (0–2)	0 (0–0)	0 (0–1)	0 (0–0)	0 (0–0)
Schnarchen	3 (2–3)	2 (1–3)	2 (1–2)	2 (1–2)	1 (1–2)	1 (0–1)	0 (0–1)	0 (0–1)
Mundatmung	3 (1–3)	2 (1–3)	2 (1–3)	2 (1–2)	1 (0–2)	1 (0–2)	1 (0–1)	0 (0–1)
Gesamtscore	6 (3–7)	5 (2–7)	4 (3–6)	4 (3–5)	3 (2–4)	3 (2–4)	1 (0–2)	1 (0–2)

P = Plazebogruppe (n=41) V = Verumgruppe (n=41)

dieser Indikation sehr oft nicht notwendig ist. Dies bedeutet jedoch nicht, daß eine Adenotomie in jedem Einzelfall unnötig ist.
Die Homöopathie erlebt in den letzten Jahren zunehmend – auch von wissenschaftlicher Seite – Anerkennung. In mehreren Meta-Analysen wurde die homöopathische Mittelwirkung als belegt angesehen *(92, 170, 301)*.
In einer interessanten Arbeit *(60)* konnte gezeigt werden, daß selbst die Amphibien-Metamorphose mit homöopathischen Arzneien beeinflußt werden kann, z. B. mit potenziertem Thyroxin.

Wie findet man einen homöopathischen Arzt?

Im Regelfall kann man an die Adressen von homöopathischen Ärzten kommen durch Verzeichnisse bei den Ärztekammern, örtlichen Krankenkassen (insbesondere AOK) und durch das Branchenverzeichnis im Telefonbuch. Am einfachsten ist es, sich beim Bundesverband Patienten für Homöopathie e.V., Lange Straße 47 in 37181 Hardegsen (Telefon 0 55 05/10 70, Fax 0 55 05/20 31) zu erkundigen. Die Ärzteliste von diesem Verband ist sehr aktuell, es werden hier nur Ärzte aufgenommen, die bestimmte Qualitätskriterien aufweisen.

Gegner der Homöopathie

Aufgrund der zahlreichen für die Homöopathie günstigen Beweise wird es allmählich um die Gegner der Homöopathie *(216, 228)* immer ruhiger. Die Homöopathie als Scharlatanerie oder medizinischen Okkultismus abzutun, ist heute glücklicherweise nicht mehr möglich. Mit dazu beigetragen hat sicherlich die Tatsache, daß inzwischen viele Studien in renommierten wissenschaftlichen Zeitschriften erschienen sind (siehe oben).

Arzneimittelbilder

Es gibt ca. 5000 verschiedene homöopathische Arzneien, die selbstverständlich niemand alle genau kennt. Ein homöopathischer Kollege arbeitet meist etwa mit 200–300 Arzneien. Allerdings kommen bei der Repertorisation häufig andere Mittel heraus, wobei man dann anhand der Arzneimittellehre eben die entsprechenden Mittel nachschlagen muß. Um in der Praxis in aller Kürze die Mittel aufzufinden, habe ich die 134 wichtigsten Mittel, die ich immer wieder in der Praxis verwende, auf den folgenden Seiten aufgeführt.

Acidum carbolicum – Phenol, C_6H_5OH

kommt im Holzteer vor. Verwandt mit Kreosotum.
Konstitution: Große Erschöpfung, Zittern am ganzen Körper, Sensibilität aufgehoben, geistige Verwirrung, Gedächtnisverlust, Appetitverlust, Blähungen, Durchfälle.
Indikationen: Hauptmittel bei Bläschen an den Händen, insbesondere der Handinnenflächen, die stark jucken. Auch sonst juckende Bläschen am ganzen Körper. Tinnitus. Berstende Kopfschmerzen, insbesondere neuralgieforme Schmerzen im Bereich des Nervus supraorbitalis. Übelriechende Sekrete.

Acidum formicicum – Ameisensäure, HCOOH

Ameisensäure ist eine der wichtigsten homöopathischen Substanzen, um eine allgemeine Umstimmung zu erzeugen. Sie ist bei allen möglichen chronischen Krankheiten Mittel der Wahl, insbesondere bei chronischen Hauterkrankungen und auch allergischen Erkrankungen. Acidum formicicum ist daher auch ein Mittel, welches häufig nicht während einer akuten Symptomatik verabreicht wird, sondern bereits davor, z. B. vor einem zu erwartenden Heuschnupfen.

Acidum nitricum – Salpetersäure, HNO_3

Konstitution: Dunkle Augen, dunkle Haare, neigt zu Rissen im Bereich der Haut und Schleimhaut.
Modalitäten: Besserung der Symptome beim Autofahren.
Indikationen: Günstig bei allen Krankheiten, bei denen man theoretisch Salpetersäure als Ätzmittel verwenden könnte. Insbesondere gehören dazu Stimmbandpolypen, Stimmbandknötchen, granulierende Myringitis. Außerdem Rißbildungen im Bereich der Haut und Schleimhaut, vor allem am Naseneingang und am Gehörgangsdach.

Acidum sulfuricum – Schwefelsäure, H_2SO_4

Modalitäten: Ungewöhnliche Mattigkeit, Erschöpfung und Schwäche mit Zittern. Hitze mit Schwäche und kalten Schweißen. Katarrhalische Entzündungen aller Schleimhäute mit blutigen Sekreten. Rheumatische Schmerzen besonders der kleinen Gelenke. Verschlimmerung durch kaltes und feuchtes Wetter, Verschlimmerung in der frischen Luft und durch Kälte. Besserung durch Wärme.
Indikationen: Eines der Hauptmittel beim Asthma bronchiale. Insbesondere ermüdender und erschütternder Reizhusten mit rasselnder und pfeifender Atmung und reichlichem Auswurf. Bluthusten. Beengung und Atemnot treten auffallend oft in Erscheinung. Schnupfen mit anhaltendem Niesen. Nässende Ausschläge der Haut. Heftiges Jucken am ganzen Körper. Sehr berührungsempfindlich. Fieber mit Frieren, wechselnd mit Hitze.

Aconitum napellus – Eisenhut

wächst in Gebirgsgegenden Europas und Nordamerikas. Die Pflanze enthält Aconitin und Aconitinsäure, ein sehr starkes Gift.
Modalitäten: Krankheitsbeginn infolge von kaltem Wind, insbesondere nachts. Der Krankheitsbeginn ist allgemein heftig und sehr plötzlich.
Indikationen: Aconit ist bei fast allen plötzlich beginnenden Infektionskrankheiten das erste Mittel. Es ist auch insbesondere angezeigt bei hohem Fieber mit warmen Händen und warmen Beinen. Nächtliche Angst. Heftiges Herzklopfen.

Aethusa cynapium – Hundspetersilie

Vorkommen in Europa. Enthält Aethusin und Coniin, beides sind Alkaloide.
Modalitäten: Verträgt keine Milch.
Indikationen: Ist insbesondere angezeigt bei einer Milchallergie.

Agaricus (Agaricus muscarius) – Fliegenpilz

Vorkommen in Europa, Nordamerika und Südafrika. Enthält Cholin, Acethylcholin, Muscarin und Muscaridin und ist hoch toxisch.
Modalitäten: Verschlimmerung in kalter Luft, nach der Mahlzeit, nach geistiger Anstrengung und vor Gewitter.
Indikationen: Insbesondere bei Kindern angezeigt, die sich langsam entwickeln und relativ spät sprechen lernen. Das Mittel ist auch oft angezeigt bei behinderten Kindern, insbesondere beim Morbus Down, um die Sprachentwicklung zu beschleunigen.

Allium cepa – Küchenzwiebel

Vorkommen in Europa und Asien. Enthält Senföl, Lauchöl und Flavone.
Modalitäten: Verschlimmerung in Wärme. Besserung im Freien und bei Kälte.
Indikationen: Allium cepa hilft bei Rhinitis, Sinusitis, auch bei allergischer Rhinitis mit wäßrigem oder weißlichem Sekret bei mildem Tränenfluß.
Als bewährte Indikation gilt auch noch der Phantomschmerz. Als Begleitsymptomatik finden sich oft reichlicher Harn und übelriechende Blähungen.

Ambra grisea – grauer Amber

Ein Ausscheidungsprodukt aus den Eingeweiden des Pottwals. Enthält Steroide.
Konstitution: Sehr schüchtern, errötet leicht, fühlt sich unwohl in Gegenwart anderer. Beim Denken an die eigenen Beschwerden wird alles schlimmer. Schlaflosigkeit infolge unangenehmer Gedanken. Schläft schlecht im Bett, aber gut vor dem Fernseher ein.
Modalitäten: Besserung durch Bewegung im Freien, Verschlimmerung durch Musik. Verschlimmerung nach dem Essen. Verschlimmerung bei warmer Temperatur.
Indikationen: Ambra ist das Hauptmittel bei der Ranula. Es kommt auch gelegentlich bei Schwindelbeschwerden vor, insbesondere wenn beim Denken an den Schwindel regelmäßig ein Schwindel auftritt und die konstitutionellen Momente zutreffen.

Anacardium (Anacardium officinale) – Elefantenlausbaum

Vorkommen im südlichen Amerika. Das Mittel enthält Cardanol und Anacardsäure.
Konstitution: Der Anacardiumtyp zeichnet sich dadurch aus, daß er nicht weiß, was er will. Kurz vor dem Abitur verläßt er die Schule, das Studium wird nicht abgeschlossen, Arbeitsstellen werden häufig gewechselt. Es besteht eine Dysfunktion des Hormonsystems, was sich insbesondere durch eine Akne bemerkbar macht, außerdem durch Menstruationsstörungen.
Modalitäten: Verschlimmerung durch geistige Arbeit und bei leerem Magen. Besserung durch Essen.
Indikationen: Insbesondere Akne vulgaris im Gesichtsbereich und im Rückenbereich. Immer wieder wechselnde Beschwerden. Periodenstörungen.

Antimonium crudum – Antimon-III-Sulfid, Sb_2S_3

Konstitution: Als Typ leicht erregbar, sentimental, lebensüberdrüssig, selbstmordgefährdet.
Modalitäten: Verschlimmerung durch kaltes Wasser oder extreme Wärme. Besserung durch warme Bäder und in frischer Luft.
Indikationen: Insbesondere periorale Dermatitis (Antimonium crudum – »um die Schnut herum«). Dick belegte, weiße Zunge. Mundwinkelrhagaden. Warzenbildung an den Handflächen und Fußsohlen.

Antimonium tartaricum, Tartarus emeticus oder Tartarus stibiatus – Brechweinstein, COOK — CHOH — CHOH — COO (SbO)

Modalitäten: Verschlechterung durch Milch und saure Speisen.

Indikationen: Bewährte Indikation bei Windpocken. Außerdem krampfhafter, erstickender Husten, besonders nachts gegen 4 Uhr. Der Husten wird gemildert durch Aufstoßen und ist begleitet von Übelkeit und Erbrechen. Bei diesen Modalitäten kann Antimonium tartaricum auch bei der Pneumonie angezeigt sein.

Apis mellifica – Honigbiene

kommt überall vor. Enthält Apisinum, Tryptophan und Histamin.
Modalitäten: Verschlechterung durch Wärme, durch Druck und Berührung. Besserung durch Kälte und kalte Umschläge, frische Luft und Bewegung. Das Mittel hat eine Beziehung zur rechten Körperhälfte. Ödeme, die aussehen, wie nach einem Bienenstich. Insbesondere Schleimhautschwellungen, die relativ blaß sind.
Indikationen: Otitis media acuta, Muko- und Serotympanon als Folge einer Mittelohrentzündung, Angina mit blaßödematöser Schwellung, unter Umständen mit Uvulaödem und Kälteverlangen der Patienten, rechtsseitige Tonsillarabszesse, blasse Schwellungen der Schleimhaut mit Kältebesserung. *Reinke*-Ödem, Zysten aller Art.

Argentum nitricum – Silbernitrat, $AgNO_3$

Konstitution: Dunkle Patienten mit trockener Haut. Typischerweise starke Platzangst und Angst, aus großer Höhe herunterzusehen. Es bestehen fast ständig Magenprobleme. Der Kranke hat eine allgemeine Schwäche mit Zittern, häufig Schwindel mit Ohrensausen. Beschwerden sind während der Regel verschlimmert. Lieblingsfarbe schwarz.
Indikationen: Chronische Kieferhöhlenentzündungen, besonders wenn als Begleitsymptomatik eine Magenerkrankung besteht. Lampenfieber. Folge von Quecksilberintoxikation bei Amalgamfüllungen, daher wird dieses Mittel auch zur Amalgamausleitung verabreicht. Stimmbandpolypen und Stimmbandknötchen (*81*).

Arnica montana – Bergwohlverleih

Kommt in den Gebirgsgegenden Europas vor. Das Mittel enthält Thymol, Azulen und Flavonglykoside sowie ätherische Öle.
Konstitution: Mürrischer Mensch mit rotem Gesicht, wehrt sich gegen ärztliche Behandlung.
Modalitäten: Verschlimmerung durch die geringste Berührung und durch den geringsten Druck, Verschlimmerung abends oder nachts.
Indikationen: Arnika ist insbesondere ein Folgemittel nach Unfällen und Traumen aller Art. So hat sich Arnika bei Frakturen sehr bewährt, es fördert die Abheilung von Hämatomen. Es ist auch Mittel der Wahl nach Tonsillektomie, um die Blutungsneigung herabzusetzen, bei Nasenbluten infolge von Nasenbeinfraktur und operativen Eingriffen aller Art. Die Wirkung ist ähnlich bzw. besser als Diclofenac.

Arsenicum album – Arsen-(III-)Oxid, As_2O_3

Konstitution: Arsenicum album ist eines der bei uns am häufigsten vorkommenden Konstitutionsmittel. Es paßt insbesondere bei Menschen mit weißer, trockener Haut voller Furchen, meistens sind sie eher schwächlich. Typischerweise liegen Schlafstörungen gegen 3 Uhr morgens vor. Es besteht ein großer Durst, allerdings können immer nur kleine Schlucke getrunken werden, da ansonsten der Patient erbrechen muß. Zum Arsentyp paßt ein Mensch, der so übertrieben ordentlich ist, daß er seine Umgebung mit seinem Ordnungssinn stört. Befehle von oben werden auf das genaueste ausgeführt. Es handelt sich um das typische Mittel der Finanzbeamten. Der Arsentyp neigt zu Magenschmerzen. Im Sommer fühlt er sich infolge der Wärme relativ gut.
Modalitäten: Beschwerden typischerweise nachts gegen 3 Uhr, Verschlechterung durch Kälte und Anstrengung. Besserung durch Wärme.
Indikationen: Arsen kann Mittel der Wahl bei fast allen Krankheiten sein, die regelmäßig durch Kälte verursacht werden. Schnupfen mit sehr scharfer Absonderung, so daß der Naseneingang gerötet ist. Hustenanfälle mit Atemnot gegen 3 Uhr und wenig Sputum. Allergien aller Art, wenn sonstige arsentypische Modalitäten vorliegen. Hyperfunktionelle Dysphonie, Milbenallergie.

Arsenicum jodatum – AsJ_3

Das Mittel ist eine Art Mischung der Eigenschaften von Arsencium album und Jod.
Indikationen: Arsenicum jodatum ist das Hauptmittel bei Nickelallergie. Ansonsten kann Arsenicum jodatum dann gegeben werden, wenn die Modalitäten für Arsenicum album sprechen, dies Mittel aber nur teilweise hilft und die Resorptionskomponente von Jod mit im Vordergrund steht.

Asarum europaeum – Haselwurz

Vorkommen in Europa und Sibirien. Das Mittel enthält Asarumkampfer, ein ätherisches Öl.
Modalitäten: Starke Überempfindlichkeit gegen Geräusche.
Krankheitsausbruch, wenn z. B. eine Tür zugeschlagen wird.
Indikationen: Insbesondere Schwindelbeschwerden, die durch Lärm jedesmal wieder von neuem ausgelöst werden (*Tullio*-Phänomen, Tinnitus, schlimmer durch Lärmbelastung).

Aurum – Aurum metallicum, Au, Gold

Konstitution: Die Aurum-Konstitution fällt in der Praxis meistens relativ schnell dadurch auf, daß der Patient extrem ungeduldig ist und sich fast regelmäßig über die Wartezeiten beschwert, nicht nur beim Personal, sondern auch beim Arzt. Es ist praktisch unmöglich, einen Aurum-Patienten ins normale Wartezimmer zu setzen.
Die Patienten haben meistens einen hochroten Kopf, der allerdings nicht überwärmt ist. Sie neigen zu einer depressiven Verstimmung mit Angst und Mutlosigkeit, sind aber häufig ärgerlich gereizt und dann unvermittelt wieder sehr fröhlich. Aurum-Patienten sind hochgradig suizidgefährdet. Sie leiden meistens an Herzerkrankungen.
Modalitäten: Verschlimmerung nachts und frühmorgens sowie durch Kälte, Besserung durch Wärme und Bewegung.
Indikationen: Rötung der äußeren Nase, Rhinophym, Rosacea, Lupus erythematodes, Psoriasis. Ansonsten ist Aurum metallicum ein sehr bewährtes Mittel bei verschiedenen rheumatischen Erkrankungen, ähnlich wie in der Schulmedizin.

Avena sativa – Hafer

ubiquitär vorkommend.
Indikationen: Avena sativa ist das ideale Mittel, um den Appetit zu fördern. Insbesondere bei Kindern, die nicht genug essen und dadurch schwächlich aussehen, wird durch Avena der Appetit kräftig unterstützt, was dann zur Ausheilung der entsprechenden Krankheit führt.

Baptisia – wilder Indigo

Vorkommen in Nordamerika. Verwendet wird die frische Wurzel samt Wurzelrinde. Enthält die Flavonglykoside Baptisin und Baptin sowie das Alkaloid Cystin.
Indikationen: Schmerzlose Angina, wird meistens als Zufallsbefund entdeckt. Otalgie ohne Ohrerkrankung. Gefühl allgemeiner Erschöpfung und Zerschlagenheit, zittrig. Jeder Druck schmerzt. Verlust der Fähigkeit, zu denken oder sich zu erinnern. Kopfschmerzen und Schwindel. Rotes, erhitztes Gesicht. Zunge zuerst weiß, später gelbbraun belegt. Übler Mundgeruch. Kommt gelegentlich bei Virusgrippe vor.

Barium carbonicum – Bariumcarbonat, $BaCO_3$

Konstitution: Es handelt sich meistens um Kinder, gelegentlich auch um Greise, die stark verlangsamt sind, insbesondere langsam im Verstehen und Behalten. Es besteht ein gelangweilter Gesichtsausdruck. Der Gedächtnisverlust ist sehr ausgeprägt. Der Barium-carbonicum-Typ neigt zu einer Lymphknotenschwellung besonders im Hals und im Nacken, gleichzeitig bestehen eine chronische Mandelentzündung und eine Neigung zu adenoiden Vegetationen. Der Patient wird durch Kälte relativ schnell krank. Meistens ist das Körpergewicht viel zu hoch.
Modalitäten: Verschlimmerung durch Kälte.
Indikationen: Häufige Otitis media, adenoide Vegetationen, chronische Mandelentzündung, chronische Halslymphknotenschwellung, Ent-

wicklungsverzögerung der Kinder. Häufig kommt Barium carbonicum auch beim Morbus Down oder anderen körperlichen oder geistigen Behinderungen in Frage.

Barium jodatum – Bariumjodid, $BaJ_2 \cdot H_2O$

Indikationen: Barium jodatum ist das Hauptmittel bei adenoiden Vegetationen der Kinder. Nach eigenen Erfahrungen wirkt es besonders gut, wenn die Kinder dunkelhaarig sind und die vergrößerten Tonsillen nicht im Vordergrund stehen. Durch die Jodkomponente besteht wieder eine resorptive Kraft des Medikaments.

Belladonna (Atropa belladonna) – Tollkirsche

Vorkommen in Europa und in Asien. Das Mittel enthält verschiedene Alkaloide, Hyoscyamin, Skopolamin, Atropamin, Belladonnin und Skopin. Es handelt sich um ein Polychrest. Atropin ist auch ein in der Schulmedizin häufig vorkommendes Medikament.
Modalitäten: Verschlimmerung durch äußere Einflüsse, durch Geräusch, Licht, Berührung, Anfassen, Erschütterung, Luftzug und Kälte. Verschlechterungszeiten sind nach Mitternacht, um 15 Uhr und um 23 Uhr. Besserung durch Wärme und durch Ruhe.
Indikationen: Belladonna kommt bei zahlreichen Erkältungskrankheiten in Frage, insbesondere als zweites Mittel nach Aconit. Typisch für Belladonnafieber sind kalte Füße. Belladonna ist das wesentliche Heilmittel bei Scharlach, aber auch bei hochroten Tonsillen ohne wesentliche Eiterung.
Typisch für Belladonna ist, daß die Krankheit relativ schnell auftritt. Die Schleimhäute sind trocken, die Pupillen sind erweitert.

Berberis vulgaris – Berberitze

Berberitze oder Sauerdorn wächst in Europa. Enthält Berberin und Magnoflorin (Alkaloide)
Modalitäten: Verschlimmerung durch Bewegung und durch jede plötzliche Erschütterung, durch Fahren im Wagen. Besserung durch Ruhe.
Indikationen: Berberis ist hauptsächlich ein Nierenmittel.

Als sogenanntes Drainagemittel ist es allerdings auch oft bei Krankheiten im HNO-Gebiet angezeigt, bei denen man mit anderen Mitteln nicht weiterkommt, insbesondere kann bei chronischem Mukotympanon Berberis für einige Wochen angezeigt sein, um die Ausscheidung des Sekrets zu beschleunigen. Häufiges Mittel bei Psoriasis.

Borax – Natrium tetraboratum, $Na_2B_4O_7 \cdot 10\,H_2O$

Modalitäten: Verschlimmerung durch abwärts gerichtete Bewegungen, durch plötzliche, auch geringe Geräusche, durch feuchtes kaltes Wetter. Besserung durch Druck und nach Stuhlentleerung.
Indikationen: Borax ist das Hauptmittel bei Aphthen und bei der Stomatitis aphthosa.

Bromum – Br_2

Konstitution: Es handelt sich um blonde helle Patienten mit hellen Haaren.
Modalitäten: Verschlimmerung nach Erkältung während warmer Tage, abends und vor Mitternacht, beim Betreten eines warmen Zimmers. Besserung an der See oder beim Autofahren.
Indikationen: Hauptsächlich Husten mit starkem Nachtschweiß, zum Teil krampfartig mit Anfällen von Erstickungsnot. Der Husten wird schlimmer beim Betreten von warmen Zimmern. Der Husten wird besser durch kleine Schlucke von kaltem Wasser.

Bryonia (Bryonia cretica ssp. dioica) – Zaunrübe

Vorkommen in Europa. Enthält die Bitterstoffe Cucurbitacine, außerdem Bryoamarid und Bryodulcosid, die Terpene Bryonol- und Bryononsäure, die Sterine Stigmasterol und alpha-Spinasterol sowie das Anthrachinon Chrysophansäure.
Modalitäten: Verschlechterung durch Bewegung, durch Wärme. Besserung durch Ruhe und durch starken Druck, durch kalte Getränke und kalte Umschläge. Insbesondere besteht ein starker Durst, Verlangen nach großen Mengen von Wasser.

Indikationen: Starke Gelenkschmerzen infolge von Anginen oder grippalen Infekten mit Verschlimmerung durch Bewegung. Häufig blitzartig auftretende Nervenschmerzen. Die Schmerzen sind nachts gegen 3 Uhr schlimmer. Da die Bettwärme stört, muß der Kranke aufstehen und umherlaufen. Husten mit Schmerzen retrosternal, gelegentlich mit blutigem Auswurf.

Cactus (Cactus grandiflorus) – großblütiger Kaktus, Königin der Nacht

Vorkommen in Mittelamerika.
Modalitäten: Verschlimmerung beim Liegen auf der linken Seite, beim Gehen und Treppensteigen. Besserung in frischer Luft.
Indikationen: Epistaxis, insbesondere beim Jugendlichen. Auch sonst allgemeine Hämorrhagien. Blutandrang zum Kopf und heftige Kopfschmerzen. Verbunden sind gelegentlich Herzerkrankungen und Stenokardien.

Caladium – Schweigrohr (Dieffenbachia seguina)

Wächst in Mittel- und Südamerika sowie in Ostindien. Verwendet werden Stengel, Blüten und Wurzelstock. Die Wirkstoffe sind nicht ganz geklärt.
Indikationen: Tinnitus bei starken Rauchern. Mundtrockenheit ohne Verlangen nach Wasser. Pruritus vulvae.

Calcium bromatum – Calciumbromid, $CaBr_2$

Indikationen: Calcium bromatum ist das Hauptmittel bei chronischer Tonsillitis bei hellen Kindern, die gleichzeitig auch adenoide Vegetationen haben.

Calcium carbonicum Hahnemanni – $CaCO_3$

Verwendet werden die inneren Teile zerbrochener Schalen der Auster Ostrea edulis.
Konstitution: Calcium carbonicum ist eines der häufigsten Kinder-Konstitutionsmittel. Typisch ist eine allgemeine Frostigkeit, ein Entwicklungsrückstand, Rachitis. Die Kinder sind meistens zu dick, nach kurzer Belastung bereits erschöpft.
Typisch ist ein starkes Schwitzen am Kopf, weniger am übrigen Körper. Es besteht eine Abneigung gegen Fleisch und Milch, Eier dagegen werden verlangt, insbesondere aber auch starkes Verlangen nach Süßigkeiten und Zucker.
Modalitäten: Verschlimmerung durch Kälte, durch Feuchtigkeit, zur Zeit des Vollmonds, durch körperliche oder geistige Arbeit. Besserung durch trockene Witterung, fühlt sich bei Verstopfung wohler.
Indikationen: Calcium carbonicum ist bei allen chronischen Krankheiten der oberen Luftwege und des Lymphsystems angezeigt, insbesondere auch bei chronischer Tonsillitis und adenoiden Vegetationen.
Es muß allerdings der typische Calcium-carbonicum-Typ vorliegen. Außerdem ist Calcium carbonicum eines der wesentlichen Mittel bei der euthyreoten Struma.

Calcium fluoratum – Calciumfluorid, CaF_2

Konstitution: Die Calcium-fluoratum-Patienten fallen durch eine ständige Unruhe auf. Sie betreiben häufig Sportarten, die mit relativ großen Anstrengungen verbunden sind. Nach diesen Sportarten fühlen sie sich frisch und erholt, es liegt im ersten Moment keinerlei Erschöpfung vor. Sehr viele dieser Patienten fahren begeistert Fahrrad. Kommen sie aus äußeren Gründen nicht dazu, ihren Sportarten nachzugehen, werden sie rasch krank. Typisch für Calcium-fluoratum-Patienten ist außerdem eine extreme Angst vor finanziellem Verlust bzw. vor der Pleite. Es bestehen relativ häufig Probleme mit Narben, die schlecht heilen und dann zu einem Störfeld führen.
Modalitäten: Verschlimmerung durch feuchte Witterung und Kälte, Verschlimmerung durch Ruhe. Besserung durch Wärme und Bewegung.
Indikationen: Steinharte Drüsenschwellungen, chronische eitrige Mittelohrentzündungen, verhärtete Narben nach Tonsillektomie mit starken Nackenkopfschmerzen und Stirnkopfschmerzen (*81*).

Calcium jodatum – Calciumjodid, CaJ_2, 4 H_2O

Indikationen: Calcium jodatum ist das Hauptmittel bei chronischer Tonsillitis bei dunklen Kindern, die gleichzeitig auch adenoide Vegetationen haben. Es kommt in diesem Fall wieder die stärkere resorptive Wirkung des Jod zur Geltung.

Calcium phosphoricum – Calciumhydrogenphosphat, $CaHPO_4 \cdot 2\,H_2O$

Konstitution: Calcium phosphoricum ist eines der häufigsten Kinder-Konstitutionsmittel. Die Kinder zeichnen sich dadurch aus, daß sie Süßigkeiten wenig mögen und salzige Speisen bevorzugen. Meistens sind sie relativ wild und lassen sich sehr schwer untersuchen. Die Kinder sind of abgemagert.
Modalitäten: Verschlimmerung durch kaltes und feuchtes Wetter, durch Denken an die Beschwerden.
Besserung im Sommer und bei warmem, trockenem Wetter.
Indikationen: Adenoide Vegetationen und chronische Mandelentzündung, auf die die übrige Calcium-phosphoricum-Konstitution zutrifft.

Calendula (Calendula officinalis) – Ringelblume

Vorkommen in Europa, Asien und Nordamerika. Enthält Xanthophylle, Calendulin, Saponin, Phytosterin, Salicylsäure.
Modalitäten: Ruhelos bei Nacht, eine Wunde entzündet sich immer wieder mit Schmerzen und Brennen. Sehr geräuschempfindlich, fährt bei Geräuschen hoch.
Indikationen: In der HNO-Heilkunde hauptsächliche Verwendung als Lokaltherapeutikum bei Otitis externa. Anwendung als Salbe oder Tinktur möglich. Innerliche Anwendung als potenziertes Arzneimittel eher ungewöhnlich.

Cantharis

Die Ausgangssubstanz ist der getrocknete Käfer Cantharis (oder Lytta vesicatoria). Enthält Cantharidin.
Indikationen: Verbrennungen, Blasenbildung auf den Schleimhäuten und der äußeren Haut. Blasenentzündung. Zunge geschwollen, voller Bläschen. Heftiges Brennen im Mund, Rachen und Hypopharynx. Großer Durst.

Capsicum (Capsicum annuum) – spanischer Pfeffer

Wächst im südlichen Europa und in Südamerika. Enthält hauptsächlich Capsaicin, ein Säureamid.
Modalitäten: Verschlimmerung im Freien, durch leichte Berührung, beim Aufdecken. Besserung während des Essens und bei Wärme.
Indikationen: Akute Mittelohrentzündung mit Begleitmastoiditis, der Warzenfortsatz kann schon etwas geschwollen sein und ist bei Berührung sehr schmerzhaft. Ansonsten symptomatische Indikation als »Schmerzmittel« bei Mittelohrentzündung. Häufig angezeigt bei älteren Damen mit Zungenbrennen.

Carbo vegetabilis

Carbo vegetabilis wird aus verkohltem Buchen- oder Birkenholz hergestellt.
Indikationen: Kollapszustände mit innerer Kälte und Frostschauer. Magenschmerzen. Karzinommittel, besonders im Endstadium (»Leichenwecker«). Furunkel und Karbunkel mit scharfer übelriechender Absonderung. Verhärtete Halslymphknoten. Heftiges Nasenbluten mit Blässe des Gesichts. Heiserkeit, schlimmer abends. Gesicht blau und aufgedunsen, kalter Schweiß, braucht kühle Luft.

Carcinosin

Es handelt sich um eine Krebsnosode, die von einem Brustkrebs hergestellt wurde.
Konstitution: Abneigung oder Verlangen nach Salz, Milch, Eiern, fetten Speisen, Obst und Fett. Neigung zu Schlaflosigkeit. Benommenheit des Geistes, Denken erschwert. Interesselosigkeit. Wird häufig von seinen Mitmenschen unterdrückt, der ewige Verlierer. Sehr empfindlich gegen Tadel.
Indikationen: Als Konstitutionsmittel bei Bronchialasthma, gesteigerte Infektneigung, nach Karzinomerkrankungen und bei Ekzemen der Oberlider.

Cardiospermum (Cardiospermum halicacabum) – Herzsame

Wächst in den Tropen.
Indikationen: Es handelt sich um das homöopathische »Cortison«. Anwendung hauptsächlich als Lokaltherapeutikum bei trockenen Ekzemen in Salbenform, auch beim Pruritus auris unklarer Genese. Beim endogenen Ekzem zusätzlich zur homöopathischen Behandlung (Cardiospermum Urtinktur). Gelegentliche Anwendung bei Heuschnupfen.

Causticum Hahnemanni

Causticum ist ein Ätzstoff. Es wird gewonnen aus frisch gebranntem Kalk aus Marmor und nach einer komplizierten Methode verarbeitet (*123*).
Konstitution: Der Causticumtyp ist häufig relativ leicht zu erkennen an seinem sorgenvollen Aussehen. Die Causticumkinder neigen dazu zu weinen, wenn ein anderes Kind weint. Die Erwachsenen sind ständig in Sorge um ihre Mitmenschen, sie fragen in der Praxis nach dem Wohlbefinden des Arztes. Häufig pflegen sie nahe Angehörige oder haben behinderte Kinder. Sie sind meistens tief religiös. Sie neigen zu Lähmungen, die Augenlider hängen herunter, die Verdauung ist verlangsamt.
Kinder lernen nur langsam gehen und sprechen.
Modalitäten: Verschlimmerung durch schönes, kaltes Wetter, durch kalte Luft, nach Durchnässung oder nach einem Bad. Besserung durch feuchtes und regnerisches Wetter, in warmer Luft, beim Trinken von kaltem Wasser.
Indikationen: Schwäche und Lähmungen aller Art, insbesondere auf HNO-ärztlichem Fachgebiet die Rekurrensparese. Morgendliche Heiserkeit. Zerschlagenheitsgefühl, schmerzhafte Müdigkeit bei grippalen Infekten. Husten, der sich nachts in Bettwärme verschlechtert. Unfreiwilliger Harnabgang beim Husten.

Cedron (Simaruba cedron) – Klapperschlangenbohne

Vorkommen im südlichen Amerika. Enthält Cedrin und Cedronin (Alkaloide).
Modalitäten: Es besteht eine extreme Neigung zu Periodizität. Der Patient kann seine Uhr nach seinen Beschwerden stellen.
Indikationen: Insbesondere Kopfschmerzen und sonstige Schmerzen, die jeden Tag zur gleichen Uhrzeit auftreten. Fieberschübe mit periodenhaftem Verlauf, wobei die Beschwerden auch wieder immer zur gleichen Uhrzeit auftreten. Asthma bronchiale mit extrem periodischem Verlauf.

Chamomilla (Matricaria chamomilla) – echte Kamillie

Vorkommen in Europa und Asien. Enthält Bisabolol und Chamazulen.
Modalitäten: Verschlimmerung durch Wärme und Zorn. Besserung durch Fahren und Herumgetragenwerden bei Kindern.
Indikationen: Kamilleinhalationen sind ja auch in der Schulmedizin bekannt. Als homöopathisches Mittel kommt Chamomilla vor allem in Betracht bei Krankheiten, die durch Zahnung der Kinder ausgelöst werden. Auch sonst ist Chamomilla bei Zahnschmerzen aller Art angezeigt. Chamomilla kann als Beruhigungsmittel gegeben werden bei aufgeregten Kindern, die sich ansonsten nicht untersuchen lassen. Auffallend ist jeweils die Besserung, sobald sie auf den Arm genommen werden. Typisch für die Anwendung von Chamomilla ist eine rote und eine blasse Wange.

China (Cinchona succirubra) – Chinarindenbaum

Vorkommen in Südamerika und Asien. Erstes bekanntes homöopathisches Mittel überhaupt (*12*). Enthält Chinin, Chinidin, Cinchonin und Cinchonidin (Alkaloide).
Modalitäten: Verschlimmerung durch geringste Berührung, durch Zugluft, Folge von Säfteverlust. Besserung durch starken Druck, durch Zusammenkrümmen und in frischer Luft.
Indikationen: Fieber, welches regelmäßig wiederkommt, etwa jeden dritten Tag. Gesichtsekzeme, periodische Kopfschmerzen. *Quincke*-Ödem und Urtikaria im Gesichtsbereich.

Cimicifuga (Actaea racemosa) – Wanzenkraut

Vorkommen in Europa, Amerika und Asien. Enthält Cimicifugin.
Modalitäten: Besserung durch lokale Wärme, Verschlimmerung durch Erregung, durch Kälte und Nässe, Symptomatik eher linksseitig.
Indikationen: Cimicifuga ist ein hormonaktives Mittel und kann vor allem eingesetzt werden bei klimakterischen Frauen. Bei HNO-Erkrankungen fällt der ständige Wechsel der Symptomatik auf. Insbesondere treten Kopfschmerzen, Nackenschmerzen und Stirnkopfschmerzen auf.

Cina (Artemisia Cina) – Wurm- oder Zitwersamen

Vorkommen in Asien. Enthält Santonin und Artemisin.
Konstitution: Meistens Kinder, die ständig verdrießlich und zänkisch sind und während

des Schlafens plötzlich aufschreien. Sie knirschen mit den Zähnen und zittern während des Schlafens. Es besteht ein häufiges Nasenbohren.
Modalitäten: Verschlimmerung durch Würmer, nachts, in der Sonne und im Sommer.
Indikationen: Insbesondere Wurmbefall des Darms, der sich auf HNO-Gebiet meistens durch Nasenbohren bei Kleinkindern auswirkt mit den entsprechenden Folgen wie häufiges Nasenbluten.

Cinnabaris
= Hydrargyrum sulfuratum rubrum — rotes Quecksilbersulfid, Zinnober, HgS

Indikationen: Symptomatische Indikation bei eitriger Kieferhöhlenentzündung, als Leitsymptom gelten dabei insbesondere der Druck an der Nasenwurzel und die Oberkieferschmerzen.

Cocculus (Anamirta cocculus) – Kockelskörner

Enthält Pikrotoxin, ein typisches Krampfgift, das erregend wirkt auf die motorischen Elemente des zentralen Nervensystems des verlängerten Marks und des Rückenmarks.
Konstitution: Der Cocculusmensch ist relativ schwach und kraftlos infolge nervöser Erschöpfung. Ihm ist schwindlig, er schwankt hin und her und droht, nach einer Seite zu fallen. Häufig besteht gleichzeitig eine Schwäche und ein Zittern der Glieder.
Modalitäten: Verschlimmerung durch Fahren im Wagen, auf dem Schiff oder mit der Eisenbahn, durch nächtliche Arbeit wie Nachtwachen oder Kinderbetreuung und während der Regel, außerdem beim Aufrichten aus der horizontalen Lage. Besserung bei ruhigem Liegen oder im Sitzen.
Indikationen: Cocculus ist insbesondere angezeigt bei otogenem Schwindel wie z. B. dem Morbus Mènière.
Außerdem ist es das erste Mittel bei Reisekrankheit und bei Seekrankheit. Weiterhin ist es das Mittel der Wahl bei Krankheiten, die insbesondere bei jungen Müttern infolge des nächtlichen Stillens ausgelöst werden, auch ansonsten bei Schlafmangel, der nicht aus einer Schlafstörung an sich resultiert, sondern durch äußerliche Umstände.

Conium (Conium maculatum) – gefleckter Schierling

Kommt in Europa, Asien und Afrika vor. Enthält Coniin, ein Alkaloid. Mit Conium, dem Schierlingsbecher, wurde *Sokrates* getötet.
Konstitution: Es liegt eine allgemeine Schwäche vor, insbesondere die Augendeckel sind auch tagsüber zum Teil geschlossen, es besteht ein mühsamer Gang. Typischerweise bestehen harte Drüsenschwellungen, der Coniumtyp neigt zu Karzinomen, insbesondere tritt häufig ein Mammakarzinom auf. Sexuelle Anspielungen von alten Greisen sind ebenfalls typisch für Conium.
Modalitäten: Verschlimmerung nachts im Bett, insbesondere wenn der Kopf tief liegt, Verschlimmerung durch lange sexuelle Enthaltsamkeit. Besserung durch Bewegung und durch Gehen, durch Wärme.
Indikationen: Conium ist das Hauptmittel beim benignen paroxysmalen Lagerungsnystagmus. Auch sonst ist Conium angezeigt bei Schwindelbeschwerden nachts im Bett. Ansonsten ist Conium indiziert bei Schwellungen im Bereich der Kopfspeicheldrüsen. Conium hat auch eine Beziehung zu Narben und kann lokal als Coniumsalbe angewandt werden.

Corallium rubrum – Edelkoralle

Vorkommen im Mittelmeer. Enthält zahlreiche Metalle, außerdem Phosphor und Kalk.
Indikationen: Corallium rubrum ist das Mittel der ersten Wahl beim Retronasalkatarrh. Die Patienten klagen typischerweise über einen Schleimfluß an der Rachenhinterwand, ohne daß die eigentliche Ursache festgestellt werden kann.

Cortison

Cortison ist ein Nebennierenrindenhormon, welches in der Schulmedizin zahlreiche Anwendungen hat. Bekanntlich bestehen auch zahlreiche Nebenwirkungen.
Indikationen: Man geht davon aus, daß bei Cortison ab der D8 sich die Wirkung ändert und ein homöopathischer Effekt auftritt. Weil nach langer Cortisonbehandlung eine homöopathische Therapie oft wegen mangelnder Reaktionsfähigkeit sehr schwierig ist, kann diese durch

Cortison in homöopathischen Potenzen als Nosode sehr stark beschleunigt werden. Ich habe sogar zahlreiche Patienten behandelt, bei denen allopathische Cortisonkonzentrationen keine Wirkung hatten und erst homöopathische Konzentrationen den Effekt auslösten, der eigentlich zuvor durch die allopathische Behandlung erwünscht war. So heilten schwere endogene Ekzeme unter homöopathischer Cortisonkonzentration ab.
Außerdem kann bei Asthma bronchiale Cortison angezeigt sein.

Cuprum metallicum – metallisches Kupfer, Cu

Ein lebensnotwendiges Element, was in zahlreichen Enzymen vorkommt.
Modalitäten: Verschlimmerung durch Berührung und Druck, durch kalten Wind, nachts, bei Neumond, nach Unterdrückung eines Ausschlags. Besserung durch Trinken von kaltem Wasser und durch Schwitzen.
Indikationen: Kupfer ist ein Krampfmittel, was insbesondere beim krampfartigen Husten angezeigt ist, auch beim Keuchhusten. Die Krämpfe werden dadurch wesentlich gemildert. Außerdem ist Cuprum bei Fieberkrämpfen angezeigt, wobei bei drohendem Fieberkrampf das Fieber selbst nicht beeinflußt werden sollte, durch Cuprum kann der Krampf selbst aber unterbunden werden. Außerdem ist Cuprum metallicum das Hauptmittel bei Epilepsien, wobei hier natürlich die Behandlung nur dem Erfahrenen überlassen werden sollte.

Drosera (Drosera rotundifolia) – Sonnentau

Vorkommen in Europa, Amerika und Asien. Enthält Chinone.
Modalitäten: Verschlimmerung nach Mitternacht und im Liegen, in der Bettwärme, beim Trinken, beim Singen und beim Lachen.
Indikationen: Krampfartiger Husten mit Kitzelreiz in der Kehle, gelegentlich Erbrechen. Auch beim Keuchhusten mit trockenen heftigen Anfällen mit Erstickungsgefahr und anschließendem Erbrechen von Speisen.

Dulcamara (Solanum dulcamara) – bittersüßer Nachtschatten

Vorkommen in Europa, Afrika und Asien. Enthält Lycoxanthin, Lycopin, Soladulcidin und Tomatidin, pflanzliche Steoride.
Konstitution: Der Dulcamaratyp wird regelmäßig nach Regen krank oder nach dem Baden. Es handelt sich häufig um blonde oder rothaarige Patienten mit Sommersprossen. Es sind häufig Herrschertypen, die andere unterjochen wollen und dabei relativ brutal vorgehen können. Sie neigen zu urtikariellen Hautausschlägen.
Modalitäten: Verschlimmerung durch Feuchtigkeit und Nässe aller Art, auch durch Kälte. Verschlechterung vor allem im Regen. Besserung durch äußere Wärmeanwendung und Bewegung.
Indikationen: Dulcamara ist praktisch immer als erstes Mittel angezeigt, wenn eine Erkrankung nach Durchnässung auftritt. Dies sind z. B. die häufigen Badeotitiden im Sommer, aber auch Halsschmerzen und Nebenhöhlenentzündungen, die nach Freibad- oder Hallenbadbesuch auftreten. Bei Personen, die praktisch regelmäßig nach dem Baden erkranken, gebe ich prophylaktisch Dulcamara D6 vor und nach dem Schwimmen. Dulcamara ist außerdem Mittel der Wahl bei Heuschnupfenbeschwerden im August. Bei einer Kälturtikaria hilft Dulcamara prompt. Für das Dulcamaraekzem sind eiternde Pusteln typisch. Es besteht großer Durst auf kalte Getränke.

Echinacea (Echinacea angustifolia) – schmalblättriger Sonnenhut

Kommt in Nordamerika vor. Das Mittel enthält ätherische Öle, Äther, Harz, Inulin, Echinacin und Echinacosid. Zur Drogengewinnung dient insbesondere das Purpursonnenhutkraut (E. purpureae herba).
Indikationen: Es handelt sich eigentlich um kein typisches homöopathisches Mittel, entscheidend scheint vielmehr die stoffliche Wirkung zu sein. Dennoch kann es sehr gut als D4 verordnet werden.
Echinacea kann ganz allgemein bei gesteigerter Infektneigung gegeben werden. Auch bei akuten Infekten wirkt die intravenöse Anwendung sehr gut (in der Dreierspritze Echinacea D4, Lachesis D12 und Pyrogenium C30).

Erigeron canadensis – kanadisches Berufskraut

Kommt in Europa und Nordamerika vor. Das Mittel enthält d-Limonen, Dipenten, ein Flavon, Gallussäure, Gerbstoffe und Cholin.
Modalitäten: Verschlimmerung durch schwüles, gewittriges Wetter, morgens. Verschlimmerung durch Kopfschmerzen, Bücken und Husten. Besserung mittags und nachts.
Indikationen: Hauptsächlich Nasenbluten bei Kindern. Das Mittel kann auch angewandt werden bei kongestivem Kopfschmerz mit starkem Klopfen, Sitz meist in der Stirnmitte.

Eupatorium perfoliatum – Wasserhanf

Vorkommen in Nordamerika. Enthält Eupatorin.
Indikationen: Grippale Infekte mit klopfenden Kopfschmerzen, besser nach dem Aufstehen. Schnupfen mit Niesen, Heiserkeit und Husten. Trockenheitsgefühl im Hals. Muß sich die Brust halten beim Husten wegen der Schmerzen, während dem Husten Kopfschmerzen zum Bersten. Nächtlicher Durst, Zunge gelb und leicht belegt. Durst auf kaltes Wasser und Erbrechen nach jedem Trinken. Gliederschmerzen, allgemeines Zerschlagenheitsgefühl.

Euphrasia (Euphrasia officinalis) – Augentrost

Vorkommen in Europa, Amerika und Asien. Enthält Aucubin, Cumarin, Flavone, Galloylgerbstoff, Fumarsäure, ätherische Öle.
Modalitäten: Scharfer Tränenfluß, Brennen der Augen, milder Schnupfen.
Indikationen: Insbesondere wird Euphrasia als D2 beim akuten Heuschnupfen mit starker Augensymptomatik angewandt. Zusätzlich kann Euphrasia noch als Augentropfen verabreicht werden.

Ferrum phosphoricum – phosphorsaures Eisen, $FePO_4$

Modalitäten: Verschlimmerung nachts von 4–6 Uhr, durch Bewegung und im Freien. Besserung bei langsamer Bewegung.
Konstitution: Anämischer, schwächlicher Mensch infolge von Mangel an vitaler Wärme. Empfindlich gegen frische Luft, schwitzt leicht. Bleiches Gesicht mit schwarzen Ringen um die Augen. Während des Fiebers ist das Gesicht rot.
Indikationen: Ferrum phosphoricum ist eines der wesentlichen Mittel bei der Mittelohrentzündung. Bei Fieber mit raschem, weichem Puls. Blutungen mit hellrotem Blut, besonders beim Husten. Ferrum phosphoricum kann bei schwacher Mittelohrentzündung gut helfen, die länger nicht abheilt.

Galphimia glauca

Es handelt sich um eine alte mexikanische Heilpflanze.
Indikationen: Galphimia glauca ist eines der wichtigsten Mittel bei allergischen Erkrankungen, insbesondere beim Heuschnupfen. Die Anwendung erfolgt im Sinne einer symptomatischen Indikation. Ein genaues Arzneimittelbild ist bisher nicht bekannt.
Galphimia glauca wurde bei Heuschnupfen gegen Plazebo getestet, es ist eines der am besten untersuchten homöopathischen Arzneimittel mittels eines Doppelblindversuches. Die Überlegenheit von Galphimia glauca D4 gegenüber Plazebo und nicht potenziertem Galphimia glauca ließ sich sehr gut belegen (*295*).

Gelsemium (Gelsemium sempervirens) – gelber Jasmin

Vorkommen in Amerika. Enthält Gelsemin, Gelsemicin und Sempervirin.
Konstitution: Es handelt sich um einen außerordentlich nervösen, sensiblen und reizbaren Patienten mit plötzlichen Anfällen von Jähzorn. Häufig liegt eine einseitige Ptosis vor.
Modalitäten: Verschlimmerung durch Aufregung, vor einem Gewitter, durch Abwärtsbewegung, durch Tabakrauch, gegen 10 Uhr. Besserung in frischer Luft nach reichlichem Urinabgang.
Indikationen: Gelsemium ist Hauptmittel bei Nackenkopfschmerzen, auch bei dumpfen Kopfschmerzen und Sehstörungen, bei Augenmuskellähmungen und Lidptosis. Gelsemium ist angezeigt bei grippalen Infekten mit starkem Zittern und großer Erschöpfung.

Graphites – Reißblei

Es wird der natürlich vorkommende Graphit verwendet.
Konstitution: Es handelt sich um blasse, fette, verstopfte, fröstelnde und traurige Menschen mit nässenden Hautausschlägen. Die Patienten sind beim Sprechen und Schreiben zerstreut.
Modalitäten: Verschlimmerung während und nach der Menstruation, Besserung durch Wärme.
Indikationen: Auf HNO-Gebiet hauptsächliche Anwendung bei Otitis externa mit nässenden oder krustigen Entzündungen der Gehörgangshaut, außerdem Rhagaden am Naseneingang, flüssiger Schnupfen und Wundheit an den Nasenlöchern. Graphites wird auch häufig bei Magenerkrankungen angewandt.

Hamamelis (Hamamelis virginica) – virginische Zaubernuß

Vorkommen in Amerika. Enthält Hamamelitannin und ätherische Öle.
Modalitäten: Verschlimmerung durch Wärme und durch feuchte Witterung.
Indikationen: Hamamelis ist angezeigt bei allen venösen Stauungen und venösen Blutungen, insbesondere auch bei Varizen. Auf HNO-Gebiet insbesondere bei Varizen der Rachenhinterwand und chronischer Pharyngitis, auch bei Varizen am Locus *Kiesselbachii* der Nasenscheidewand.

Hekla lava – Lava von dem isländischen Vulkan Hekla

Hekla lava enthält ein Gemisch aus Aluminium-, Magnesium- und Kalziumsilikaten sowie Eisenoxid.
Indikationen: Hekla lava ist angezeigt bei Exostosen aller Art, insbesondere bei Gehörgangsexostosen und auch Exostosen oberhalb des Warzenfortsatzes.

Hepar sulfuris – Kalkschwefelleber

Verwendet werden die weißen inneren Bestandteile der Austernschalen und Schwefelblume.
Konstitution: Es handelt sich um Patienten mit lymphatischer Konstitution, mit Ausschlägen und Drüsenschwellung. Die Haut ist oft gelblich und ungesund. Es besteht ein Riß in der Unterlippe. Die Patienten sind allgemein depressiv.
Modalitäten: Verschlimmerung durch die geringste Berührung, durch kalte Luft und trockene, kalte Witterung. Besserung durch Wärme und durch feuchte Witterung. Es besteht eine Periodizität, die Symptome kommen regelmäßig wieder.
Indikationen: Hepar sulfuris ist eines der Hauptmittel bei Abszessen. Mit niederen Potenzen werden die Abszesse zur Reifung gebracht, mit hohen Potenzen zur Resorption. Hepar sulfuris kann daher bei Peritonsillarabszessen und Parapharyngealabszessen angewandt werden. Hepar sulfuris ist auch das Mittel der Wahl bei einer Angina mit drohendem Abszeß. Weiter wird Hepar sulfuris beim einseitigen Schnupfen mit weißlichem, übelriechendem Sekret eingesetzt.
Bei Pseudokrupp ist Hepar sulfuris Mittel der Wahl, wenn der Anfall nach 3 Uhr morgens auftritt. Außerdem ist Hepar sulfuris das Hauptmittel beim Stimmritzenkrampf.

Hydrastis (Hydrastis canadensis) – kanadische Gelbwurz

Vorkommen in Amerika. Enthält Berberin, Canadin und Hydrastin.
Modalitäten: Verschlimmerung nachts, durch Wärme und durch Bewegung. Besserung durch Druck und Ruhe.
Indikationen: Hydrastis ist eines der Hauptmittel bei chronischer Rhinitis und Sinusitis. Es ist besonders angezeigt bei schleimig-eitriger Sekretion, wenn das Sekret in den Rachen abfließt.
Es ist bewährt bei Sinusitis nach einem Schnupfen. Im Wechsel mit Kalium bichromicum ist Hydrastis ein wesentliches Mittel bei der Ozäna. Hydrastis ist auch angezeigt bei maschinenartigem Tinnitus.

Hyoscyamus (Hyoscyamus niger) – Bilsenkraut

Vorkommen in Europa und Asien. Enthält die Alkaloide Hyoscyamin und Scopolamin.
Modalitäten: Verschlimmerung nachts, während der Regel, im Liegen, durch Kälte. Besserung durch Bücken und durch Wärme.

Indikationen: Hyoscyamus niger ist insbesondere angezeigt bei Hustenbeschwerden, die sich beim Hinlegen verschlechtern (»homöopathisches Codein«). Weiter ist Hyoscyamus angezeigt bei hypofunktioneller Dysphonie, um die Stimmbänder insgesamt zu kräftigen und die supraglottische Spannung abzubauen. Hyoscyamus in hohen Potenzen wirkt mehr auf die Psyche, insbesondere bei Delirien, und es ist das Hauptmittel bei religiösen Wahnvorstellungen. Hyoscyamus ist auch ein Mittel zur Behandlung von Narkoseschäden.

Hypericum (Hypericum perforatum) – Johanniskraut

Vorkommen in Europa, Asien und Amerika. Das Mittel enthält Hypericin.
Indikationen: Das Mittel ist hauptsächlich indiziert bei Nervenverletzungen aller Art, insbesondere auch bei Commotio cerebri. Es kommt auch bei Rekurrensparese nach Strumektomie in Frage.

Ignatia (Strychnos ignatii) – Ignazbohne

Vorkommen auf den Philippinen. Enthält Bruzin und Strychnin.
Konstitution: Die Ignatiapatienten sind durch ihr Jammern häufig unbeliebt. Sie jammern ständig über alles und jeden. Die Patienten neigen zur Hysterie und Hypochondrie. Dementsprechend fällt oft eine ausgeprägte Diskrepanz zwischen objektiven Befunden und subjektiven Beschwerden auf.
Modalitäten: Verschlimmerung durch Kummer, Aufregung und Nikotin. Besserung durch Wärme.
Indikationen: Beschwerden aller Art, die plötzlich infolge von schwerer Kränkung auftreten. Karzinophobie, Globusgefühl ohne objektivierbaren Befund.
Schmerzen, die ständig wechseln. Kopfschmerzen nach Aufregung und starken Gerüchen.

Ipecacuanha (Uragoga ipecacuanha) – Brechwurzel

Wächst in Brasilien. Enthält Cephaelin und Emetin (Alkaloide).
Modalitäten: Verschlimmerung abends und nachts, durch Bewegung, Besserung durch Ruhe.
Indikationen: Hustenbeschwerden, die nachts unregelmäßig schlimmer werden. Der Husten ist meist mit Erbrechen verbunden, Schleimrasseln. Die Zunge ist dabei auffallend normal und nicht belegt.

Iris (Iris versicolor) – buntfarbige Schwertlilie

Vorkommen in Nordamerika. Enthält Iridin.
Modalitäten: Auffallende Verschlechterung am Wochenende.
Indikationen: Die Sonntagsmigräne, Angina tritt regelmäßig am Wochenende auf. Auffallende häufige Konsultation von Sonntagsärzten.

Jodum – Jod, J_2

Konstitution: Abgemagerte Menschen dunkler Hautfarbe mit schwarzen Augen. Die Patienten sind ständig unruhig und ständig beschäftigt. Häufiger Heißhunger.
Modalitäten: Verschlimmerung durch Wärme, in Ruhe und bei leerem Magen. Besserung durch Kälte und Waschen in kaltem Wasser, bei Nahrungsaufnahme.
Indikationen: Wundmachender, wäßriger Schnupfen, Heiserkeit, Hyperthyreose. Jodum ist das Hauptmittel bei Heuasthma, insbesondere im April bei nachgewiesener Birkenallergie und im Mai und Juni bei nachgewiesener Gräser-/Getreideallergie.

Kalium arsenicosum – Kaliumarsenit $KAsO_2$

Indikationen: Das Mittel wird zum Teil ähnlich wie Arsen angewandt. Im Sinne einer symptomatischen Indikation kann es gegeben werden bei Hausstaub-Milbenallergie sowie Tierhaarallergie mit Zwischenmitteln von Erbnosoden und Sulfur.
Außerdem ist es Mittel der Wahl bei hyperfunktioneller Dysphonie mit starker Verkrampfung der Patienten und es kann gegeben werden bei Patienten, die insgesamt stark frieren.

Kalium bichromicum – Kaliumdichromat, $K_2Cr_2O_7$

Modalitäten: Verschlimmerung gegen 3 Uhr morgens, durch kaltes Wetter, durch Kaffee. Besser durch feucht-warmes Wetter, tagsüber, durch Vornüberbeugen.
Indikationen: Schnupfen mit zähem, fadenziehendem Sekret.
Sinusitis mit ausgeprägten Oberkieferschmerzen und Druck über den Nasenwurzeln. Herpangina.

Kalium bromatum – Kaliumbromid, KBr

Modalitäten: Verschlimmerung durch Wärme, durch Überhitzung.
Besserung durch Umhergehen und durch Ablenkung.
Indikationen: Kalium bromatum ist das Erstmittel bei unspezifischer Lymphadenitis colli als Resorptionsmittel. Es kann auch angewandt werden bei Furunkulose und Akne vulgaris.

Kalium carbonicum – Kaliumcarbonat, Pottasche, K_2CO_3

Konstitution: Es handelt sich um schwächliche, anämische, extrem blasse, schnell ermüdbare Menschen. Es besteht eine ausgeprägte Abneigung gegen das Alleinsein und eine panische Angst vor Luftzug. Fenster müssen ständig geschlossen sein.
Modalitäten: Auffallende Verschlechterung um 3 Uhr morgens, nach Zugluft, bei kaltem Wetter. Besserung bei Wärme und während des Tages, ebenso durch Vornüberbeugen.
Indikationen: Krankheiten, die nachts gegen 3 Uhr auftreten mit Herzschmerzen. Ödeme der oberen Augenlider. Ständige Erkältungsneigung, schwitzt leicht. Heftiger Husten mit Auswurf, der nicht herauskommt.

Kalium jodatum – Kaliumjodid, KJ

Indikationen: Kalium jodatum ist ein Resorptionsmittel, was zwar lange Zeit braucht, dann aber langfristig gut wirkt, insbesondere bei lang dauernder chronischer Sinusitis, auch z. B. bei chronischer Verschleimung im Rachenraum, die ansonsten therapieresistent ist. Außerdem kann das Mittel angewandt werden bei Aktinomykose.

Kalium muriaticum – Kaliumchlorid, KCl

Indikationen: Mukotympanon. Allgemein bei weiß-braunem, dickem, faserstoffhaltigem Schleim. Auch bei diffuser Halslymphknotenschwellung. Es handelt sich um ein Resorptionsmittel.

Kalium phosphoricum – Kaliumphosphat, KH_2PO_4

Modalitäten: Verschlimmerung durch Wärme, am Abend und in kleinen Zimmern. Besserung im Freien und in frischer Luft.
Indikationen: Erschöpfungs- und Schwächezustand nach Infektionen. Heuschnupfen mit starken Hustenattacken, vor allem nachts.

Kreosotum

Destillat des Buchenholzteeres. Enthält Phenol, Guajacol, Kreosol und Kresol. Eng verwandt mit Acidum carbolicum.
Konstitution: Lebensüberdrüssige, verzweifelte, depressive Patienten. Sehr schreckhaft. Neigung zu übelriechenden Absonderungen aller Art. Rheumatische Beschwerden, die sich durch Bewegung bessern.
Indikationen: Otitis externa mit übelriechenden Absonderungen, Tinnitus, Hörstörung, Heiserkeit und Schmerzen im Kehlkopf. Krampfhafter Husten mit Erbrechen. Ekzeme mit heftigem Juckreiz und Rhagaden. Karies mit schwarzen Zähnen, Zahnungsbeschwerden bei Kindern. Metastasierende Karzinome mit starker Geruchsbelästigung.

Lac caninum – Hundemilch

Modalitäten: Krankheiten mit Seitenwechsel. Typisch ist ein ständiger Seitenwechsel, die Krankheit tritt nie beidseits gleich auf.
Indikationen: Einseitige bzw. wechselseitige Verstopfung der Nase, wobei die verstopfte Nasenseite nichts mit der Kopflage zu tun hat. Außerdem Kopfschmerzen mit Seitenwechsel. Angina mit ständigem Seitenwechsel.

Lachesis (Lachesis muta) – Buschmeister

Die sehr giftige Schlange kommt in Mittel- und Südamerika vor.
Enthält Hämolysine und Hämagglutinine.
Konstitution: Lachesispatienten sind magere, nervöse, cholerische Patienten, die vor allem bei Föhnwetter und plötzlicher Wärme in der Praxis erscheinen. Sie zeichnen sich durch eine gewisse Falschheit aus. Sie reden ununterbrochen ohne jeden Zusammenhang. Dabei schimpfen sie sehr gern auf vorbehandelnde Ärzte. Lachesispatienten leiden häufig unter einer ausgeprägten Eifersucht.
Modalitäten: Verschlimmerung nach Schlaf, »schläft sich in die Verschlimmerung hinein«, durch Wärme, durch Zusammenschnürung, vor der Regel. Besserung durch Körperausscheidungen. Lachesis ist ein ausgesprochen linksseitiges Mittel und ist das Heilmittel der Wahl, wenn Beschwerden bzw. Krankheiten von links nach rechts ziehen.
Indikationen: Lachesis ist ein sehr stark wirkendes homöopathisches Mittel. Es kann bei septischen Zuständen angewandt werden. Lachesis ist Bestandteil der Dreierspritze, dem »homöopathischen Antibiotikum« (Echinacea D4, Lachesis D12 und Pyrogenium C30) und kann bei hochfieberhaften Infektionen aller Art angewandt werden. Es ist insbesondere auch ein gutes Mittel bei linksseitiger Angina und linksseitiger Mittelohrentzündung. Außerdem hilft Lachesis bei linksseitigen Kopfschmerzen, die durch Wärme schlimmer werden.

Lobelia (Lobelia inflata) – indianischer Tabak

Enthält die Alkaloide Lobelin, Lobelamin und Lelobin.
Indikationen: Lobelia ist ein ideales Mittel bei Krankheiten, die durch Tabakrauch verursacht werden, insbesondere auch, um dem Patienten den Nikotingenuß abzugewöhnen. Sehr vielen Patienten schmeckt die Zigarette plötzlich nicht mehr, wenn sie gleichzeitig Lobelia D4 einnehmen. Auch häufiges Mittel bei chronischer Pharyngitis und chronischer Laryngitis. Atmungsbehinderung infolge Zusammenschnüren der Brust. Übelkeit mit kalten Schweißen. Asthma bronchiale.

Luesinum

Es handelt sich um eine Nosode und wird aus den Sekreten luetischer Geschwüre hergestellt. Es ist eine der drei große Erbnosoden (Luesinum, Tuberkulinum und Medorrhinum).
Modalitäten: Verschlimmerung nachts, durch Feuchtigkeit und am Meer. Besserung tagsüber, bei langsamer Bewegung und im Gebirge.
Indikationen: Luesinum kommt als Zwischenmittel bei chronischen Krankheiten in Frage, insbesondere bei adenoiden Vegetationen und chronischer Tonsillitis. Luesinum ist das Mittel der Wahl bei angeborenen Erkrankungen, insbesondere beim angeborenen Schnupfen. Bei chronischen Krankheiten von Adoptivkindern hilft sehr oft Luesinum.

Luffa (Luffa operculata)

Vorkommen in Mittel- und Südamerika. Enhält Cucurbitacin-Glykoside.
Indikationen: Akute Rhinitis mit wäßrigem bzw. weißlichem Nasensekret, aber auch bei chronischer trockener Rhinitis mit ausgeprägter Borkenbildung.

Lycopodium (Lycopodium clavatum) – Bärlapp

Kommt überall vor, es handelt sich um praktisch die älteste noch vorkommende Pflanze bei uns. Enthält Clavatin und Lycopodin. Es handelt sich um ein Polychrest.
Konstitution: Lycopodiumpatienten begegnen uns in der Praxis recht häufig. Den ersten Hinweis auf einen Lycopodiumpatienten haben wir bereits, wenn wir den Patienten noch gar nicht gesehen haben. Die Namen sind relativ häufig auffallend, so haben die meisten Lycopodiumpatienten auffallenderweise ein »Y« im Namen, es handelt sich um Vogelnamen, Namen mit »Mann« oder »Herr«, Namen mit Adelstiteln und Doppelnamen. In der Regel handelt es sich um Privatpatienten. Lycopodiumpatienten stehen meistens relativ hoch in der gesellschaftlichen Hierarchie, in bestimmten Berufsgruppen finden sich zu weit über 50% Lycopodiumpatienten, so bei Politikern, Juristen, Pfarrern, Dirigenten usw. An der Anmeldung in der Praxis gibt ein Lycopodiumpatient seinem Ärger Ausdruck, wenn er warten muß. Diesen Ärger gibt er aber nicht an den Arzt weiter, dazu ist er

zu feige. Er versucht überhaupt immer, dem Ärger aus dem Wege zu gehen, will aber hintenherum nach oben gelangen. Lügen fällt dem Lycopodiumpatienten nicht schwer, allerdings nur, wenn er damit rechnet, sicher nicht erwischt zu werden. Die Lycopodiumpatienten sind relativ gut angezogen und legen viel Wert auf den äußeren Schein. Sie leiden praktisch alle unter Verdauungsstörungen und essen sehr gern Süßigkeiten, auch sind sie dem Alkohol nicht abgeneigt. Sie kränken sehr gern andere Menschen, reagieren selber aber auf Kränkung sehr empfindlich. Lycopodiumkinder können beim Spielen nicht verlieren.
Modalitäten: Verschlimmerung von 16–20 Uhr, durch Schlaf.
Besserung im Freien, durch Bewegung, durch warme Speisen und Getränke, insbesondere durch Süßigkeiten. Lycopodium ist ein ausgesprochen rechtsseitiges Mittel und hilft gut bei Krankheiten, die von rechts nach links wandern (Lachesis umgekehrt).
Indikationen: Lycopodium kann bei fast allen Krankheiten in Frage kommen, wenn ein Lycopodiumtyp dahintersteckt. Insbesondere ist Lycopodium Mittel der Wahl beim Heuschnupfen, bei chronischen Schnupfenbeschwerden ohne Geruchsstörung, bei rechtsseitigem Tinnitus, bei rechtsseitiger Angina und rechtsseitiger Otitis media. Häufig ist Lycopodium auch Mittel der Wahl, wenn subjektiv ein sehr großer Krankheitsdruck besteht, der sich aber nur kaum objektivieren läßt.

Marum verum (Teucrium marum) – Katzengamander

Vorkommen im Mittelmeerraum. Enthält verschiedene ätherische Öle (Marumkampfer), Gerbstoffe, Bitterstoffe und Cholin.
Indikationen: Marum verum wirkt sehr gut als Therapeutikum bei Rhinosinusitis polyposa mit ausgeprägten Polypenbildungen in der Nase bei Erwachsenen. Typisch ist ein häufiges Niesen mit flüssigem Schnupfen an der frischen Luft und einem Kribbeln in der Nase.

Mater perlarum (Conchiolinum) – Perlmutt

Indikationen: Chronischer Tubenkatarrh, insbesondere lang andauerndes Mukotympanon. Außerdem kann Mater perlarum angewandt werden bei Wachstumsstörungen der Kinder.

Medorrhinum

Medorrhinum ist eine Erbnosode, die aus dem Trippergift des akuten und chronischen Stadiums gewonnen wird.
Konstitution: Unruhige Menschen, die in ständiger Eile sind.
Sie sind sehr vergeßlich. Leicht reizbar und hypersensibel. Sie neigen zu Alkoholgenuß und stimulierenden Mitteln. Die Konstitution von Medorrhinum findet sich häufig bei US-Amerikanern.
Modalitäten: Verschlimmerung tagsüber, besonders am Vormittag, durch Denken an seine Beschwerden, im Gebirge, bei Hitze und während eines Gewitters.
Besserung nachts, beim Liegen auf dem Bauch, bei feuchtem Wetter und am Meer.
Indikationen: Chronische Krankheiten benötigen als Zwischenmittel häufig Medorrhinum, insbesondere adenoide Vegetationen oder die chronische Tonsillitis, ebenso die chronische Sinusitis. Medorrhinum kann auch angezeigt sein bei doppelseitiger hochgradiger Schwerhörigkeit.

Melilotus (Melilotus officinalis) – Steinklee

Vorkommen in Europa und Asien. Enthält Cumarin (ein Glykosid).
Modalitäten: Verschlimmerung der Beschwerden durch Regenwetter, bei drohendem Sturm, durch Bewegungen um 16 Uhr. Besserung durch Nasenbluten.
Indikationen: Melilotus ist das Mittel der Wahl, wenn sehr starke Kopfschmerzen durch Nasenbluten gebessert werden.

Mercurius bijodatus – Quecksilberjodid, HgJ_2

Indikationen: Ähnlich wie Mercurius solubilis, allerdings mit stärkerer resorptiver Komponente wegen des Jodanteils. Das Mittel kann gegeben werden bei chronischer Eiterung der Tonsillen bei Erwachsenen, auch bei lang andauernder Rhinitis und Sinusitis mit anderen Hinweisen auf Quecksilber.

Mercurius solubilis

Es handelt sich um eine Mischung von Mercurioamidonitrat $NH_2Hg_2NO_3$ mit Quecksilber und Mercurooxyd Hg_2O.
Konstitution: Der Mercuriustyp ist ein Lymphatiker, der ständig friert. Er hat starken Mundgeruch. Er ist sehr zugempfindlich und neigt leicht zu Schnupfen und rheumatischen Beschwerden mit nächtlichem Schweiß. Der Mercurtyp ist ängstlich, leicht aufbrausend und hastig überstürzt.
Modalitäten: Verschlimmerung nachts und durch Bettwärme, durch Bewegung, durch kalte Luft, durch feuchtes und regnerisches Wetter und durch Schwitzen. Besserung durch Ruhe.
Indikationen: Mercurius solubilis ist das Hauptmittel bei akuter eitriger Angina, auch mit Ulzerationen und Gangränneigung. Mercur folgt gelegentlich bei akuten Entzündungen auf Belladonna. Außerdem ist Mercurius solubilis Mittel der Wahl bei lang andauernden Halslymphknotenschwellungen. Bei Krankheiten der Speicheldrüsen, z. B. bei Sialolithiasis und Sialadenose der Glandula parotis oder submandibularis ist meistens Mercurius das Mittel erster Wahl.
Anmerkung: Ein Großteil unserer Patienten leidet infolge der zahnärztlichen Versorgung an einer Quecksilbervergiftung. Wenn bei einem Patienten Mercurius solubilis sehr häufig angezeigt ist, ist dies verdächtig für eine entsprechende Vergiftung und muß abgeklärt werden (s. Seite 114).

Mezereum (Daphne mezereum) – gemeiner Seidelbast

Vorkommen in Europa und Asien. Enthält Daphnin und Daphnetoxin sowie Umbelliferron.
Modalitäten: Verschlimmerung nachts, durch Berührung und durch Bewegung.
Indikationen: Hartnäckiges Ohrenjucken, insbesondere bei alten Menschen. Chronische Hautausschläge, die immer wieder im Sommer auftreten. Herpes zoster und Zoster oticus und zosterähnliche Ekzeme.

MKS-Nosode – Nosode der Maul- und Klauenseuche

Indikationen: MKS-Nosode kann als Erstmittel bei allen Krankheiten verabreicht werden, die die Symptome einer Maul- und Klauenseuche haben. Dazu gehört insbesondere die Stomatitis aphthosa.

Natrium muriaticum – Kochsalz, NaCl

Es handelt sich um eines der Polychreste in der Homöopathie.
Konstitution: Die Patienten fallen dadurch auf, daß sie stark depressiv wirken, als ob sie sich entschuldigen wollten, daß sie überhaupt da sind.
Sie neigen zu Hypochondrie, Trost verschlimmert fast immer. Die Patienten wirken insgesamt sehr schwach. Natrium-muriaticum-Kinder verstecken sich hinter der Muttter. Es besteht ein großes Verlangen nach Salz. Die Patienten sind meistens untergewichtig. Sie wollen ihre Ruhe.
Modalitäten: Verschlimmerung durch körperliche oder geistige Beschäftigung, nach der Regel, durch Hitze, am Meer, gegen 10 Uhr morgens, durch tröstenden Zuspruch. Die Beschwerden nehmen typischerweise mit dem Lauf der Sonne zu und wieder ab.
Besserung beim Liegen, bei leerem Magen, beim Waschen und kalten Bädern.
Indikationen: Auf HNO-Fachgebiet insbesondere Sinusitis frontalis mit starken Schmerzen im Stirnbereich.
Das Mittel ist auch angezeigt bei chronischen Schmerzen in diesem Bereich. Natrium muriaticum ist auch ein Ekzemmittel, insbesondere bei Ekzemen im Nackenbereich. Stockschnupfen mit Hustenreiz und Kitzelhusten. Ekzeme hinter den Ohren und an der Stirn-Haargrenze, Asthma bronchiale.

Nux vomica (Strychnos nux vomica) – Brechnußbaum

Vorkommen in Indien und Australien. Enthält Bruzin und Strychnin. Es handelt sich wiederum um eines der Polychreste in der Homöopathie.
Konstitution: Der Nux-vomica-Patient fällt häufig bereits durch den Händedruck auf, der extrem fest ist.
Die Patienten sind sehr warm angezogen und frieren sehr stark. Sie sind meistens mager, das Gesicht ist häufig schmutziggelb. Sie sind sehr geräuschempfindlich. Sie neigen dazu, sich zu produzieren und fahren z. B. relativ teure Autos. Sie sind ständig gehetzt und essen viel zu rasch,

wegen des Schweregefühls im Magen nach den Mahlzeiten benötigen sie Alkohol. Der Nux-vomica-Patient neigt zu ungesunder Ernährung, zu Alkohol und zum Rauchen. Er weiß dies, gegen die Folgen nimmt er gerne reichlich Medikamente ein.
Modalitäten: Verschlimmerung morgens, gleich nach dem Erwachen, nach den Mahlzeiten, durch Kälte und durch Berührung. Besserung abends, bei starkem Druck und feuchtem Wetter.
Indikationen: Nux vomica ist häufig gut als erstes Mittel nach längerer allopathischer Behandlung, um die Reizantwort auf homöopathische Mittel zu erhöhen. Nux vomica kann bei Stockschnupfen mit Trockenheit der Nase und gelegentlichem Nasenbluten angezeigt sein. Der Schnupfen ist typischerweise besser im Freien und schlimmer in geschlossenen Räumen. Katerbeschwerden bekommt man mit 1 Tablette Nux vomica D12 relativ schnell in den Griff.

Okoubaka (Okoubaka aubrevillei)

Pflanze in Westafrika.
Indikationen: Okoubaka ist ein Mittel zur Entgiftung. Es kann nach Intoxikationen eingesetzt werden. Hierzu zählt auch eine lange allopathische Medikation, insbesondere die häufige Antibiotikagabe.
Okoubaka ist das Hauptmittel bei Nahrungsmittelallergien. Bei Durchfällen mit Übelkeit und Erbrechen ist es oft angezeigt. Okoubaka kann prophylaktisch in tropischen Ländern angewandt werden, wenn mit einem Durchfall gerechnet werden muß.

Petroleum – Steinöl

Modalitäten: Verschlimmerung im Winter und in kalter Luft, vor und während eines Gewitters, beim Fahren im Auto, durch fette Speisen. Besserung in warmer Luft und beim Essen.
Indikationen: Petroleum ist eines der wichtigsten Mittel bei Tinnitus, insbesondere wenn ein Klingeln oder ein pulssynchroner Tinnitus angegeben wird.
Außerdem kann das Mittel bei Ekzemen der behaarten Kopfhaut und Ekzemen hinter den Ohren angewandt werden.

Phosphor – gelber Phosphor, P

Es handelt sich um eines der Polychreste.
Konstitution: Die Phosphorpatienten sind meistens blond, relativ groß und schlank, das Gesicht ist lang und mager.
Sie sind sensibel und besitzen eine lebhafte Intelligenz. Sie produzieren sich gern vor anderen Menschen, Schauspieler sind häufig Phosphortypen.
Sie reagieren sehr empfindlich auf äußere Einflüsse wie Lärm, Tabakrauch und Gestank. Sie neigen gelegentlich zum Größenwahn.
Modalitäten: Verschlimmerung während eines Gewitters, durch geistige Anstrengung, durch kalte Luft. Besserung durch kalte Speisen und kaltes Wasser.
Indikationen: Phosphor ist das erste Mittel bei Nasenbluten.
Außerdem ist es das erste Mittel bei der funktionellen Aphonie und abendlicher Heiserkeit. Phosphor kommt auch bei Tinnitus in Frage bei übermäßiger Lärmempfindlichkeit.

Phytolacca (Phytolacca americana) – Kermesbeere

Enthält Phytolaccatoxin, ein Saponin.
Modalitäten: Verschlimmerung nachts, durch Druck, durch Aufenthalt in Kälte. Besserung im Liegen.
Indikationen: Typisch für Phytolacca sind aufsteigende Infekte. Die Phytolaccaangina zeichnet sich durch den Schleimhautbefund im Rachen aus, der Rachen ist dunkelrot, typischerweise bestehen starke Ohrenschmerzen ohne objektivierbare Symptome am Ohr. Phytolacca hat eine Wirkung auf die weibliche Brustdrüse, durch Phytolacca D4 wird die Milchsekretion unterdrückt, durch Phytolacca D12 angeregt. Daher ist bei schwangeren oder stillenden Frauen Vorsicht angezeigt.

Platin – Platinum metallicum, Pt

Konstitution: Es handelt sich meistens um Frauen mit hochmütigem, stolzem und anmaßendem Charakter.
Sie sind überempfindlich gegenüber der kleinsten Kritik. Es besteht eine nymphomanische Veranlagung. Die Patienten neigen zu Hysterie

und zu extremen Verkrampfungen, sämtliche Muskeln werden genau unter Kontrolle gehalten. Es ist unmöglich, die Patienten warten zu lassen, sie bestehen auf ihrem exakten Termin, ansonsten wechseln sie sofort den Arzt. Verordnete Medikamente werden nicht eingenommen, insbesondere kein Platin. Das Mittel muß den Frauen unter einem Vorwand verabreicht werden.
Modalitäten: Verschlimmerung abends und nachts, durch Ruhe.
Besserung in frischer Luft und durch Bewegung.
Indikationen: Kloßgefühl infolge der extremen Verspannung der Patienten. Migräneartige Kopfschmerzen ebenfalls infolge der Verspannung. Es können nur Hochpotenzen verabreicht werden, die Verordnung von Platin zum Einnehmen ist praktisch immer sinnlos.

Plumbum metallicum – metallisches Blei, Pb

Modalitäten: Verschlimmerung durch Berührung und durch Bewegung. Besserung durch starken Druck, bei Koliken durch Zusammenkrümmen.
Indikationen: Plumbum metallicum ist das klassische Mittel bei der Mumps-Parotitis.

Psorinum

Psorinum ist eine wichtige Nosode. Sie wird aus der serösen eitrigen Flüssigkeit eines Krätze-Ausschlags gewonnen.
Konstitution: Psorinumpatienten zeichnen sich durch ein extremes Frieren aus. Sie laufen im Sommer mit einem Pelzmantel herum. Der Patient ist schwächlich, er hat ein blasses, kränkliches Gesicht und häufig Ausschläge. Der Psorinumpatient hat meistens schlechte Laune, wegen seiner Schwäche kann er nichts unternehmen. Er ist ständig hungrig und muß auch nachts essen. Er hat oft einen Juckreiz.
Modalitäten: Verschlimmerung durch Kälte, im Winter, vor Gewitter, durch Kaffee. Besserung durch Wärme, beim Liegen, beim Essen, durch starken Druck.
Indikationen: Häufige Anginen beim geringsten Luftzug. Heuschnupfen mit Asthma und Ekzemen. Chronische Otitis media mit stinkendem Eiter. Chronischer Husten mit grünlicher Expektoration im Wechsel mit einem Hautausschlag. Innenohrschwerhörigkeit.

Pulsatilla (Pulsatilla pratensis) – Wiesenküchenschelle

Vorkommen in Europa und Asien. Eines der Polychreste. Enthält das Alkaloid Protoanemonin.
Konstitution: Es handelt sich meistens um Frauen mit blassem Gesicht, blonden Haaren und blauen Augen. Sie weinen relativ schnell beim Erzählen ihrer Beschwerden. Die Frauen frösteln viel, haben keinen Durst. Meistens liegen Periodenstörungen aller Art vor. Sie können nie nein sagen. Auffallenderweise verschwinden während einer Schwangerschaft praktisch alle Krankheitserscheinungen, die Schwangerschaften verlaufen unproblematisch. Die Pulsatillafrauen haben daher oft viele Kinder. Pulsatillamänner sind sehr schüchern, haben insbesondere Angst vor Frauen.
Modalitäten: Verschlimmerung durch Hitze, im warmen Zimmer, durch fette Speisen, durch Ruhen, abends und nachts. Besserung in frischer Luft und durch kalte äußere Anwendungen. Das Mittel hat eine Beziehung zur rechten Seite.
Indikationen: Pulsatilla ist das erste Mittel bei Mittelohrentzündungen bei Kindern und Frauen. Außerdem kann Pulsatilla bei entsprechenden Typen mit Kopfschmerzen, Migräne und Gesichtsneuralgie angewandt werden. Der Pulsatillaschnupfen ist typischerweise einseitig, übelriechend, dickes gelbes Sekret. Der Pulsatillahusten ist trocken und krampfartig mit zähem, schleimigem, bitterschmeckendem Sekret und Harnabgang beim Husten.
Für Pulsatillarheuma ist typisch, daß kalte Anwendungen bessern.

Pyrogenium

Es handelt sich um ein Zersetzungsprodukt aus Ochsenfleisch.
Modalitäten: Besserung durch Wärme, gelegentliche Besserung durch Bewegung.
Indikationen: Hochfieberhafte Infektionen. Es ist Bestandteil der Dreierspritze (Echinacea D4, Lachesis D12 und Pyrogenium C30).

Radium bromatum – $RaBr_2$

Der Stoff hat neben seiner chemischen Wirkung eine radioaktive Strahlung.
Indikationen: Radium bromatum wird einge-

setzt bei Karzinompatienten, die bestrahlt werden. Es mindert die Strahlenfolgen erheblich.
Anmerkung: Der Verkauf in Apotheken ist in der Bundesrepublik Deutschland verboten. Das Mittel kann aber über Österreich bezogen werden. Die Einfuhr ist legal.

Rhus toxicodendron – Giftsumach

Vorkommen in Amerika. Enthält Urushiol, ein Brenzkatechinderivat.
Modalitäten: Verschlimmerung durch Ruhe, durch kaltes, feuchtes, regnerisches Wetter, nachts, besonders nach Mitternacht. Besserung durch Bewegung, durch Wechseln der Lage, durch warmes, trockenes Wetter, durch warme Anwendungen.
Indikationen: Rhus toxicodendron ist bei allen Krankheiten angezeigt, die den Patienten nachts aus dem Bett heraustreiben. Er kann nicht ruhig sein, er muß sich ständig bewegen. Diese Modalität trifft häufig auf Allergien zu, insbesondere auf das endogene Ekzem mit starkem Juckreiz nachts. Typisch für Rhus toxicodendron sind bläschenartige und herpetiforme Effloreszenzen, auch bei Herpes simplex.
Auch bei rheumatischen Krankheiten, bei denen der Patient nachts im Bett keine Ruhe findet, ist Rhus toxicodendron angezeigt. Rhus toxicodendron kommt auch zur Anwendung bei Beschwerden infolge Durchnässung mit gleichzeitiger Überanstrengung.

Rumex crispus – krauser Ampfer

Vorkommen in Europa und Asien. Enthält Chrysophansäure und Emodin.
Modalitäten: Verschlimmerung durch kalte Luft und Kälte, in den Abendstunden. Besserung durch Wärme und durch das Vermeiden der Einatmung von kalter Luft.
Indikationen: Reiz- und Kitzelhusten, wobei typischerweise Schmerzen hinter dem Brustbein auftreten. Anhaltender Husten bei tieferem Atmen sowie beim Sprechen.

Sabadilla (Schoenocaulon officinale) – mexikanisches Läusekraut

Vorkommen in Mexiko. Enthält Sabadin und Veratrin.
Modalitäten: Verschlimmerung durch Kälte, Besserung durch Wärme.
Indikationen: Im Sinne einer symptomatischen Indikation bei Hausstaub-Milbenallergie und Tierhaarallergie.
Typisch ist reichlicher, dünner, klarer Schleim aus der Nase. Niesen mit stechendem Kopfschmerz über den Augen. Die Nasenlöcher sind wechselseitig verstopft. Gelegentlich auch Nasenbluten.
Räusperzwang. Kurzer und trockener Husten, vor allem im Liegen.

Sambucus nigra – schwarzer Holunder

Vorkommen in Europa und Asien. Enthält das Glykosid Sambunigrin.
Indikationen: Sambucus nigra ist das Hauptmittel beim Säuglingsschnupfen. Typisch sind entzündlich-katarrhalische Prozesse der Schleimhäute mit Ödemen und starken Schweißen.

Secale cornutum (Claviceps purpurea) – Mutterkornpilz

Vorkommen in Europa, Afrika und Asien. Enthält Ergometrin, Ergotamin und Ergocristin. Ein häufiges, auch in der Schulmedizin verwandtes Medikament.
Modalitäten: Verschlimmerung durch Wärme, durch warmes Zudecken und durch Bewegung. Besserung durch Kälte und durch Aufdecken der kranken Körperteile.
Indikationen: Zerebrale Durchblutungsstörungen, insbesondere mit Ohrensausen und Schwindel. Dabei typisch auch Pelzigkeitsgefühl im Ohrenbereich, gelegentlich auch Ameisenlaufen.

Sepia (Sepia officinalis) – Tinte des Tintenfischs

Vorkommen im Atlantik und im Mittelmeer. Enthält den Farbstoff Melanin sowie Calcium carbonicum, Magnesium carbonicum, Natrium sulfuricum und Kochsalz sowie Eisen.
Konstitution: Es handelt sich meistens um Frauen mit dunklen Haaren und blauen Augen, typischerweise haben sie gelb-braune Flecken im Gesichtsbereich. Sie neigen zu einer starken Schweißbildung unter den Achseln. Sie haben oft einen Oberlippenbart.

Häufig liegt eine Depression vor. Die Familie kann den Sepiafrauen gelegentlich völlig gleichgültig sein. Die Lieblingsfarbe ist auffallenderweise blau, auch fühlen sich Sepiapatienten am Meer sehr wohl. Sepiafrauen nehmen of dominierende Stellungen im Geschäftsleben ein.
Modalitäten: Verschlimmerung morgens und abends, bei Neu- und Vollmond. Besserung nachmittags durch körperliche Bewegung. Sepia ist bevorzugt ein linksseitiges Mittel.
Indikationen: Erschöpfungszustand bei Sepiafrauen, Kopfschmerzen und Migräne bei Sepiafrauen. Chronische Tonsillitis bei Sepiafrauen. Linksseitige chronische Otitis oder chronische Sinusitis.

Silicea (Acidum silicicum) – Kieselsäure, $SiO_2 \cdot x H_2O$

Konstitution: Es handelt sich um Patienten, die sehr stark frieren und sich grundsätzlich warm anziehen müssen. Sie neigen zu ausgesprochenen Schweißfüßen. Typischerweise treten Beschwerden in etwa vierwöchigem Rhythmus auf, unabhängig von der Menstruation. Es besteht häufig eine Schwitzneigung an Kopf, Hals, Nacken und im Gesicht.
Die Haut ist blaß. Die Mandeln sind häufig verdickt. Die Patienten neigen häufig zu einer Eiterbildung.
Modalitäten: Extreme Kälteempfindlichkeit, Verschlimmerung durch Kälte, während der Regel, auffallenderweise bei Neu- und Vollmond, durch Geräusch und Licht. Besserung durch Wärme.
Indikationen: Silicea ist eines der Hauptmittel bei Eiterungen aller Art. So ist die chronische eitrige Tonsillitis häufig eine Indikation von Silicea, insbesondere bei vergrünenden Streptokokken.
Ansonsten wird Silicea bei Fistelbildungen mit und ohne Eiterung aller Art angewandt, so auch bei medianen und lateralen Halsfisteln.
Ebenso ist Silicea angezeigt bei der chronischen Mittelohrentzündung. Außerdem wird Silicea oft bei Folgekrankheiten von Impfungen gegeben.

Solidago (Solidago virgaurea) – echte Goldrute

Vorkommen in Europa, Afrika und Asien. Enthält Quercetin, ein Saponin.
Indikationen: Harnsaure Diathese, chronische Nierenerkrankungen. Auf HNO-Gebiet wird Solidago eingesetzt, wenn eine harnsaure Diathese als Ursache einer Erkrankung angenommen wird. Insbesondere bei lang dauerndem Tubenkatarrh kann ein Drainagemittel wie Solidago angezeigt sein.

Spigelia (Spigelia anthelmia) – Wurmkraut

Vorkommen in Südamerika und Indien. Enthält Spigeliin, ein Alkaloid.
Modalitäten: Verschlimmerung durch Bewegung, durch Berührung und durch Geräusche. Besserung durch Liegen auf der rechten Seite und durch beständigen Druck.
Spigelia ist ein linksseitiges Mittel.
Indikationen: Spigelia ist insbesondere angezeigt bei Schmerzen im Bereich der linken Stirnhöhle, wobei der Schmerzpunkt exakt lokalisiert werden kann.
Auffallenderweise werden die Schmerzen gebessert durch Liegen auf der rechten Seite und mit hochgelagertem Kopf. Das Mittel kann auch bei Trigeminusneuralgie im entsprechenden Bereich angezeigt sein.

Spongia (Euspongia officinalis) – Badeschwamm

Vorkommen im Atlantik und im Mittelmeer. Enthält Jodid und andere anorganische Salze.
Modalitäten: Verschlimmerung durch Aufwärtssteigen, durch Wind, vor Mitternacht, bei Vollmond. Besserung bei Abwärtssteigen und bei Liegen mit erhöhtem Kopf.
Indikationen: Heiserkeit, wenn der Kehlkopf berührungsempfindlich und beim Schlucken schmerzhaft ist. Trockene Bronchitits, wenn keine Rasselgeräusche vorhanden sind. Bei Pseudokrupp ist Spongia eines der Hauptmittel. Husten wird besser durch warme Getränke.

Staphisagria (Delphinium staphisagria) – Stefanskraut

Vorkommen in Südeuropa. Enthält Delphinin, ein Alkaloid.
Konstitution: Jähzorniger Mensch, der gegen die geringste Kränkung extrem empfindlich ist. Es besteht eine ständige Zukunftsangst.

Modalitäten: Verschlimmerung durch Zorn, durch Nikotin, durch Berührung der erkrankten Körperteile, bei Neumond. Besserung nach dem Frühstück und durch Ruhe.
Indikationen: Staphisagria ist angezeigt nach Krankheiten, die durch eine extreme Kränkung hervorgerufen werden. Staphisagria ist das Hauptmittel nach Schnittverletzungen und daher praktisch auch nach jeder Operation indiziert. Bei Gerstenkörnern und Hagelkörnern hilft Staphisagria fast immer. Typisch ist ein Ekzem, aus dem eine scharfe Flüssigkeit läuft.
Hauptmittel bei Furunkeln aller Art, auch beim Gehörgangsfurunkel.

Sticta pulmonaria – Lungenkraut

Kommt überall vor. Enthält Stictinsäure und Bitterstoffe.
Modalitäten: Verschlimmerung nachts und durch Kälte, Besserung durch Aufsitzen.
Indikationen: Es handelt sich hauptsächlich um Infekte, die absteigen. Häufiger Reizhusten, der von einem Nasenkatarrh ausgeht.

Stramonium (Datura stramonium) – gemeiner Stechapfel

Kommt überall vor. Enthält Atropin, Hyoscyamin und Scopolamin.
Modalitäten: Verschlimmerung in der Dunkelheit, beim Alleinsein, beim Schlucken und nach Schlaf. Besserung bei Licht, in Gesellschaft und durch Wärme.
Indikationen: Stramonium ist das Hauptmittel beim Stottern.
Ansonsten wird Stramonium bei Krankheiten gebraucht, die mit einer extremen Symptomatik einhergehen. Wenn beim Husten z. B. »das Haus wackelt«.

Sulfur – Schwefel, S

Es handelt sich um ein Polychrest.
Konstitution: Der Sulfurtyp begegnet uns relativ häufig.
Er ist meist gut genährt, robust und zeigt äußerlich eine gute Gesundheit. Er wirkt sehr lässig, die Körperhaltung ist schlaff. Die Haut ist insgesamt sehr warm, das Gesicht ist rot. Wegen der Wärme muß er nachts die Füße zum Bett herausstrecken. Gegen 11 Uhr muß er beim Arbeiten unbedingt eine Pause einlegen und etwas essen. Die Lippen sind häufig extrem rot.
Der Sulfurpatient neigt zu Ekzemen aller Art.
Er wäscht sich ungern, daran lassen sich kleine Kinder häufig schon als Sulfurtyp erkennen.
Wasser verschlechtert viele Beschwerden. Er liebt besonders Süßigkeiten und Alkohol. Er ist allgemein relativ schlampig und neigt dazu, nur Arbeiten durchzuführen, die er gern macht. Er läßt sich nicht zu unbequemen Arbeiten zwingen.
Er neigt zum Philosophieren und geistreichen Debattieren. Er ist der »Philosoph in Lumpen«.
Modalitäten: Verschlimmerung durch Bettwärme, sich waschen, morgens nach dem Aufstehen, um 11 Uhr und um 12 Uhr. Besserung durch trockenes und warmes Wetter.
Indikationen: Sulfur paßt bei allen möglichen Erkrankungen, wenn es sich bei dem Patienten um einen Sulfurtyp handelt. Es ist häufig ein Gegenmittel nach langwieriger Antibiotikagabe. Sulfur ist häufig ein Zwischenmittel bei chronischen Schnupfenbeschwerden und bei Allergien. Sulfur gilt als allgemeines Erholungsmittel nach grippalen Infekten und sonstigen Infektionskrankheiten.
Es besteht häufig ein Stockschnupfen, zum Teil auch ein wundmachender, brennender Schnupfen.
Chronische Entzündung der Stimmbänder kann Sulfur sein. Bei Ekzemen aller Art kann Sulfur verabreicht werden, allerdings mit großer Vorsicht, da sehr leicht massive Erstverschlechterungen auftreten können.

Sulfur jodatum – Jodschwefel, S_2J_2

Indikationen: Sulfur jodatum ist stark mit dem Schwefel verwandt. Hinzu kommt die Resorptionskomponente des Jods. Sulfur jodatum kann als Resorptionsmittel bei einer chronischen Sinusitis helfen. Es kann auch eingesetzt werden bei chronisch geschwollenen Lymphknoten.

Symphytum (Symphytum officinale) – gemeiner Beinwell

Vorkommen in Europa und Asien. Enthält Allantoin, Symphytocynoglossin und Consolidin (Alkaloide).

Indikationen: Zustand nach Trauma im Augenbereich, insbesondere Siebbeinfraktur. Durch Symphytum kann die Resorption eines Monokel- oder Brillenhämatoms stark beschleunigt werden.

Tabacum (Nicotiana tabacum) – virginischer Tabak

Vorkommen in Südamerika. Enthält Nikotin.
Indikationen: Bei allen Beschwerden, die auch durch Zigaretten hervorgerufen werden können. Insbesondere gute Anwendung bei *Mènièr*schen Anfällen mit Schweißausbrüchen und Kollaps sowie großer Übelkeit im Akutfall.

Tarantula hispanica (Tarantula fasciiventris) – spanische Tarantel

Vorkommen in Italien und Spanien. Enthält Arachnolisin.
Konstitution: Gelegentliches Kinder-Konstitutionsmittel. Die Kinder sind meist überaus nervös, unpäßlich, sozial nicht angepaßt. Sie springen ständig herum, wie »von der Tarantel gestochen«. Sie lassen sich nur durch Musik beruhigen, zu der sie dann tanzen.
Eine interessante Krankengeschichte ist nachzulesen bei *König* (*177*).
Indikationen: Insbesondere bei Tics im Facialisbereich und Augenbereich. Tarantula hispanica hilft auch bei objektivierbarem Tinnitus, der durch einen Klonus der Mittelohrmuskeln ausgelöst wird.

Tellurium – Tellur, Te

Indikationen: Symptomatische Anwendung bei eiternden Otitiden, insbesondere wenn der Eiter stark stinkt.
Insbesondere vor allem angezeigt bei Pseudomonasinfekten.

Theridion (Theridion curassavicum) – Orangenspinne

Vorkommen in Westindien. Enthält Hämolysine.
Indikationen: Überempfindlichkeit gegenüber Geräuschen und Lärm. Tinnitus schlimmer durch Lärm. Schwindel wird schlimmer durch Lärm (*Tullio*-Phänomen) und durch die geringste Bewegung.

Thuja (Thuja occidentalis) – kanadischer Lebensbaum

Es handelt sich um ein Polychrest. Vorkommen in Europa und Amerika. Enthält d-alpha-Thujon, Isothujon und l-Fenchon und l-Campher. Die Pflanze ist sehr giftig.
Konstitution: Fettiges, glänzendes Gesicht, blaßblaue Lippen, Venen an der Nase sind sichtbar. Die Schläfenarterien treten stark hervor. Es finden sich an der Haut häufig Warzen, Muttermale, Papeln, Knötchen und Höcker. Der Schweiß stinkt.
Der Thujapatient ist typischerweise hastig und ungeduldig, er wird wegen Kleinigkeiten schnell zornig.
Modalitäten: Verschlimmerung nachts, durch Bettwärme, durch Kälte, durch feuchte Luft, um 3 Uhr und um 15 Uhr. Besserung durch Druck und durch Ausstrecken der Glieder. Es handelt sich um ein linksseitiges Mittel.
Indikationen: Warzen aller Art, Thuja ist das Hauptwarzenmittel. Thuja ist das Hauptfolgemittel bei Schäden durch Impfungen. Bei grünem Schnupfen ist Thuja das erste Mittel. Außerdem ist Thuja das Hauptpolypenmittel, insbesondere auch bei Gehörgangspolypen und auch Nasenpolypen. Thuja ist auch bei Stimmbandpolypen angezeigt. Typisch für den Thujahusten ist ein gelblich-grüner Auswurf. Auch bei Larynxpapillomen kann Thuja angewandt werden.

Tuberkulinum

Es handelt sich um die Nosode der Tuberkulose. Es wird hergestellt aus dem Auswurf, der Tuberkulosebazillen enthält.
Konstitution: Es besteht eine extreme Neigung zu Reisen, der Tuberkulinumpatient möchte nie am gleichen Ort bleiben. Der Tuberkulinumtyp hat eine Abneigung gegen Süßigkeiten. Er ißt relativ viel, magert aber dennoch ab und ermüdet leicht. Er wird deshalb arbeitsscheu. Es besteht eine ausgeprägte Erkältungsneigung, insbesondere in kalter Luft. Der Tuberkulinumpatient ist ständig verschnupft.
Modalitäten: Verschlimmerung durch Bewegung, durch einen Sturm und beim Aufrechtstehen.

Indikationen: Tuberkulinum kann als Erbnosode bei zahlreichen Krankheiten als Zwischenmittel gegeben werden, insbesondere auf HNO-Gebiet bei adenoiden Vegetationen und chronischer Tonsillitis.
Tuberkulinum ist auch angezeigt bei einem Ekzem mit heftigem Jucken, schlimmer beim Auskleiden und durch Baden mit starker Abschuppung. Oft ist Tuberkulinum bei Allergien aller Art angezeigt.

Urtica urens – Brennessel

Enthält Acethylcholin, Ameisensäure und biogene Amine. Verwendet werden frisch blühende Pflanzen mit Wurzeln.
Indikationen: Nesselsuchtartige Hautausschläge mit Brennen und Jucken, Quincke-Ödem. Auch angezeigt bei der Arthritis urica.

Veratrum album – weißer Germer

Vorkommen überall. Enthält Protoveratrin, ein Alkaloid.
Modalitäten: Verschlimmerung durch die geringste Bewegung, durch feuchte und kalte Witterung, beim Trinken. Besserung durch Ruhe, durch eine horizontale Lage, durch warmes Wetter und durch Wärme.
Indikationen: Veratrum album ist das Hauptmittel bei einem plötzlichen Kollaps mit blassem Gesicht, Schweißneigung und Übelkeit. In meiner Praxis steht es als Notfallmedikament am Behandlungsstuhl und wird bei Kollapsneigung sofort angewandt. Das Mittel wirkt sehr schnell. Veratrum album kann auch allgemein bei Beschwerden gegeben werden, die mit einer Hypotonie zusammenhängen.

Verbascum thapsiforme – Königskerze

Vorkommen in Europa. Enthält Saponine.
Indikationen: Bei neuralgiformen Ohrenschmerzen ohne organischen Befund. Typisch sind heftige, stechende Schmerzen.

Wyethia (Wyethia helenoides)

Vorkommen in Nordamerika.
Indikationen: Anwendung bei Halsschmerzen ohne organischen Befund. Insbesondere typisch ist ein prickelndes trockenes Gefühl in der hinteren Nase, Verstopfungsgefühl in der Nase, Trockenheit der Kehle, Räusperzwang. Sehr bewährt ist Wyethia bei Heuschnupfen mit extremem Juckreiz im Hals.

Krankheitsbilder

bei chron. Otitis externa

Isopropanol 95,0

Glycerol wasserfrei 5,0

Dos. 30,0 ml

tgl. 1 Tr. / Ohr

Ohrerkrankungen

Ohrmuschel

Erysipel der Ohrschmuschel

Es handelt sich um eine Erkrankung der Haut, die durch Streptokokken verursacht wird. Das Erysipel ist gekennzeichnet durch eine starke Rötung und Überwärmung sowie Schwellung der äußeren Haut; das Bild entspricht damit typischerweise Belladonna. Mittel der Wahl ist Belladonna D30, 3x5 Globuli im Abstand von 12 Stunden. Gegebenenfalls kann auch zusätzlich als Lokalbehandlung Traumeel-Salbe® verordnet werden.

Otitis externa

Die Gehörgangsentzündung kann in verschiedenen Formen ablaufen, je nach Schwellungszustand des Gehörgangs ist die Erkrankung sehr schmerzhaft. Es ist fast immer zusätzlich zu einer homöopathischen Behandlung eine Lokalbehandlung mit Säuberung des Gehörgangs und Desinfektion erforderlich, am besten mit Solutio Castellani. Sehr häufig beginnt die Gehörgangsentzündung im Sommer nach dem Baden, vor allem in verdreckten Gewässern. Das erste Mittel der Wahl ist Dulcamara D6 (3x1 Tbl. tgl.). Bestehen reichlich Rhagaden im Gehörgang, ist Graphites D6 Mittel der Wahl. Insbesondere bei chronischer Otitis externa mit Rißbildungen am Gehörgangseingang ist Acidum nitricum D6 angezeigt (3x5 Tropfen tgl.). Bei Gehörgangsfurunkeln ist Staphisagria D4 (3x1 Tbl. tgl.) angezeigt. Zusätzlich kommt zur Lokalbehandlung Calendula Urtinktur bei mehr feuchten Ekzemen in Betracht. Bei chronischen, immer wiederkehrenden Ekzemen ist auch an andere Ursachen zu denken, insbesondere auch an Allergien, Probleme mit den oberen Weisheitszähnen, an Lebererkrankungen und Diabetes mellitus. Bei übelriechender Sekretion ist Tellur D12 (2x5 Tropfen tgl.) angezeigt, alternativ je nach Modalitäten auch Kreosotum D4 (3x1 Tbl. tgl.) oder lokal als Ohrentropfen (Kreosotum D4 Dil. 20 ml, adde pipette) 3x1/2 Pipette tgl. ins Ohr einträufeln.

Präaurikuläre Fisteln

Wie bei allen Fisteln kommt eine Behandlung mit Silicea D6 in Frage, was gelegentlich zu Fistelverschluß führt.

Ohrmykose

Es handelt sich um eine Pilzinfektion des äußeren Gehörgangs.
Diese Erkrankung tritt eher im Sommer auf. Die Pilzinfektion ist meistens relativ leicht zu erkennen durch den watteähnlichen, lockeren abstreifbaren Belag. Bei Aspergillus niger kann der Belag auch schwarz sein. Es besteht meistens ein starker Juckreiz, seltener Schmerzen. Hier kommt zunächst eine Lokalbehandlung mit Säuberung und Desinfizierung in Betracht, als Lokaltherapeutikum außerdem Ohrentropfen (Allium sativum D2, 20 ml, adde pipette) oder andere Ohrentropfen (z. B. Acid. salycil. 1,0, Glycerin, Spiritus vini aa ad 50,0, M. S. Ohrentropfen cum pipetta).

Otitis media acuta

Nach der konventionellen Medizin können wir akute Mittelohrentzündungen unterscheiden in bakterielle und virale Entzündungen, wobei dann noch je nach Erregerart weiter differenziert werden kann. Die bakteriellen Mittelohrentzündungen zeichnen sich meist durch plötzliches Auftreten, starke Schmerzen und Fieber aus, das Trommelfell ist stark diffus gerötet. Die viralen Mittelohrentzündungen verlaufen protrahierter, treten oft nach einem längeren Schnupfen auf, die Schmerzen sind weniger stark. Es findet sich bei der viralen Mittelohrentzündung charakteristischerweise eine blasenförmige Vorwölbung des Trommelfells. Bei beiden Formen kann das Trommelfell platzen, Eiter oder Sekret fließen nach außen.
Ein Polyp kann durch das Trommelfell nach außen wachsen. Als schwere Komplikation können nach zwei Wochen, vorher praktisch nie, eine Mastoiditis oder ein Hirnabszeß auftreten.
Unter homöopathischen Gesichtspunkten muß noch weiter differenziert werden. Es kommt darauf an, wer die Entzündung bekommt (Kind, Frau, Mann), ob die Erkrankung rechts, links oder beidseits auftritt, gegebenenfalls welche Seite zuerst betroffen ist. Die »Causa« ist wichtig, z. B. Folge von Wind, Durchnässung, Impfung usw.
Außerdem sind Begleiterkrankungen und die Vorbehandlung zu beachten.

Kinder

Bei Kindern tritt die Mittelohrentzündung am häufigsten auf.

Meistens beginnt die Erkrankung plötzlich einseitig und ist mit sehr starken Schmerzen verbunden. Hier ist das Erstmittel Aconit D30 (3x5 Globuli im Abstand von 2 Std.), anschließend wird die Behandlung mit Pulsatilla D4 (alle 2 Std. 5 Globuli) fortgesetzt. Bei sehr starken Schmerzen helfen Zwiebelwickel gut. Hierbei werden Zwiebeln klein geschnitten, erwärmt und in ein Säckchen eingelegt. Das Säckchen wird auf das Mastoid gepreßt. Reicht die Behandlung mit Pulsatilla D4 nicht aus, wird Capsicum D6 (alle 2 Std. 1 Tbl. tgl.) gegeben.

Bei einer Mittelohrentzündung sollte der Patient nach 2 Tagen kontrolliert werden. Je nach weiterem Verlauf wird dann die Behandlung modifiziert. Ist die Entzündung geringer, wird weiter Pulsatilla D4 (3x5 Globuli tgl.) gegeben, bei Ausheilung nichts mehr, bei Tubenkatarrh muß entsprechend weiterbehandelt werden (s. Seite 61). Bei Wirkungslosigkeit von Pulsatilla kommen andere Mittel in Betracht. Bei Wärmeunverträglichkeit wird Apis D6 (alle 2 Std. 5 Globuli) gegeben, bei hochrotem Trommelfell, insbesondere auch bei einer Scharlach-Otitis, Belladonna D30 (3x5 Globuli im Abstand von 12 Std.), bei fleckigen Auflagen auf dem Trommelfell Kalium bichromicum D4 (3x1 Tbl. tgl.), bei drohender Mastoidbeteiligung Capsicum D6 (3x1 Tbl. tgl.).

Ist eine Perforation aufgetreten, wird der Eiter abgesaugt und der Gehörgang desinfiziert. Bei nicht fötidem Eiter wird Silicea D6 (3x1 Tbl. tgl.) verordnet, bei stinkendem Eiter Tellur D12 (2x5 Tropfen tgl.). Zusätzlich sind als Lokalbehandlung Calendula Urtinktur oder Levisticum Ohrentropfen® (WALA) sinnvoll.

Kommt es bei der eiternden Otitis media zur Polypenbildung im Gehörgang, ist Thuja D3 (3x1 Tbl. tgl.) Mittel der Wahl.

Tritt eine akute Mittelohrentzündung nach dem Baden oder Duschen auf, wird die Behandlung mit Dulcamara D6 (3x1 Tbl. tgl.) begonnen. Beginnt die Erkrankung rechts und setzt sich links fort, ist Lycopodium D6 (3x1 Tbl. tgl.) Mittel der Wahl, bei zuerst linksseitiger und dann rechtsseitiger Otitis ist Lachesis D12 (3x5 Tropfen tgl. oder öfter) indiziert.

Bei der homöopathischen Behandlung ist eine Unterscheidung zwischen der bakteriellen oder viralen Genese nicht erforderlich, der »Erreger« als solches ist eher nebensächlich (BI, S. 127).

Krankengeschichte: Der fünfjährige Junge, E. B., kommt am 16.9.1997 erstmals zu mir in die Praxis. Die Mutter berichtet, daß das Kind bereits drei Mittelohrentzündungen auf beiden Seiten hatte, die jeweils vom Kinderarzt antibiotisch und mit abschwellenden Nasentropfen behandelt worden waren, zuletzt im Mai 1997. Seit dem 15.9.1997 abends weine das Kind ständig und klage über Ohrenschmerzen rechts. Das rechte Trommelfell ist stark gerötet und vorgewölbt, endonasal findet sich gelber Eiter. Der Allgemeinzustand ist stark herabgesetzt. Das Fieber beträgt 39,5 °C.

Der Junge erhält dreimalig Aconit D30 (jeweils 5 Globuli), bereits nach zwei Stunden sind die Schmerzen verschwunden. Anschließend wird die Therapie mit Pulsatilla D4 (alle 2 Std. 5 Globuli) fortgesetzt. Der Junge ist bereits am gleichen Abend fieberfrei. Bei der Kontrolluntersuchung am 18.9. 1997 ist das rechte Trommelfell reizlos und retrahiert. Zur Nachbehandlung wird Apis D6 (3x5 Globuli tgl.) verordnet. Am 23.9.1997 ist der Tubenkatarrh nicht mehr nachweisbar.

Frauen

Bei Frauen gelten im wesentlichen die gleichen Kriterien wie bei Kindern, auch bei schwangeren Frauen. Der Krankheitsverlauf ist meistens etwas länger. Zusätzlich wird häufig das homöopathische »Antibiotikum« (Echinacea D4, Lachesis D12, Pyrogenium C30 als Mischspritze) täglich intravenös verabreicht.

Männer

Bei Männern ist die Behandlung schwieriger. Glücklicherweise bekommen Männer recht selten eine akute Mittelohrentzündung.

Die Verordnung des bei Kindern und Frauen so bewährten Pulsatilla ist fast immer sinnlos. Ich beginne die Behandlung mit Aconit D30 (siehe oben), bei rechtsseitiger Otitis media verordne ich Apis D6 (alle 2 Std. 5 Tropfen), bei linksseitiger Lachesis D12 (alle 2 Std. 5 Tropfen), außerdem täglich die Mischspritze (siehe oben).

Otitis media chronica

Die chronische Mittelohrentzündung kann unter Umständen auch homöopathisch behandelt werden, allerdings sind die Erfolge wesentlich schlechter. Eine chronische Mittelohrentzündung ist im wesentlichen gekennzeichnet durch einen Trommelfelldefekt, möglicherweise liegt außerdem noch eine Destruktion der Gehörknöchelchenkette vor. Man unterscheidet zwischen mesotympanalen, zentralen Trommelfelldefekten und epitympanalen, randständigen Trommelfelldefekten. Insbesondere die epitympanalen Trommelfelldefekte sind gefürchtet wegen eines häufig gleichzeitig auftretenden Cholesteatoms, einer sogenannten Zwiebelschalengeschwulst bzw. einer chronischen Knocheneiterung.

Als Komplikationen einer chronischen Mittelohrentzündung können ein Labyrinthausfall und ein Hirnabszeß auftreten. Im Regelfall ist die Behandlung einer chronischen Mittelohrentzündung nicht eilig, es gibt aber Fälle, in denen notfallmäßig eine Tympanoplastik durchgeführt werden muß. In diesem Falle ist der operativen Medizin eindeutig Vorrang zu geben. Wenn genügend Zeit besteht, kann versucht werden, mit homöopathischen Mitteln einen Erfolg zu erreichen.

Bei einem reizlosen Trommelfelldefekt ist zunächst Silicea D6 (3x1 Tbl. tgl.) Mittel der Wahl, später wird dann die Behandlung gegebenenfalls mit Silicea D12 (2x1 Tbl. tgl.) und Silicea D30 (1 Tbl. pro Woche) fortgesetzt.

Bei einer nicht fötiden Ohrsekretion wird ebenfalls mit Silicea nach diesem Schema behandelt. Bei fötider Sekretion (z.B. bei Pseudomonasinfektion) wird mit Tellur D12 (2x5 Tropfen tgl.), gegebenenfalls über einen längeren Zeitraum, behandelt. Eine zusätzliche Lokaltherapie ist auch erforderlich (siehe oben), wobei aber keinesfalls Steroide oder Antibiotika verwendet werden dürfen. Alternativ kommt auch eine Behandlung mit Kreosotum D4 (3x1 Tbl. tgl.), später in höheren Potenzen in Betracht. Auch eine Lokaltherapie mit Kreosotum D4 Dil. (Kreosotum D4 Dil. 20 ml adde pipette, 3x$^1/_2$ Pipette tgl. ins Ohr einträufeln) ist möglich. Bei Granulationen am Trommelfell wird Acidum nitricum D6 (3x5 Tropfen tgl.) verordnet, später Acidum nitricum D12 (2x5 Tropfen tgl.); auch in diesem Fall dauert die Behandlung relativ lang.

Gehörgangspolypen sollten zunächst, soweit dies möglich ist, mit dem Sauger entfernt und histologisch untersucht werden, da dadurch die rein medikamentöse Behandlung erheblich abgekürzt wird. Anschließend ist bei den Gehörgangspolypen Thuja D3 Mittel der Wahl.

Wie bei allen chronischen Erkrankungen sind gelegentliche Hochpotenzen des Konstitutionsmittels günstig. Außerdem kommen als Zwischengaben je nach Modalitäten die drei großen Erbnosoden (Tuberkulinum, Medorrhinum, Luesinum) in Frage (BI, S. 128).

Tubenkatarrh

Nach einer akuten Mittelohrentzündung tritt relativ häufig ein Tubenkatarrh auf, der leicht behandelt werden kann.

Auch bei Kindern mit adenoiden Vegetationen sind die Mittelohren häufig schlecht belüftet, was zu einem Tubenkatarrh führt. Aus einer Tubenbelüftungsstörung kann eine akute massive Hörstörung resultieren, wodurch das Sprachverständnis eines Kindes erheblich eingeschränkt wird. Es sollte daher unbedingt versucht werden, wieder eine normale Tubenbelüftung herzustellen.

Der Tubenkatarrh entsteht durch eine Verlegung der Eustachischen Röhre (= Tuba auditiva). Es kommt zu einem Unterdruck im Mittelohr, durch den Unterdruck wird Sekret aus dem umgebenden Gewebe angesaugt, welches sich nach und nach immer weiter verfestigt, wodurch die Schallübertragung zunehmend behindert wird.

Tritt ein Sero- oder Mukotympanon nach einer akuten Mittelohrentzündung auf, ist zunächst Apis D6 (3x5 Tropfen tgl. bzw. 3x5 Globuli tgl.) Mittel der Wahl. Führt dies nicht zur Ausheilung, kommt als nächstes Mittel zum Schleimlösen Kalium muriaticum D4 (3x1 Tbl. tgl.) in Betracht. Typisch für Kalium muriaticum ist, daß die Patienten ein Knacken im Ohr hören. Bei länger andauerndem Tubenkatarrh ist Mater perlarum D4 (3x1 Tbl. tgl.), später Mater perlarum D6 (3x1 Tbl. tgl.) und Mater perlarum D12 (2x1 Tbl. tgl.) Mittel der Wahl. Sollte der Tubenkatarrh immer noch nicht abgeheilt sein, kommt eine Behandlung mit Kalium sulfuricum D12 (2x1 Tbl. tgl.) anschließend in Betracht.

Bei adenoiden Vegetationen müssen selbstverständlich zunächst diese behandelt werden (s. Seite 80). Unterstützt werden kann die Behandlung einer Tubenbelüftungsstörung durch das *Valsalva*-Manöver, bei Kindern insbesondere auch durch das Aufblasen von Luftballons mit der Nase. Außerdem sind Überdruckinhalationen und Mikrowellenbestrahlungen der Ohren sinnvoll. Es muß unbedingt darauf geachtet werden, daß die Patienten genügend trinken, damit sich der Schleim wieder verflüssigen kann. Sollte die Behandlung des Tubenkatarrhs nicht gelingen, muß an eine Fehlfunktion der Niere gedacht werden. Hierbei sind insbesondere

Nierenmittel wie Berberis und Solidago angezeigt. Sehr häufig ist eine Behandlung mit Solidago D4 in aufsteigenden Potenzen günstig.
Es stellt sich immer wieder die Frage, wie lang mit der Behandlung eines Tubenkatarrhs bei Kindern abgewartet werden kann, da durch die Hörstörung die Sprachentwicklung beeinträchtigt wird. Es stellt sich bei Diskussionen immer wieder heraus, daß die Erfahrungen der einzelnen Kollegen hier sehr unterschiedlich sind. Ich bin der Ansicht, daß nach einer Hörstörung von wenigen Monaten die Sprachentwicklungsverzögerung wieder aufgeholt wird, falls eine solche überhaupt entsteht. Es kann immer wieder beobachtet werden, daß auch ein ausgeprägtes Mukotympanon nur eine relativ geringe Hörstörung machen kann, andererseits kann eine geringe Paukenminderbelüftung eine ausgeprägte Hörstörung auslösen.
Auffallenderweise ist die Hörstörung bei Kindern mit Mukotympanon infolge einer Lippen-Kiefer-Gaumenspalte eher gering ausgeprägt.
Paukenröhrchen halte ich persönlich für zu riskant, es treten zu häufig Mittelohrentzündungen auf, es sind häufige Narkosen nötig, nach Paukenröhrchenentfernungen können wüste Vernarbungen entstehen. Ausnahmsweise können aber Paukenröhrchen sinnvoll sein (BI, S. 128).

Gehörgangspolyp

Ein Gehörgangspolyp entwickelt sich meistens aus einer akuten oder chronischen Mittelohrentzündung. Je nach Größe des Polyps und nach Beschwerdebild kann der Polyp mit dem Sauger entfernt werden, alternativ kommt eine Behandlung mit Thuja D3, später Thuja D4 in Frage. Es handelt sich aber bei dem Gehörgangspolyp um kein eigenständiges Krankheitsbild, sondern lediglich um ein Symptom.

Myringitis

Eine Myringitis bedarf häufig überhaupt keiner Behandlung, dies hängt allerdings vom Ausmaß ab. Aus einer Myringitis kann eine Mittelohrentzündung entstehen. Bei einer Rötung des Trommelfells ohne sonstige Mittelohrsymptomatik wird sicherheitshalber zunächst Aconit D30 (3x5 Globuli im Abstand von 2 Std.) gegeben, anschließend sollte am nächsten oder übernächsten Tag eine erneute Ohrinspektion erfolgen.
Häufig ist keine weitere Behandlung erforderlich, gegebenenfalls muß wie bei der akuten Mittelohrentzündung weiterbehandelt werden.

Otalgie

In der Praxis begegnen uns sehr häufig Patienten, die über Ohrenschmerzen klagen, bei denen aber am Ohr keinerlei pathologischer Befund erhoben werden kann. Die Patienten können häufig nicht unterscheiden, ob die Schmerzen vom Ohr ausgehen oder ins Ohr einstrahlen. Häufig kommen die Schmerzen von der Nachbarregion, z. B. vom Kiefergelenk, von den Zähnen, von den Kieferhöhlen, der Halswirbelsäule oder von den Tonsillen. Dies muß natürlich entsprechend diagnostisch abgeklärt werden. Wird dann immer noch keine Ursache für die Ohrenschmerzen gefunden, kommt eine Behandlung mit Verbascum thapsiforme D6 (3x1 Tbl. tgl.) in Betracht.
Bei neuralgieformen Schmerzen wird die Behandlung mit Acidum nitricum D6 (3x5 Tropfen tgl.) begonnen. Zusätzlich kommt bei sehr starken Beschwerden eine Lokalbehandlung mit Lidocain-Ohrentropfen (Rp. Lidocain 4% 50 ml, adde pipette 3x$^{1}/_{2}$ Pipette tgl. ins Ohr träufeln) in Betracht, was rasch Linderung verschaffen kann.

Innenohrschwerhörigkeit

Die Ursachen einer Innenohrstörung sind sehr komplex, sehr häufig gelten sie als irreversibel und nur schwer therapeutisch beeinflußbar. Die konkrete Ursache einer Innenohrschwerhörigkeit ist häufig nur schlecht herauszubekommen. Die wichtigsten Ursachen einer Innenohrschwerhörigkeit sind:

- Lärm
- Toxische Belastungen (z. B. Nikotinabusus, Amalgam)
- Durchblutungsstörungen
- Streß
- Morbus Mènière
- Erbliche Belastung
- Syphilis
- Hörsturz
- Diabetes mellitus
- Mumps
- Impfungen
- Meningitis
- Medikamente (Antibiotika, Pille, Acetylsalicylsäure)

- Borreliose
- Allergien

Strenggenommen ist das Alter allein keine Ursache einer Innenohrstörung, obwohl ältere Menschen natürlich schlechter hören. Dies hängt damit zusammen, daß die vorhergenannten Belastungen bei älteren Menschen naturgemäß schon gehäuft aufgetreten sind und daß dadurch allmählich das Hörvermögen abgenommen hat. Aus der Art des Tonschwellenaudiogramms lassen sich verschiedene Kurven differenzieren:

- Hochtonschwerhörigkeit ist meistens im Alter zu finden (Abb. 2);
- Mitteltonschwerhörigkeit (wannenförmig) hat meistens erbliche Ursachen (Abb. 3);
- Tieftonschwerhörigkeit ist meistens streßbedingt (Abb. 4);
- die C-5-Senke ist typischerweise lärmbedingt (Abb. 5);
- eine Senke bei 2 000 Hz weist häufig auf eine Otosklerose hin (Abb. 6);
- eine pancochleäre Schallempfindungsstörung von 60 dB ist meistens durch einen kompletten Ausfall der äußeren Haarzellen im Innenrohr verursacht (Abb. 7).

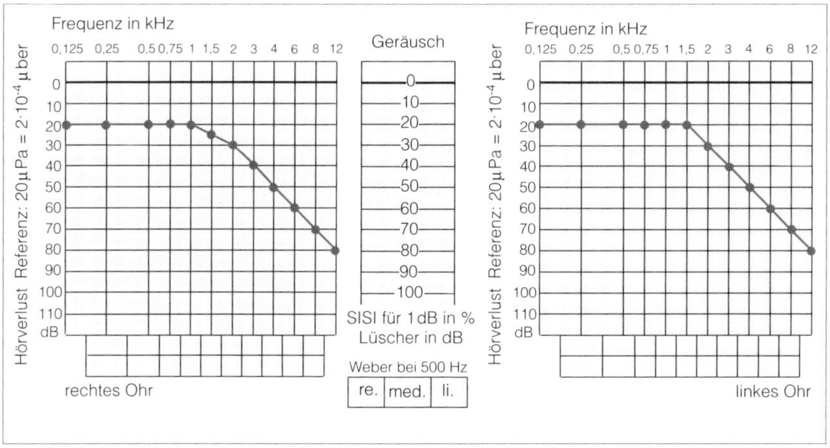

Abb. 2 Hochtonschwerhörigkeit

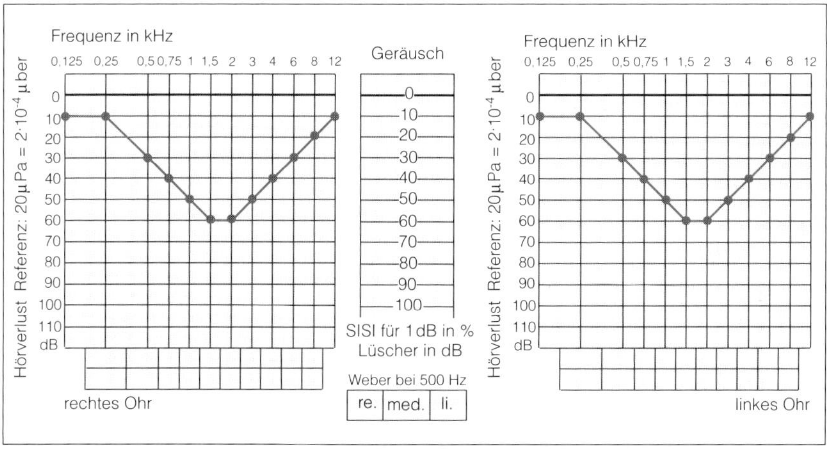

Abb. 3 Mitteltonschwerhörigkeit

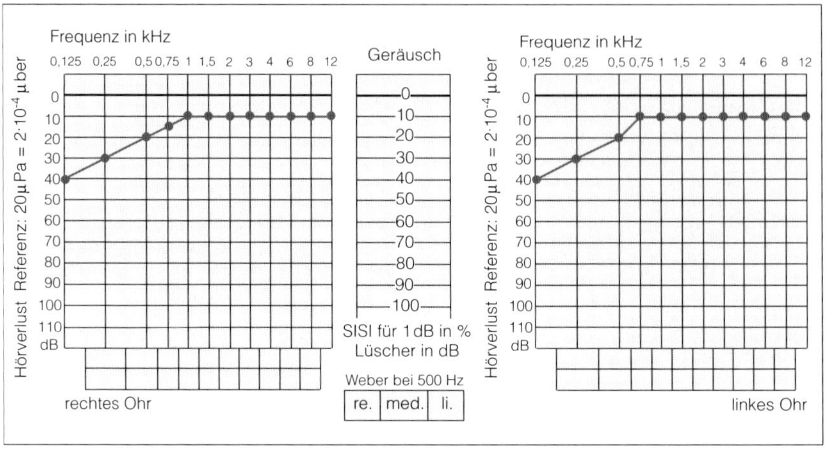

Abb. 4 Tieftonschwerhörigkeit

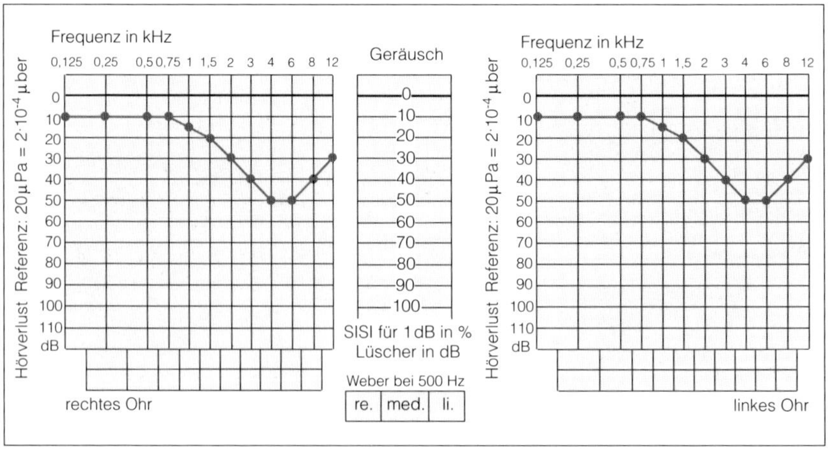

Abb. 5 C-5-Senke

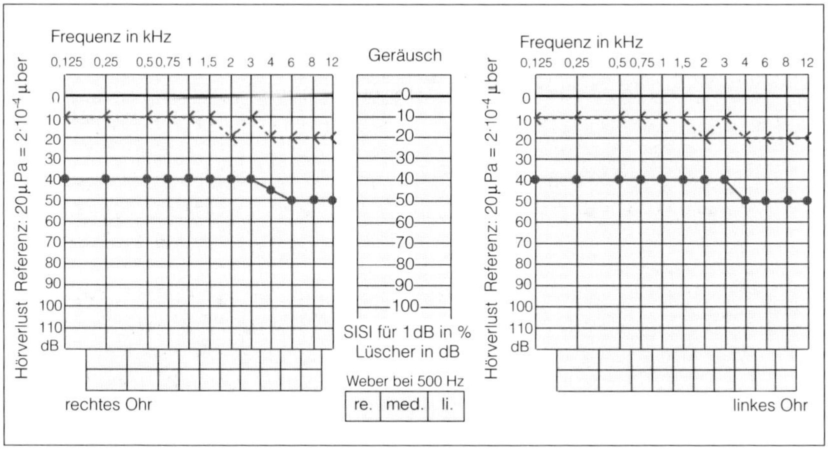

Abb. 6 Otosklerose

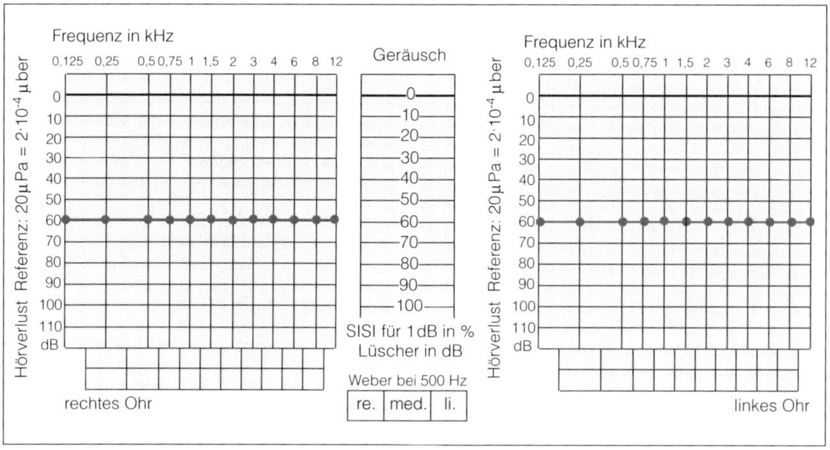

Abb. 7 Ausfall der äußeren Haarzellen

Irreversible Hörstörungen sind natürlich nicht zu beeinflussen. Es ist allerdings im Zweifel immer wieder die Frage, ob eine Hörstörung wirklich irreversibel ist. Als Faustregel kann gelten, daß eine Hörstörung um so eher zu behandeln ist, je kürzer sie besteht. Allerdings lassen sich manchmal überraschend auch länger zurückliegende Hörstörungen positiv beeinflussen.
Die homöopathische Behandlung von Innenohrschwerhörigkeit ist schwierig, es lassen sich im allgemeinen eher geringe Erfolge erreichen. Aber auch diese sind gelegentlich in der Lage, die Lebensqualität des Patienten deutlich zu bessern. Allgemein gilt bei der Innenohrstörung, daß die Behandlung nicht isoliert nur homöopathisch erfolgen sollte, am besten ist die Kombination mit Phytotherapie, Neuraltherapie, Akupunktur, Sauerstoffmehrschritttherapie nach *Ardenne* und gegebenenfalls Chirotherapie. Auch mittels der bioelektronischen Heilverfahen lassen sich gelegentlich beachtenswerte Erfolge erreichen. Insgesamt gilt aber, daß auch den komplementären Methoden in der Behandlung dieses Krankheitsbildes enge Grenzen gesetzt sind.
Allgemein hat sich die durchblutungsfördernde Behandlung mit Ginkgo-Präparaten als günstig erwiesen, z.B. Tebonin®, Rökan® Gingium®, Ginkopur®, Ginkobil® N ratiopharm®. Ich setze diese Phytotherapeutika eigentlich fast immer zusätzlich zu anderen Behandlungsarten bei Innenohrstörungen ein. Allgemein läßt sich ebenfalls sagen, daß die Gabe eines Konstitutionsmittels, sofern bekannt, zwischendurch gut ist.

Toxisch bedingte Hörstörung

Nach toxischen Belastungen ist immer eine entgiftende Behandlung mit Nux vomica D200 und Okoubaka D3, später in aufsteigenden Potenzen nötig. Die Aussichten bei länger zurückliegender Belastung sind zwar mäßig, aber nicht unmöglich.

Lärmschwerhörigkeit

Bei einer Lärmschwerhörigkeit ist immer ein Therapieversuch mit Arnica in einer LM-Potenz zu geben. Günstig ist die Gabe von Arnica LM VI (3 Globuli vor dem Frühstück) für drei Monate, später Arnica LM XII (3 Globuli sonntags und mittwochs vor dem Frühstück). Meiner Erfahrung nach zeigt sich immerhin eine geringgradige Besserung in 20% der Fälle.
Beim Morbus Mènière wird langfristig mit Cocculus behandelt (s. Seite 71).
Bei einer erblichen Belastung ist immer eine langfristige Behandlung mit Luesinum LM VI (3 Globuli vor dem Frühstück) über mehrere Monate angezeigt.
Bei allergisch bedingten Innenohrstörungen ist natürlich die Behandlung der Allergie vorrangig. Bisweilen erstaunliche Heilungserfolge lassen sich auch mit der Sauerstoffmehrschritttherapie nach *Ardenne* erreichen. Nach 18 Sitzungen à 20 Minuten mittels ionisiertem Sauerstoff hören die Patienten bisweilen deutlich besser, was

sich auch objektivieren läßt. Der Nachteil des Verfahrens ist, daß dieses recht teuer ist und normalerweise von den Krankenkassen nicht erstattet wird, da es zu den allgemein nicht anerkannten Naturheilverfahren gehört *(76, 77, 148).*

Krankengeschichte: Eine 21jährige Patientin, A. M., kommt erstmals am 11. 3. 1988 völlig verzweifelt in meine Praxis. Sie hatte im Januar 1988 plötzlich eine Hörstörung beidseits bemerkt, vorher habe sie immer gut gehört. Ein anderer HNO-Arzt wies sie damals sofort stationär ein wegen eines »Hörsturzes beidseits«. Sie bekam 13 Infusionen, Natriumamidotrizoat und Megluminamidotrizoat und Naftidrofuryl ohne Besserung. Ich fand dann am 11. 3. 1988 ein symmetrisches wannenförmiges Hörvermögen mit Normalhörigkeit im Tieftonbereich, eine Hörstörung von 60 dB bei 1 500 Hz und 45 dB bei 8 000 Hz. Es handelt sich vom Befund her um eine typische *hereditäre Hörstörung.* Der Patientin fällt daraufhin ein, daß die Großmutter und eine Tante auch schon in jungen Jahren schlecht hörten.
Weiterhin gibt die Patientin an, daß sie seit Oktober 1987 die Pille nimmt und diese gut vertrage. Die Pille wird zunächst abgesetzt, die Patientin erhält Nux vomica D200 und Östro-Gestakomp. D30, außerdem Tebonin®. Bereits nach 2 Wochen gibt sie eine deutliche Besserung des Hörvermögens an. Sie erhält am 25. 3. 1988 Luesinum D200 und Petroleum D6 wegen eines klopfenden Ohrengeräusches beidseits. Die Symptomatik wird daraufhin ständig besser und läßt sich auch audiometrisch belegen. Am 27. 4. 1988 wird Luesinum D200 wiederholt, Petroleum D6 wird fortgesetzt. Am 27. 7. 1988 ist das Hörvermögen wieder besser, jetzt klagt sie aber über ein Geräusch in beiden Ohren wie Metallsägen. Ich setze um auf Pulsatilla D12, was zu einer anfänglichen Besserung führt, dann zum Stillstand. Am 6. 12. 1988 bekommt die Patientin Secale cornutum D6, was wieder anfangs eine Besserung bringt, dann tritt wieder ein Stillstand auf. Nach der Entfernung der Weisheitszähne geht es wiederum deutlich besser. Am 30. 6. 1989 und am 6. 3. 1990 erhält die Patientin Pulsatilla D200, was eine weitere Besserung bringt, die Ohrgeräusche seien sehr schwach. Am 6. 3. 1990 hat die Patientin beidseits ein normales Hörvermögen bis 1 000 Hz mit Abfall auf 35 dB bei 3 000 Hz und Wiederanstieg auf Normalwerte ab 8 000 Hz. Das Sprachaudiogramm ist normal.

Hörsturz

Die Ursachen des Hörsturzes sind nicht sicher erklärt. Man geht davon aus, daß es sich um eine Durchblutungsstörung unklarer Genese handelt, z. B. um Blutdruckänderungen bei Hypertonie, Verminderung der kardialen Leistungsfähigkeit, vasomotorische Störungen, Gefäßprozesse, außerdem Erkrankungen durch die Halswirbelsäule, ungenügende Sauerstoffversorgung des Innenohrs aufgrund kochleärer Mikrozirkulationsstörung mit Verklumpung der Erythrozyten, Störungen der Blutviskosität, psychische Belastungen, virale Infekte, immunopathologische Prozesse durch Autoantikörper, Ruptur des runden Fensters, Innendruckerhöhung mit Austritt von Perilymphe ins Mittelohr, Stoffwechselstörungen (Diabetes mellitus), Fettstoffwechselerkrankungen, Innenohrembolie. Die schulmedizinische Behandlung des Hörsturzes ist äußerst umstritten, da mit oder ohne Behandlung eine Besserung der Symptomatik von etwa 85% zu erwarten ist. Im allgemeinen werden Infusionen mit Rheomacrodex, HAES (Hydroxyäthylstärke) oder einfach physiologischer Kochsalzlösung mit Zusatz von durchblutungsfördernden Medikamenten durchgeführt. Es kommen hier pflanzliche Ginkgo-Präparate, außerdem auch Sibelium, Naftidrofuryl, Pentoxifyllin oder Calciumantagonisten in Frage. Zusätzlich können Stellatumblockaden durchgeführt werden. Als operative Maßnahme kommt eine Abdeckung des runden Fensters bei Verdacht auf Fensterruptur in Frage. Bei einem immunpathologischen Prozeß durch Autoantikörper wird eine Behandlung mit Corticosteroiden durchgeführt. Seit einigen Jahren wird die Behandlung des Hörsturzes mittels hyperbarer Sauerstofftherapie in einigen Zentren durchgeführt, wobei die Therapieerfolge äußerst fraglich sind und gelegentlich Verschlechterungen auftreten, die Kosten sind sehr hoch.
Beim Hörsturz behandle ich, auch wegen der forensischen Situation, mit durchblutungsfördernden Infusionen (Hydroxyäthylstärke = HAES). Bei akuten plötzlichen Beschwerden wird die Behandlung mit Aconit D30 (3x5 Globuli im Abstand von 2 Std., kann kein Aconit mehr) begonnen. Bei rechtsseitigem Hörsturz gebe ich zusätzlich Lycopodium D6 Tabl. (3x1 tgl.), bei linksseitigem Hörsturz Lachesis D12 Dil. (3x5 Tropfen tgl.). Treten gleichzeitig Gefühlsstörungen im Ohr auf, verordne ich Secale cornutum D4 (3x1 Tbl. tgl.). Bei gleichzeitigem Ohrensausen wird noch eine Iontophoresebehandlung durchgeführt.
Relativ einfach ist die Behandlung bei einer akuten Tieftonschwerhörigkeit wegen Streßbelastung. Häufig hilft allein die Krankschreibung.

Ansonsten sind auch Konstitutionsmittel zusätzlich zur durchblutungsfördernden Behandlung angezeigt. Eine Tieftonschwerhörigkeit kann aber auch der Beginn einer Mèniéreschen Krankheit sein. Mittel der Wahl ist Cocculus D6 (3x1 Tbl. tgl.).

Nach toxischen Belastungen ist immer eine entgiftende Behandlung mit Nux vomica D200 und Okoubaka D3, später in aufsteigenden Potenzen nötig. Die Aussichten bei längerer zurückliegender Belastung sind zwar mäßig, aber nicht unmöglich.

Wesentlich verbessert wird die Aussicht beim Hörsturz durch eine Sauerstoffmehrschritttherapie nach *Ardenne*. Nach meiner persönlichen Erfahrung ist diese der hyperbaren Sauerstofftherapie vorzuziehen, da bei der hyperbaren Sauerstofftherapie die Patienten oft Angst bekommen und sich dadurch die Durchblutungssituation verschlechtert.

Tinnitus

Das Ohrensausen ist ein sehr komplexes Krankheitsgeschehen, es sollte dabei immer angestrebt werden, die Ursachen herauszufinden:

- Medikamente. Hier kommen vor allem Mittel in Frage, die direkt giftig für das Ohr sind, sogenannte ototoxische Arzneien wie bestimmte Mittel gegen Tuberkulose, z. B. Streptomycin, oder auch andere Antibiotika wie Gentamycin usw. Im Extremfall kann auch die Anti-Baby-Pille Ohrensausen verursachen. Häufig bahnt auch die lang andauernde Einnahme von Aspirin ein permanentes Ohrgeräusch. Blutdrucksenkende Mittel, insbesondere ACE-Hemmer, haben häufig Ohrensausen als Nebenwirkung. Schleifendiuretika, z. B. Furosemid und Acetylsalicylsäure, sind auch oft Auslöser von Ohrensausen.
- Nikotin. So haben starke Raucher ein wesentlich höheres Risko, Tinnitus zu bekommen. Wird das Rauchen dann nicht relativ schnell aufgegeben, ist im allgemeinen das Ohrensausen nicht mehr heilbar, die Intensität nimmt aber nicht mehr zu.
- Virale oder bakterielle Infekte. Durch eine Durchblutungseinschränkung in bestimmten Teilen, verursacht durch Infekte, fallen Teile des Innenohres aus, was vom Patienten als Ohrensausen empfunden wird. Die Lyme-Borreliose kommt auch als Auslöser in Frage.
- Bestimmte Zahnfüllungen, z. B. Amalgam oder Palladium. Diese Gifte sind neurotoxisch, d. h. sie lähmen Nerven. Der achte Hirnnerv, der das Gehörte zum Hirn leitet, liegt relativ nahe an diesen Zahnfüllungen, so daß dieser rasch geschädigt werden kann. Leider kann in diesen Fällen die Zahnsanierung nur dazu führen, daß das Ohrensausen nicht fortschreitet, eine Heilung ist oft nicht mehr möglich, da der Schaden dann bereits eingetreten ist.
- Stoffwechselerkrankungen, z. B. Diabetes mellitus. Aber auch Hypercholesterinämie oder andere Stoffwechselkrankheiten können zum Ohrensausen führen.
- Lärmbelastung am Arbeitsplatz oder privat.
- Knall- oder Explosionstrauma.
- Mineralstoffmangel. Hier kommt insbesondere der Zink- oder Magnesiummangel in Frage. Leider sind diese fehlenden Mineralstoffe nicht so ohne weiteres nachweisbar, der Blutspiegel ist oft normal.
- Akustikusneurinome. Aus diesem Grund sollten Ohrgeräusche immer unbedingt HNO-ärztlich abgeklärt werden.
- Streß. Hier resultiert meistens ein tieffrequentes Brummen. Durch den Streß ziehen sich Blutgefäße zusammen, das Ohr wird mangelhaft durchblutet. Diese Art von Ohrensausen ist therapeutisch glücklicherweise relativ einfach zu behandeln.
- Morbus *Mènière* (s. Seite 70).
- Hypertonie. Durch eine Arteriosklerose bzw. Sklerose der kleinen Gefäße kommt nicht mehr genug Blut ins Ohr, durch Minderversorgung tritt der Ton im Ohr auf.
- Schwere neurologische Erkrankungen, z. B. multiple Sklerose. Das kommt in diesem Fall nicht unbedingt von den Ohren, sondern durch Schäden in bestimmten Anteilen des Hirns.
- Manchmal ist Ohrensausen lediglich durch Ohrenschmalz oder einen Gehörgangsfremdkörper bedingt. Hier kann bereits eine einfache Entfernung des Ohrenschmalzes die Therapie bedeuten.
- Tritt plötzlich, d. h. innerhalb eines Tages, Ohrensausen mit Hörstörung auf, handelt es sich um einen Hörsturz.
- Halswirbelsäule. In diesem Fall muß unbedingt die Halswirbelsäule diagnostisch abgeklärt und einer entsprechenden Behandlung zugeführt werden.
- Zähne, insbesondere Zahnherde im Oberkieferbereich, Weisheitszähne. Bei lang andauerndem Ohrensausen gehört zur Diagnostik auf jeden Fall eine Röntgenuntersuchung (Panora-

maaufnahme) der Zähne und eine entsprechende Therapie.

- Nasennebenhöhlenerkrankungen. Hier muß eine entsprechende Behandlung erfolgen.
- Mittelohrerkrankungen, insbesondere die Otosklerose mit Verknöcherung der Mittelohrknochen. Diese Krankheit ist nur operativ zu behandeln. Manchmal verschwindet durch diese Operation (Stapedektomie) das Ohrensausen.
- Chronische Mittelohrentzündung.
- Zuletzt möchte ich auf die Durchblutungsstörungen eingehen, die häufig als Ursache des Ohrensausens angeführt werden, nachweisen läßt sich dies meistens im konkreten Einzelfall nicht. Es ist allerdings theoretisch sehr leicht vorstellbar, daß es infolge einer Minderdurchblutung im Innenohr zum Ohrensausen kommt.

Glücklicherweise müssen zur Therapie nicht immer alle Ursachen beseitigt werden, wenn mehrere zusammenkommen, reicht auch die Beseitigung von zwei oder drei Ursachen, damit das Ohrensausen verschwindet.

In vielen Fällen kann keine Ursache für das Ohrensausen festgestellt werden. Die schulmedizinische Behandlung ist in diesen Fällen umstritten, meistens aber werden durchblutungsfördernde Medikamente wie Naftidrofuryl, Pentoxifyllin, Acethylsalicylsäure oder Ginkgo-Präparate empfohlen. Gelegentlich wird im akuten Stadium die Behandlung mit der hyperbaren Sauerstofftherapie indiziert.

Keinesfalls sollte die Diagnose Tinnitus unklarer Genese zu einem therapeutischen Nihilismus führen, da sehr oft doch noch Therapieerfolge zu erreichen sind. Die Erfolgsquote ist keinesfalls so negativ, wie sie häufig in der Öffentlichkeit dargestellt wird. Selbstverständlich kann die Homöopathie auch keine Patentlösung aufweisen. Es gibt aber auch viele Fälle, in denen sehr gut geholfen werden kann. Bereits im **Kentschen Repertorium** *(167)* wird das Kapitel Tinnitus ausführlich abgehandelt, je nach Modalitäten werden über 100 Mittel empfohlen. Das Problem ist hierbei, unter den vielen Mitteln das richtige herauszufinden. Gelingt dies, sind die Erfolge durch eine homöopathische Behandlung sehr gut. Dies hängt im Einzelfall von den exakten Angaben des Patienten ab. Auch wenn der Tinnitus oft nicht beseitigt wird, ist zu beobachten, daß er bei der richtigen Therapie nicht mehr als zu sehr störend empfunden wird.

Gute Therapiemöglichkeiten bestehen bei paradoxen Symptomen. Allgemein wird das Ohrensausen ja insbesondere in Ruhe als sehr lästig empfunden, da die Ablenkung von außen fehlt. Gibt ein Patient an, daß das Ohrensausen tagsüber besonders stark ist und nachts praktisch kaum besteht, ist dies eine sehr gute Modalität, die dann im entsprechenden Kapitel im **Kent** *(167)* nachgeschlagen werden kann. Ebenfalls verwertbar sind Symptome, wenn z. B. angegeben wird, daß das Ohrensausen immer nach dem Milchgenuß auftritt.

Bei klopfendem, pulssynchronem Tinnitus ist Petroleum D6 (3x5 Globuli tgl.) Mittel der Wahl. Das Mittel wirkt in diesem Fall bei über 80% der Patienten. Häufig geben die Patienten beim Ohrensausen an, daß Lärm bzw. laute Töne das Ohrensausen erheblich verschlechtern, während in Ruhe das Ohrensausen eher besser ist (Hyperakusis). Trifft diese Modalität zu, ist Asarum D6 (3x1 Tbl. tgl.) angezeigt. Ansonsten ist bei Verstärkung des Ohrensausens durch Lärm an Theridion D12 (2x1 Tbl. tgl.) oder Phosphor D12 (2x5 Globuli tgl.) zu denken.

Gut zu behandeln ist auch ein objektivierbarer Tinnitus, hervorgerufen durch einen Tic der Mittelohrmuskel. In diesem Fall ist das Mittel der Wahl Tarantula hispanica D12 (2x1 Tbl. tgl.). Es wirkt sicher.

Wie bei allen chronischen Erkrankungen sind Konstitutionsmittel günstig, insbesondere Lachesis bei linksseitigem Ohrensausen und Lycopodium bei rechtsseitigem Ohrensausen.

Bei Ohrensausen mit Gefühlsstörungen im Bereich der Ohren, aber auch im Bereich der Extremitäten, ist Secale cornutum D4, später in aufsteigenden Potenzen zu verabreichen.

Bei Ohrensausen infolge eines Lärmtraumas oder auch Lärmschwerhörigkeit ist Arnica in Hochpotenzen günstig. Auch wenn das Audiogramm so aussieht, als ob eine Lärmbelastung vorliegt, obwohl diese anamnestisch nicht nachweisbar ist, kann Arnica angezeigt sein.

Speziell bei bienenartigem Summen hilft Apis als Hochpotenz, z. B. Apis LM VI Globuli. Speziell bei Tieftonschwerhörigkeit, die meistens streßbedingt ist, ist Cocculus angezeigt. Ich empfehle in diesem Fall Cocculus D6 (3x1 Tbl. täglich) für vier Wochen, später Cocculus D12 und Cocculus LM VI (3 Globuli vor dem Frühstück).

Bei Tinnitus infolge von Kummer ist an Ignatia zu denken. Ich verordne hier Ignatia LM VI (3 Globuli vor dem Frühstück).

Bei Tinnitus in Verbindung mit ausgeprägtem HWS-Syndrom ist an Gelsemium zu denken.

Hier hilft oft die Gabe von Gelsemium D12 (2x1 Tbl. tgl.). Zusätzlich kommt hier die neuraltherapeutische Umspritzung der Tonsillen in Betracht (s. Seite 85), außerdem eine spezielle HWS-Therapie. Häufig tritt der Tinnitus bei starken Rauchern auf. Diese klagen dann gleichzeitig über Vergeßlichkeit und Abgeschlagenheit. Hierbei ist ein Therapieversuch mit Caladium D12 (2x1 Tabl. tgl.) zu empfehlen.

Bei maschinenartigem Ohrensausen ist Hydrastis D12 (2x1 Tbl. tgl.) angezeigt.

Es lohnt sich in jedem Fall ein Blick ins **Repertorium** *(167)*. Kann der Patient allerdings keinerlei Modalitäten angeben und klagt über ein Ohrensausen mit nächtlicher Verschlimmerung und Besserung tagsüber, ist es sehr schwierig, das richtige Mittel zu finden.

Zusätzlich kommt beim Tinnitus eine Phytotherapie mit Ginkgo biloba in Frage, wobei vor allem die hochdosierten Präparate verwendet werden sollten.

Als Ergänzung zur phytotherapeutischen und homöopathischen Behandlung kommt bei Ohrensausen auch noch eine neuraltherapeutische Behandlung in Betracht. Wegen ihrer einfachen Anwendung wird diese Methode von sehr vielen Hals-Nasen-Ohrenärzten benützt, obwohl die Neuraltherapie in den üblichen HNO-Lehrbüchern *(22, 207)* kaum erwähnt wird. Hierbei wird 1 ml Procain pro Ohr injiziert, und zwar etwa 5 mm vor dem aufsteigenden Helixast, etwa 1 cm oberhalb des höchsten Helixpunktes, und der Rest direkt auf den Warzenfortsatz. Im Regelfall kann ein Effekt sofort beobachtet werden. Falls sich nach der Injektion keinerlei Besserung zeigt, ist eine Wiederholung praktisch zwecklos (Abb. 8).

Erstaunliche Erfolge beim Tinnitus ergeben sich auch mit der Sauerstoffmehrschritttherapie nach Ardenne *(76, 77, 148)*. Bei der Sauerstoffmehrschritttherapie werden zunächst Vitamine verabreicht, anschließend erfolgt eine 20minütige Inhalation mit ionisiertem Sauerstoff, der langfristig die Sauerstoffversorgung des Körpers bessert. Während der Inhalation müssen sich die Patienten etwas bewegen, z. B. Kniebeugen machen, damit durch die Anstrengung mehr inhaliert werden muß. Anschließend sollten die Patienten möglichst kurz spazierengehen. Normalerweise wird die Inhalationstherapie 18mal wiederholt. Es handelt sich im Regelfall um keine Kassenleistung, die Patienten müssen die Therapie selbst bezahlen.

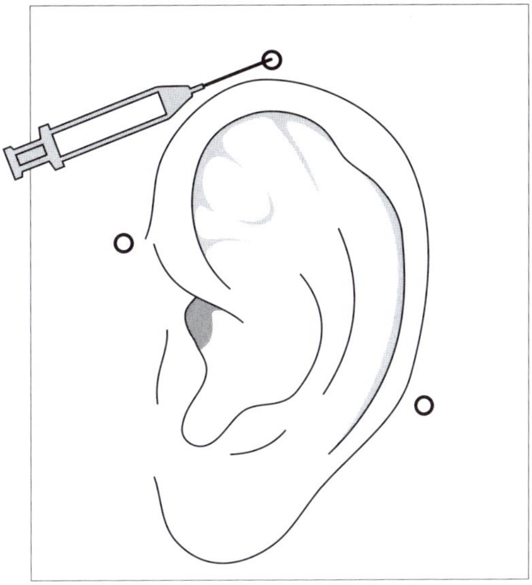

Abb. 8 Neuraltherapeutische Injektionspunkte bei Tinnitus

Krankengeschichte: Die 16jährige Patientin, L. L., kommt erstmals am 9. 5. 1995 zu mir. Sie klagt über einen extremen Tinnitus links mehr als rechts seit dem 23. 2. 1995, der sie auf das extremste beeinträchtige. Sie hat bereits ihren Selbstmord angekündigt. Sie leidet außerdem an einer progredienten Innenohrschwerhörigkeit beidseits seit dem 18. Lebensmonat ohne bekannte Ursache. Sie hat bereits drei Hörsturze durchgemacht. Sie war zuvor bei mehreren Hals-Nasen-Ohrenärzten und in Universitätskliniken, dort bekam sie im wesentlichen Infusionen, Cortison und eine hyperbare Sauerstofftherapie, ohne daß sich irgendein Erfolg zeigte. Sie ist sehr adipös, sie bezeichnet dies selbst als »Kummerspeck«. Das Mädchen kam nicht freiwillig, sie wurde vielmehr von den Eltern gebracht. Sie hatte genug von Ärzten und wollte sich nicht weiter untersuchen lassen. Nicht einmal ein Tonschwellenaudiogramm war zu erstellen, ich mußte mich auf die mitgebrachten Untersuchungen verlassen. Bei den Audiogrammen fiel auf, daß zumindest früher – unabhängig von der Hörstörung von 70 dB ab 500 Hz – eine zusätzliche C-5-Senke bestand. Aufgrund der charakteristischen Arnica-Kurve und der Arnica-Konstitution verordnete ich Arnica LM VI, außerdem Tebonin® forte. Am 16. 6. 95 kam das Mädchen wieder und berichtete, daß der Tinnitus zeitweise völlig weg sei und nur sehr unregelmäßig wiederkomme. Subjektiv höre sie auch etwas besser. Von Selbstmord sei keine Rede mehr. Das jetzige Ohrensausen störe kaum noch. Am 14. 7. 1995 berichtete das Mädchen, daß kein Tinnitus mehr bestehe. Hörgeräte müssen allerdings weiterhin getragen werden.

Für Patienten mit chronischem Tinnitus ist die Mitgliedschaft in der Deutschen Tinnitusliga in Wuppertal sinnvoll (Deutsche Tinnitusliga e.V., Postfach 210351, 42353 Wuppertal). Allerdings wird dort die Behandlungsmöglichkeit des Tinnitus oft zu negativ gesehen, da die Mitglieder in diesem Patientenverein im allgemeinen ohne Erfolg therapiert worden sind, während die erfolgreich therapierten naturgemäß dort nicht Mitglied sind.

Die psychologische Führung der Tinnituspatienten ist sehr wichtig. Da alle therapeutischen Maßnahmen nur bedingt wirken, neigen die Patienten dazu, von Arzt zu Arzt zu rennen und alle möglichen Therapien über sich ergehen zu lassen. Insbesondere die Akupunktur erfreut sich bei Tinnitus äußerster Beliebtheit. Dies steht im Gegensatz dazu, daß Tinnitus keine schwerpunktmäßige Indikation für Akupunktur ist. Die Ergebnisse sind nach den Erfahrungen der Akupunkteure eher schlecht. Dennoch erfreut sich die Akupunktur, insbesondere wenn sie von Chinesen durchgeführt wird, in der Bevölkerung einer ausgeprägt großen Beliebtheit.

Wichtig ist beim Tinnitus oft die HWS-Behandlung. Hierbei gibt es mehrere Therapieverfahren, insbesondere die Chirotherapie und Krankengymnastik *(19, 20).* Es ist meistens relativ schwierig, für diese Verfahren einen guten Therapeuten zu finden.

Für die Durchführung einer stationären Kur bei Tinnitus sehe ich nur selten eine Indikation. Der Aufwand steht in keinem vernünftigen Verhältnis zum Ergebnis. Der Tinnituspatient muß im Regelfall sehr lange betreut werden, was Klinikärzten nicht möglich ist. Außerdem ist es problematisch, wenn zu viele Tinnituspatienten den ganzen Tag gleichzeitig zusammen sind. Sie machen sich zum Teil gegenseitig regelrecht verrückt.

Die neueste Therapieform beim Tinnitus ist die Tinnitus-Retraining-Therapie (TRT). Ein kleines Gerät, das im Ohr oder hinter dem Ohr getragen wird, sendet etwa sechs Stunden am Tag ein leises Rauschen aus. So wird das Gehör wieder für die Geräusche von außen sensibilisiert, die Fixierung auf den Lärm im Ohr läßt nach. Ein dauerhafter Erfolg zeigt sich jedoch erst nach ein bis zwei Jahren. Bei etwa jedem dritten Patienten soll das Ohrgeräusch ganz verschwinden, jeder zweite kann es nach der Therapie »überhören« und fühlt sich nicht mehr gestört. Das Gerät und die Behandung werden von den gesetzlichen Kassen bezahlt. Das Verfahren ist in Deutschland noch relativ neu, so daß kaum Erfahrungen bestehen. Eine psychologische Begleittherapie ist erforderlich. Insgesamt ist die TRT sehr aufwendig.

Akustikusneurinom

Akustikusneurinome sollten natürlich primär nicht homöopathisch behandelt werden. Jedoch die Operationsfolgen schon, da die Patienten häufig Gesichtsnervenlähmungen und Narbenschmerzen haben. Ein gutes allgemeines Tumormittel ist Conium, gleichzeitig ist dies ein Schwindel- oder ein Narbenmittel. Es ist also in jedem Fall eine längerfristige Behandlung mit Conium in verschiedenen Potenzen angezeigt (beginnend mit D6, 3x1 Tbl. tgl., dann D12, 2x1 Tbl. tgl., später D30, 1 Tbl./Woche).

Schwindel

Patienten mit Schwindelbeschwerden begegnen uns in der täglichen Praxis sehr häufig. Es gibt zahlreiche Fachgebiete, die sich mehr oder weniger intensiv um Schwindelpatienten kümmern, so die Internisten, Neurologen, HNO-Ärzte, Orthopäden und gelegentlich auch Augenärzte. Am häufigsten dürfte ein kreislaufbedingter Schwindel infolge einer Hypotonie oder einer Herzerkrankung vorkommen. Dies soll aber nicht Gegenstand dieses Kapitels sein. Auch möchte ich mich nicht zur Behandlung von Schwindel bei schweren neurologischen Erkrankungen äußern, da ich damit keine persönliche Erfahrung habe. Als HNO-Arzt sehe ich meistens Schwindelbeschwerden, die vom Ohr herrühren, von der Halswirbelsäule oder von den Nasennebenhöhlen (BI, S. 129).

Otogener Schwindel
Morbus Mènière

Eine relativ häufige und bekannte Erkrankung ist der Morbus *Mènière.* Er ist gekennzeichnet durch anfallartiges Auftreten von Schwindelbeschwerden, Ohrensausen und einer Hörstörung. Der Morbus *Mènière* ist mit eine der Domänen der Homöopathie, da er relativ gut zu behandeln ist. Zunächst muß auf sämtliche Medikamente verzichtet werden, die auf das zentrale Nervensystem wirken, insbesondere auf die sogenannte Antivertiginosa und auch auf Schlaf- und Beruhigungsmittel. Allgemein günstig ist bei Morbus *Mènière* eine durchblutungsfördernde Behandlung, eventuell mit Ginkgo-Präparaten oder je nach Intensität auch mit Infusionen. Die Patienten sollten Alkohol meiden, selbst alkoholfreies Bier, während des akuten Zustandes nicht fernsehen und nicht rauchen. Dies erscheint zwar etwas banal, ich habe aber bei Hausbesuchen oft erlebt, daß während eines *Mèniére*-Anfalls der Fernseher lief. Das Mittel der Wahl ist Cocculus. Ich beginne mit Cocculus D6 (3x1 Tbl. tgl.) für 4 Wochen, später wird mit Cocculus D12 (2x1 Tbl. tgl.) und Cocculus D30 (1 Tbl. wöchentlich) weiterbehandelt. Im akuten Anfall kann gegebenenfalls Cocculus alle paar Minuten genommen werden.

Ist der *Mèniére*-Anfall mit kaltem Schweiß verbunden, wirkt im Anfall häufig Tabacum D12. Dieses Mittel muß eventuell alle paar Minuten genommen werden. Die Schwindelbeschwerden sind nach diesem Schema beim Morbus *Mènière* praktisch immer in Griff zu bekommen. Ist allerdings bereits eine Hörstörung aufgetreten, kann diese unter Umständen therapieresistent sein, ebenso der Tinnitus.

Benigner paroxysmaler Lagerungsnystagmus

Den benignen paroxysmalen Lagerungsnystagmus kann man typischerweise aus der Anamnese diagnostizieren. Es bestehen praktisch immer Schwindelbeschwerden nachts beim Umdrehen im Bett, wobei die Schwindelbeschwerden etwa 30 Sekunden bis eine Minute anhalten und dann aufhören, nach dem nächsten Umdrehen oder beim Aufstehen tritt der nächste Schwindelanfall auf. Tagsüber bestehen nur äußerst selten Schwindelanfälle, eigentlich nur bei extremen Kopfdrehungen. Der benigne paroxysmale Lagerungsnystagmus kann diagnostiziert werden durch die Lage-Lagerungsprüfung nach *Hallpike-Stenger*.

Es tritt kein Spontan- oder Lockerungsnystagmus im Sitzen auf, die kalorische Erregbarkeit ist eigentlich normal. In Rechtsseitenlage findet sich meist ein Nystagmus nach rechts von 30 Sekunden Dauer mit Crescendo und Decrescendo, danach kein Nystagmus. Bei Linksseitenlage Spontannystagmus nach links von 30 Sekunden mit Crescendo und Decrescendo.

Beim Aufsitzen besteht ein 30 Sekunden andauernder Nystagmus nach rechts oder links mit Crescendo und Decrescendo, beim Hinlegen nach links oder rechts mit Crescendo und Decrescendo. Die Befunde sind allerdings sehr variabel und können von Untersuchung zu Untersuchung schwanken. **Möglicherweise** wird der benigne paroxysmale Lagerungsnystagmus durch eine Cupulolithiasis im Innenohr verursacht. Durch die **angenommene** Steinchenbildung wird das Gleichgewichtssystem quasi irregeführt, bei Einnahme einer neuen Lage wird dem Körper weitergemeldet, daß eine Drehung stattfindet. Dies führt dann zu den Schwindelbeschwerden mit Übelkeit. Zur Behandlung gibt es ein Programm von *Hamann (35)*, um die Steinchen wieder herauszubekommen. Dies Verfahren erscheint mir allerdings relativ aufwendig und kompliziert. Wesentlich einfacher ist eine homöopathische Behandlung mit Conium D6 (3x1 Tbl. tgl.).

Conium hat die typische Modalität der Verschlechterung der Schwindelbeschwerden im Bett. Eine Heilung tritt meistens recht schnell ein. Die Patienten müssen natürlich darauf hingewiesen werden, daß die Schwindelbeschwerden harmlos sind und immer wieder verschwinden, da dies eine gewisse Angst mindert.

Labyrinthausfall

Ein einseitiger Ausfall des labyrinthären Anteils des Nervus vestibulocochlearis (VIII. Hirnnerv) beginnt meistens sehr dramatisch. Die Patienten klagen über einen plötzlich aufgetretenen Drehschwindel mit Übelkeit, sie müssen meistens erbrechen.

Meistens geht es den Patienten am Anfang so schlecht, daß sie den Schwindel selbst nicht einmal bemerken. In diesem Stadium ist fast regelmäßig ein ausgeprägter Spontannystagmus zu beobachten, der gelegentlich sogar von Laien gesehen wird. Die Schwindelbeschwerden verschwinden praktisch immer über kurz oder lang. Entweder erholt sich das entsprechende Gleichgewichtsorgan vollständig und es kommt zu einer Restitutio ad integrum, oder das Gleichgewichtssystem erholt sich nicht und stellt sich auf den Verlust des einen Organs ein, der Ausfall wird vom Hirn kompensiert. Dies führt dann schließlich zu geringgradigen Schwindelbeschwerden in Belastungssituationen, z. B. bei schnellen Kopfbewegungen. Im täglichen Leben treten kaum noch Schwindelbeschwerden auf.

Besser ist natürlich, wenn sich das Gleichgewichtssystem wieder vollständig erholt. Als Ursache des Labyrinthausfalls werden Durchblutungsstörungen oder virale Erkrankungen angenommen. Die Gabe von Infusionen und durchblutungsfördernden Medikamenten ist jedoch in jedem Fall angezeigt.

Auf Antivertiginosa sollte möglichst verzichtet werden, da diese Mittel verhindern, daß sich das Gleichgewichtssystem auf die neue Situation von selbst einstellt. Auch hier kann wieder gut regulierend eingegriffen werden mit Cocculus D6 (3x1 Tbl. tgl.). Der Krankheitsverlauf wird dabei wesentlich abgekürzt.

Zervikogener Schwindel

Sehr häufig finden sich Schwindelbeschwerden, die ihre Ursache in der Halswirbelsäule haben. Typischerweise klagen die Patienten über Schwindelbeschwerden bei Kopfdrehungen.
Meist finden sich ausgeprägte Verspannungen im Nackenbereich. Hier sollte primär immer die Halswirbelsäule behandelt werden, meistens mit Krankengymnastik. Als zusätzliches Mittel kommen neuraltherapeutische Injektionen von Procain (z. B. Novocain®) um die Tonsille herum in Frage. Mit diesen Injektionen wird reflexartig die Halswirbelsäule günstig beeinflußt, Verspannungen können sich innerhalb von Sekunden lösen, Schwindelbeschwerden können innerhalb von Sekunden aufhören. Ein Versuch mit Neuraltherapie ist praktisch immer angezeigt. Außerdem kommt als homöopathisches Mittel meistens Gelsemium D12 (2x1 Tbl. tgl.) in Frage, was über mehrere Wochen eingenommen werden sollte. Kommt man mit der HWS-spezifischen Behandlung nicht klar und bleiben die Schwindelbeschwerden bestehen, ist meistens wieder Cocculus Mittel der ersten Wahl.

Sinugener Schwindel

Sehr häufig, vor allem wenn man danach sucht, werden Schwindelbeschwerden durch eine Sinusitis ausgelöst. Auffallenderweise klagen die Patienten dabei nicht über Oberkieferschmerzen oder Stirnkopfschmerzen, quasi als »Nebenbefund« wird die Sinusitis diagnostiziert. Neben den üblichen physikalischen Maßnahmen (s. Seite 76) ist Mittel der ersten Wahl Silicea D6 (3x1 Tbl. tgl.).
Man kann damit gleichzeitig beobachten, wie die Sinusitis besser wird und die Schwindelbeschwerden rasch abnehmen.

Erkrankungen der Nase und Nasennebenhöhlen

Nasenfurunkel

Nasenfurunkel sind meistens Staphylokokkeninfekte, die von den Haarbälgen des Vestibulum nasi ausgehen. Sie treten immer im Bereich der Haut auf, nicht im Bereich der Schleimhaut. Nasenfurunkel sind relativ gefürchtet, weil durch Keimverschleppung eine Thrombophlebitis oder Sinus-Cavernosus-Thrombose auftreten kann. Ein Frühsymptom ist eine schmerzhafte Vena angularis an der Nasenwurzel.
Nasenfurunkel sind hochrot, stark schmerzhaft und beginnen meist recht plötzlich. Dies führt bereits zum Arzneimittelbild von Belladonna D30 (3x5 Globuli im Abstand von 12 Std.). Zusätzlich kommt noch eine Lokalbehandlung mit Traumeel®-Salbe in Betracht, meistens ist dies aber nicht nötig.
Häufig haben die Patienten ständig Nasenfurunkel, zum Teil auch Furunkel in anderen Gegenden. Hierbei muß immer an einen Diabetes mellitus gedacht werden. Ist ein solcher ausgeschlossen, kommt eine homöopathische Behandlung mit Staphisagria in verschiedenen Potenzen in Betracht. Bei einer Langzeitbehandlung ohne aktuelle Furunkel beginne ich mit Staphisagria LM VI (3 Globuli vor dem Frühstück) über mehrere Wochen.

Rhinitis

Akute Rhinitis

Eine akute Rhinitis ist nicht in jedem Fall behandlungsbedürftig. Häufig verschwindet der banale Schnupfen nach einigen Tagen, wie er gekommen ist. Oft wird allerdings der Fehler gemacht, daß »symptomatisch« behandelt wird, insbesondere mit Nasentropfen, was dann zur Austrocknung der Nase und schneller zu einer Sinusitis führt. Abschwellende Nasentropfen wirken χ-sympatikomimetisch. Durch diese Wirkung wird die Blutzufuhr zur Nase abgeschnürt, durch die Minderdurchblutung der Schleimhaut kommt es zu einer Abschwellung, was als angenehm empfunden wird. Gleichzeitig kann sich die Nasenschleimhaut weniger mit Krankheitserregern auseinandersetzen, und der Infekt schreitet fort. Außerdem wird durch die Weitstellung der verschiedenen Nasengänge den Bakterien bzw. Viren ermöglicht, auch in die gesunden Höhlen zu gelangen.

Durch fiebersenkende Medikamente wird eine scheinbare Gesundheit produziert, wodurch der betreffende Patient sich zuviel zutraut und die Krankheit verschleppt. Gelegentlich wird der Niesreiz mit Antihistaminika unterdrückt, was ebenfalls die Ausheilung verzögert. Die akute Rhinitis ist dann immer behandlungswürdig, wenn sie erfahrungsgemäß in ein chronisches Stadium übergeht oder immer relativ schwer verläuft oder sehr oft auftritt. Wie bei jeder plötzlichen Infektionskrankheit ist das erste Mittel Aconit D30 (3x5 Globuli im Abstand von 2 Std.). Dies reicht allein schon oft aus. Bei wäßriger Nasensekretion mit Niesreiz ist Allium cepa D6 (3x1 Tbl. tgl.) angezeigt.
Besteht der Schnupfen mit wenig Sekretion und leichten Austrocknungserscheinungen, ist Luffa D6 (3x1 Tbl. tgl.) das richtige Mittel. Bei Schnupfen mit grünlicher Sekretion, insbesondere bei Kindern, wird Thuja D3 (3x1 Tbl. tgl.) gegeben. Ist der Schnupfen mehr gelb, ist Kalium bichromicum D4 (3x1 Tbl. tgl.) Mittel der Wahl. Tritt der Schnupfen in geschlossenen Räumen auf und ist die Atmung im Freien wesentlich besser, obwohl der Patient stark friert, ist Nux vomica D12 (2x1 Tbl. tgl.) angezeigt. Bei stark gerötetem Naseneingang ist Arsenicum album D12 (2x5 Tropfen tgl.) Mittel der Wahl. Auch hier friert der Patient relativ stark und wacht nachts um 3 Uhr an seinem Schnupfen auf. Beim Säuglingsschnupfen hilft Sambucus nigra D2 (3x5 Globuli tgl.). Eine Lokalbehandlung ist meistens nicht erforderlich. Manche Patienten sind aber derart an Nasentropfen gewöhnt, daß sie unbedingt etwas brauchen. In diesem Fall sind Luffa-Nasentropfen (Firma DHU) oder Euphorbium-compositum-Nasenspray® (Firma Heel) bewährt.
Zur Abklärung einer chronischen Rhinitis bzw. Sinusititis ist das Computertomogramm im Akutstadium nicht geeignet. Bei jeder Rhinitis findet sich eine Schleimhautschwellung im Nasenbreich und Siebbeinbereich, was ja auch völlig logisch ist. Aus diesem CT wird dann gelegentlich die Diagnose einer Ethmoiditis gestellt und somit ist schon die Nebenhöhlenoperation indiziert. Wenn man schon ein Computertomogramm des Schädels wegen einer Operationsindikation macht, sollte dies unbedingt im beschwerdefreien bzw. beschwerde-

armen Stadium gemacht werden; nach der akuten Infektion sollten mindestens vier Wochen abgewartet werden.

Chronische Rhinitis

Eine chronische Rhinitis ist naturgemäß wesentlich schwerer zu behandeln als eine akute Rhinitis. Zunächst muß natürlich immer eine Allergie ausgeschlossen werden, die häufig hinter einer chronischen Rhinitis steckt, auch eine Nahrungsmittelallergie. Die Causa der Rhinitis muß unter Umständen mitbehandelt werden. Aufgrund psychischer Probleme kann ein Patient »die Nase voll haben«, er entwickelt einen chronischen Schnupfen. Häufig besteht ein Abusus von Nasentropfen. Ganz schwierig ist auch die Behandlung, wenn zuvor Betamethason eingenommen wurde. Leider wird dies häufig bei chronischem Schnupfen verordnet, die Patienten sind derart süchtig danach, daß das Mittel kaum abzusetzen ist. Außerdem sind die Patienten nach Celestamine® reaktionsstarr, so daß die homöopathische Behandlung nicht gleich greift.
Bei einer chronischen Rhinitis mit zähem weißlich-gelbem Schleim ist Kalium bichromicum D4 (3x1 Tbl. tgl.), später Kalium bichromicum D6 angezeigt, bei mehr grünem Sekret, wie bei der akuten Rhinitis, Thuja D3, wobei später auch noch andere Potenzen zum Einsatz kommen. Bei weißlichem Sekret kann mit Luffa D6 über längere Zeit behandelt werden. Beim angeborenen Schnupfen der Säuglinge ist eine Einmalgabe von Luesinum D200 angezeigt. Bei verstopfter Nase ohne wesentliches Sekret ist eine Einmalgabe von Natrium muriaticum D200 Mittel der Wahl (BI, S. 129).

Privinismus

Abschwellende Nasentropfen dürfen maximal fünf Tage angewandt werden. Erfolgt eine weitere Benutzung, tritt relativ schnell eine Sucht auf, die Patienten gewöhnen sich daran. Dies besonders durch Rebound-Effekt, da nach dem Absetzen von Nasentropfen die Nasenatmung regelmäßig schlechter ist als zuvor. Die Patienten weigern sich meistens, die Nasentropfen abzusetzen, da sie angeblich nachts nicht schlafen können.
Nachts ist die Nasenatmung tatsächlich schlechter, da aufgrund des osmotischen Gewebedrucks die Nase eher zuschwillt als im Stehen.

Die Patienten mit Privinismus sind psychologisch gut zu führen. Zunächst ist ihnen klarzumachen, wie abschwellende Nasentropfen wirken. Es ist darauf hinzuweisen, daß durch alphamimetische Wirkung die Blutzufuhr zur Nase vermindert wird, durch die verminderte Durchblutung der Nase wird diese krank. Dies ist den Patienten meistens relativ leicht zu erklären. Dann dürfen sie keine Nasentropfen zu Hause haben, sonst wird spätestens nachts um 3 Uhr doch danach gegriffen. Die Patienten sollen, wenn sie nachts nicht schlafen können, aufstehen und umhergehen und nicht ständig im Bett liegenbleiben. Durch das Umhergehen bessert sich die Nasenatmung meistens wieder. Im Zweifelsfall sollen sie ein oder zwei Nächte nicht schlafen, danach können sie auch mit geschlossener Nase in jedem Fall wieder schlafen. Die harte Leidenszeit dauert meistens sieben bis 14 Tage, danach können die Patienten meist problemlos wieder ohne Nasentropfen schlafen. Da abschwellende Nasentropfen homöopathischen Mitteln entgegenwirken, ist das Absetzen von Nasentropfen bei einer homöopathischen Therapie zwingend.
Um die Entwöhnung zu erleichtern, können vorübergehend Luffa-Nasentropfen, die keine schädlichen Nebenwirkungen haben, oder die weiche Nasensalbe:

Dextropur 4,0
Adipis lanae 10,0
Paraff. liquid. ad 20,0

gegeben werden. Gleichzeitig ist eine homöopathische Behandlung erforderlich, um die chronische Rhinitis bzw. chronische Sinusitis in den Griff zu bekommen (s. Seite 130).

Vasomotorische Rhinitis

Wenn die Nase ständig verstopft ist, ohne daß sich Sekret in der Nase befindet, liegt gelegentlich eine vasomotorische Rhinitis vor. Dies muß abgegrenzt werden von einer allergischen oder infektiösen Rhinitis. Möglicherweise liegt immer eine Allergie vor, die man eben nur nicht unbedingt findet. Es kann sich unter Umständen auch um eine toxische Belastung der Nase handeln.
Das Hauptmittel bei der vasomotorischen Rhinitis ist Allium cepa D6 (3x1 Tbl. tgl.) für mehrere Wochen, später Allium cepa D12 (2x1 Tbl. tgl.). Anschließend kann mit Allium cepa LM VI (3 Globuli vor dem Frühstück) weiterbehandelt werden. Es kommen aber auch Konstitu-

tionsmittel in Frage, wie Lycopodium, Natrium muriaticum, Lachesis und Arsenicum album. Gelegentlich kommen auch Erbnosoden wie Tuberkulinum, Medorrhinum und Luesinum zur Anwendung. Die Therapie ist sehr individuell und oft langwierig.
Es kommt auch eine langfristige Therapie mit Capsicum D6 in Frage.

Rhinitis sicca

Hier ist ausnahmsweise eine Lokalbehandlung günstiger als eine reine homöopathische Behandlung. Ich behandle über längere Zeit lokal mit einer speziellen Nasensalbe (s. Seite 74).
Zusätzlich ist die Gabe von Luffa D6 (3x1 Tbl. tgl.) über 4 Wochen, anschließend Luffa D12 (2x1 Tbl. tgl.) angezeigt.

Ozäna

Die Ozäna, oder weniger vornehm »Stinknase«, zeichnet sich durch ein extrem zähes Sekret und eine zahlreiche Borkenbildung im Naseninnern aus. Das Sekret stinkt häufig. Die Patienten sind in der Gesellschaft dadurch unter Umständen erheblich behindert. Die Nasenmuscheln sind meistens auffallend klein. Sehr häufig findet sich die Ozäna bei Osteuropäern und bei Jugoslawen.
Die homöopathische Behandlung hilft hier wesentlich weiter, da die schulmedizinische Behandlung bei dieser Krankheit nicht viel zu bieten hat. Mittel der Wahl ist Kalium bichromicum D4 und Hydrastis D4, welches im Wechsel 3mal am Tag über Monate gegeben wird.
Später kommt dann eine höher potente Behandlung mit Kalium bichromicum D6 und Hydrastis D6, später mit jeweils D12 in Frage. Zusätzlich kommt noch unter Umständen eine Lokalbehandlung mit Salzspülungen und einer Nasensalbe:

Dextropur 4,0
Adipis lanae 10,0
Paraff. liquid. ad 20,0

in Frage.

Sinusitis

Es ist hier zu unterscheiden zwischen Entzündungen der vier verschiedenen Nebenhöhlen (Sinus maxillares = Kieferhöhlen, Sinus frontales = Stirnhöhlen, Sinus sphenoidales = Keilbeinhöhlen und Sinus ethmoidalis = Siebbeinzellen).
Eine Nasennebenhöhlenentzündung kann die verschiedensten Kopfschmerzsymptome zur Folge haben, insbesondere Oberkieferschmerzen beidseits, die sich beim Bücken verschlechtern, diffuser Druck im Stirnbereich, Schläfenkopfschmerzen, neuralgiforme Schmerzen usw. Die Schmerzsymptomatik hängt meistens davon ab, welche Region des Nebenhöhlengebiets mehr oder weniger befallen ist. Bei einer Sinusitis werden meiner Ansicht nach in der HNO-Heilkunde die meisten Fehler gemacht. So ist im allgemeinen nicht der Zusammenhang zwischen der Darmflora und dem Nasennebenhöhlensystem bekannt. Bei einer normalen Darmflora gibt es praktisch keine Nasennebenhöhlenentzündung. Den Zusammenhang kennen die Chinesen schon mehrere tausend Jahre, er läßt sich aus den Akupunkturregeln leicht ableiten. Anamnestisch geben Patienten immer auch Darmbeschwerden an. Auffallenderweise benötigt man für die Behandlung von Nasennebenhöhlenentzündungen und Darmerkrankungen wie Colitis ulcerosa und Morbus *Crohn* fast dieselben homöopathischen Arzneien. Gibt man bei einer akuten eitrigen Kieferhöhlenentzündung Antibiotika, werden nicht nur die Keime in der Kieferhöhle (vielleicht) abgetötet, sondern auch die physiologische Darmflora. Durch die iatrogene Darmerkrankung wird die akute Sinusitis chronisch, das zweite und dritte Antibiotikum wirkt auch nicht mehr, die Kieferhöhlen werden operativ »saniert«, womit der Patient dann meistens seine Beschwerden für immer behält. Mit abschwellenden Nasentropfen wird die Nasenschleimhaut ausgetrocknet, so daß die Nasenluftpassage weiter eingeschränkt wird und die natürlichen Ostien verlegt werden. Außerdem haben dadurch die Bakterien wesentlich bessere Möglichkeiten, in noch nicht befallene Regionen vorzudringen. Mit Schmerzmitteln und fiebersenkenden Mitteln wird das Fieber unterdrückt, so daß ein natürlicher Abwehrmechanismus des Körpers außer Funktion gesetzt wird.
Mit einer Kieferhöhlenspülung werden zusätzliche Keime in die Kieferhöhlen eingebracht.
Krankheitssymptome sollten nicht unterdrückt werden, vielmehr muß regulierend in den Krankheitsverlauf eingegriffen werden. Bei Schnupfen und Sinusitis sollte in jedem Fall auf abschwellende Nasentropfen, Schmerzmittel, fiebersenkende Mittel und Antibiotika verzichtet werden (BI, S. 130).

Akute Sinusitis maxillaris, Empyem

Es handelt sich um eine Krankheit, die in einer HNO-Praxis sehr häufig vorkommt, vor allem in den Wintermonaten.
Früher führte ich selbst auch Kieferhöhlenspülungen durch, seit ich aber nach dem folgenden Schema behandle, hatte ich keinen Fall mehr, bei dem eine Spülung nötig war.
Zunächst gebe ich einmalig Aconit D30 (3x5 Globuli im Abstand von 2 Std.), anschließend Cinnabaris D3 (3x1 Tbl. tgl.) oder bei Versagen Kalium bichromicum D4 (3x1 Tbl. tgl.). Zusätzlich verordne ich als Begleitmedikament Sinupret® und lasse mit Kamille und Emser Salz inhalieren. Zu Beginn ist außerdem eine Eigenblutspritze günstig. Hierbei entnehme ich 1 ml Venenblut, vermische es mit etwas Natriumcitrat und 1 ml Procain und injiziere die Mischung intramuskulär. In schweren Fällen sollte wegen der Darmbeteiligung Zucker, Weißbrot und Schweinefleisch verboten werden. Bei sehr starken Schmerzen kann zusätzlich Procain in die Fossa canina (Grube vor der Kieferhöhle) injiziert werden.
Das Schema ist insgesamt relativ einfach und hilft bei über 90% der akuten Kieferhöhlenentzündungen. Bei Versagen muß auch an andere homöopathische Mittel gedacht werden, insbesondere kommen Arsenicum album, Natrium muriaticum, Sulfur, Lycopodium, Lachesis oder Pulsatilla in Betracht.

Akute Sinusitis frontalis, Empyem

Eine eitrige Sinusitis frontalis ist wesentlich gefährlicher als eine eitrige Kieferhöhlenentzündung. Gefürchtet ist der Durchbruch der relativ dünnen Stirnhöhlenhinterwand mit folgendem Hirnabszeß. Glücklicherweise habe ich noch niemals in der Praxis einen derartigen Krankheitsverlauf gesehen.
Tritt ein ausgeprägtes Oberlidödem auf, muß der Patient streng kontrolliert werden. Bei einer Sinusitis frontalis treten fast regelmäßig sehr starke Stirnkopfschmerzen auf.
In diesem Fall gebe ich als erstes Mittel einmalig Natrium muriaticum D200. Ansonsten wird mit hohen Einlagen und *Muck*schen Saugungen behandelt, dabei wird der Eiter durch die Nase von der Stirnhöhle abgesaugt. Außerdem erhalten die Patienten wie bei einer eitrigen Kieferhöhlenentzündung Cinnabaris D3 und Sinupret®, Inhalationen und Rotlichtbestrahlungen und eine Eigenblutspritze. Bei extremen Kopfschmerzen injiziere ich noch zusätzlich Novocain® in den Schmerzpunkt. Am einfachsten injiziert man Procain nach der Dawos-Methode, da wo's wehtut. Dies führt im allgemeinen zu einer raschen Besserung.

Sinusitis maxillaris chronica

Eine chronische Kieferhöhlenentzündung ist durch einen lang andauernden Verlauf gekennzeichnet, es treten immer wieder Episoden von akuten Kieferhöhlenentzündungen auf, häufig bestehen Kopfschmerzen im Oberkiefer- oder Stirnbereich und chronische Schnupfenbeschwerden. Oft steht eine Allergie oder eine Quecksilberintoxikation hinter derartigen Beschwerden, dies muß natürlich abgeklärt werden. Selbstverständlich muß auch an einen Fremdkörper in der Kieferhöhle gedacht werden oder auch an ein Karzinom. Tumore in diesem Bereich sind allerdings glücklicherweise relativ selten.
Bei chronischer Sinusitis maxillaris hat sich eine Mischung sehr bewährt:

Kalium bichromicum D12
Sulfur jodatum D6
Allium cepa D4
Luffa D12
aa ad 80,0 ml

Es werden 3x5 Tropfen tgl. eingenommen, etwa 1 bis 2 Monate lang. Ansonsten gebe ich als Resorptions- und Eiterungsmittel Sulfur jodatum D12. Bei einseitiger chronischer Sinusitis mit übelriechender Sekretion wird Hepar sulfuris D6 (3x1 Tbl. tgl.) verordnet. Als chronisches Eiterungsmittel kommt Silicea D6 (3x1 Tbl. tgl.) in Frage. Silicea ist auch das Mittel der Wahl bei gleichzeitig bestehenden Schwindelbeschwerden, beim sogenannten sinugenen Schwindel (s. Seite 72). Bei entsprechenden Modalitäten (Platzangst, Hochhausangst und häufige Magenschmerzen) ist Argentum nitricum D12 (2x1 Tbl. tgl.) das Heilmittel. Bei jeder Sinusitis muß nach einer Darmerkrankung gefragt werden. Die meisten Patienten geben dabei Probleme mit der Verdauung an. Häufig steckt eine Allergie hinter der chronischen Sinusitis, insbesondere eine Nahrungsmittelallergie. In diesen Fällen ist immer sehr individuell zu behandeln. Karenzmaßnahmen sind oft nicht möglich wegen einer polyvalenten Allergie oder werden vom Patienten mangels Einsicht nicht eingehalten.

Je nach Ausprägung der allergischen Komponente wird zunächst die Allergie als solche behandelt (s. Seite 98).

Krankengeschichte: Am 17.11.1986 suchte eine damals 45jährige Patientin, I. P., meine Praxis auf. Sie klagte über einen eitrigen Schnupfen seit Wochen, Fieber, Kopfschmerzen über beiden Augen. Vorausgegangen war eine antibiotische Behandlung. Bei der Untersuchung fand sich eine ausgeprägte Verbiegung der Nasenscheidewand nach links (Septumdeviation), es war kein Eiter erkennbar. Auf der Schädelaufnahme im okzipito-mentalen Strahlengang fand sich eine völlige Verschattung der rechten Kieferhöhle. Die Stirnhöhlen waren frei. Zur akuten Schmerzlinderung injizierte ich Novocain® in die rechte Fossa canina (an die Kieferhöhle), rezeptierte Kalium bichromicum D4 und Sinupret® und begann mit einer physikalischen Behandlung. Am 26.11.1986 ging es der Patientin deutlich besser. Am 5.12.1986 wurde sie notfallmäßig vom Hausarzt erneut geschickt, da die Kopfschmerzen nicht mehr auszuhalten seien. Ich machte notfallmäßig eine Endoskopie der rechten Kieferhöhle. Es fand sich damals schwärzlich verdickte Schleimhaut mit weißem Eiter, zum Teil übelriechend.
Zum Ausschluß einer tumorösen Erkrankung oder einer Tuberkulose führte ich eine Probebiopsie durch. Es handelte sich histologisch um eine schwere unspezifische Entzündung. Mittels konventioneller Röntgentomographie wurde eine Entzündung anderer Nebenhöhlen ausgeschlossen. Ich behandelte weiterhin mit Kalium bichromicum D4 und Sinupret®, worauf sich eine gewisse Besserung einstellte. Sie kam dann wieder am 2.2.1987. Sie klagte über gelegentliche Kopfschmerzen rechts, die aber auszuhalten seien. Gleichzeitig berichtete sie von einem Magengeschwür, welches nicht abheilen wollte, was sicher mit der laufenden Scheidung zusammenhänge. Ich rezeptierte zur Weiterbehandlung den Sinusitis-Cocktail (Kalium bichromicum D12, Luffa D12, Allium cepa D4, Sulfur jodatum D6, aa ad 80,0 D. S. 3x5 Tropfen täglich vor dem Essen). Ich bestellte die Patientin wieder ein, sie kam aber erst wieder am 3.11.1988. Sie klagte über mäßige Oberkieferschmerzen rechts, die die ganze Zeit bestanden hätten. Sie war in Kur, dort wurde wieder röntgenologisch eine Sinusitis maxillaris rechts festgestellt, und sie wurde angewiesen, sich bei mir wieder vorzustellen. Diesmal wurde mir die homöopathische Mittelfindung sehr erleichtert. Sie brachte einen Brief vom Kurarzt mit, auf dem knapp einige Diagnosen aufgeführt wurden, die natürlich alle nichts miteinander zu tun hätten: 1. Magengeschwür, 2. chronische Kieferhöhlenentzündung rechts, 3. Neurose (Platzangst und Höhenangst). Ich schaute mir daraufhin die Patientin genauer an, die ja in meine Praxis immer nur mehr oder weniger unfreiwillig kam. Die jetzt 48jährige Patientin hat dunkle Augen, braunes, langes Haar.
Sie ist weder adipös noch untergewichtig. Die Haltung ist relativ schlaff. Sie ist unruhig und nervös. Das Vertrauen in die Medizin hat sie wohl etwas verloren, da ihr doch kein Arzt richtig helfen könne. Über Schwindelbeschwerden klagt sie nicht. Sie mag zwar gern Süßes, verträgt es aber vom Magen her nicht. Sie habe eine panische Angst in einer Menschenmenge. Dies führt dazu, daß sie sich insgesamt von Gesellschaft zurückzieht. Die drei »unabhängigen« Erkrankungen passen alle zu Argentum nitricum. Sie erhält Argentum nitricum D12, 2x1 Tbl. tgl.
Diesmal geht alles recht rasch. Bereits am 10.11. 1988 berichtet sie, daß die Magenbeschwerden wesentlich besser seien, ebenso die Kopfschmerzen. Am 17.11.1988 läßt sich sonographisch keine Sinusitis mehr nachweisen. Sie hat keinerlei Kopf- und Magenschmerzen mehr, auch psychisch gehe es deutlich bergauf. Sie war seitdem nicht mehr in meiner Behandlung, ich habe aber erfahren, daß es ihr weiterhin gut geht.

Rhinosinusitis polyposa

Es handelt sich hierbei um einen Sonderfall der chronischen Sinusitis mit Polypenbildung, wobei die Polypen hauptsächlich im Siebbeinbereich über den mittleren Nasengang in die Nase wachsen. Praktisch immer besteht gleichzeitig auch noch eine chronische Kieferhöhlenentzündung, häufig auch noch eine chronische Keilbeinentzündung
Ursache der Rhinosinusitis polyposa sind häufig Allergien, insbesondere Milben-, Tier- und Schimmelpilzallergien. Es kommen aber auch sehr oft Nahrungsmittelallergien in Frage, was entsprechend abgeklärt werden muß (s. Seite 103). Patienten mit Rhinosinusitis polyposa vertragen praktisch nie Acetylsalicylsäure. Da bei älteren Menschen zur Schlaganfallprophylaxe vermehrt Acetylsalicylsäure verwendet wird, tritt die Rhinosinusitis polyposa auch immer häufiger auf.
Steht eine Allergie im Vordergrund des Geschehens, ist zunächst eine antiallergische Behandlung erforderlich (s. Seite 98).
Auch die Amalgamintoxikation bzw. Amalgamallergie ist eine häufige Ursache. Bei der Rhinosinusitis polyposa sollte grundsätzlich eine Amalgamsanierung angestrebt werden.
Häufig gelingt die Zurückbildung der Nasenpolypen mit Marum verum D12 (2x1 Tbl. tgl. vor dem Essen). Sehr gut ist die Lokalbehand-

lung mit einer Nasensalbe:
Marum verum D1 10ml
Eucerini anhydr. ad 50,0
m. f. ungt. Nasensalbe.
Manchmal müssen zusätzlich in örtlicher Betäubung Polypen entfernt werden. Inhalationen mit Kamille und Emser Salz drängen die Polypen oft zurück.
Sehr oft ist ein Klimawechsel günstig, insbesondere Nordseeklima. Dort sollte mit Meerwasser inhaliert werden.
Auf Aspirin® ist grundsätzlich zu verzichten.
Streng abzuraten ist von allen Formen der Nasennebenhöhlenchirurgie, da nur unnötig Narben gesetzt werden und die Ursache der Sinusitis nicht behandelt wird.
Die neueren endoskopischen Operationsverfahren sind wesentlich schonender als die früheren radikalen. Die Nebenwirkungsrate scheint auch geringer zu sein. Es bleibt die weitere Entwicklung abzuwarten. Eine konservative Therapie ist meiner Ansicht nach immer einer operativen Therapie im Zweifelsfall vorzuziehen.

Krankengeschichte: Der 68jährige Patient, T. K., kommt erstmals am 3. 2. 1994 in meine Praxis. Seit 3 Jahren habe er diffuse Schmerzen im Stirnhöhlenbereich, ständig laufe Sekret hinten im Rachen herunter. Das Geruchsvermögen sei sehr stark eingeschränkt. Nachts schnarche er. Endonasal fanden sich mittelgroße grauglasige Polypen beidseits, die das Nasenlumen deutlich einschränkten. Die sonstigen HNO-ärztlichen Spiegelbefunde waren regelrecht. Sonographisch ließen sich ebenfalls Polypen nachweisen. Ein Allergietest auf Inhalations- und Nahrungsmittelallergene war negativ. Es wurde eine Behandlung mit der Polypensalbe und Marum verum D12 begonnen. Am 4. 3. 1994 berichtete der Patient, daß er etwas besser Luft bekomme. Es laufe aber immer noch Sekret den Hals hinunter. Am 3. 5. 1994 war der Patient subjektiv beschwerdefrei, Polypen fanden sich aber immer noch endonasal. Das Geruchsvermögen war wieder normal. Am 27. 7. 1994 berichtete der Patient, er sei praktisch beschwerdefrei. Es fanden sich noch kleine Polypen intranasal.
Der Patient wurde seitdem alle 3 Monate kontrolliert, er war auch im Winter beschwerdefrei. Bei der letzten Untersuchung am 9. 10. 1994 berichtete er über keine Probleme von seiten der oberen Luftwege. Endoskopisch fanden sich beidseits noch kleinere Polypen im mittleren Nasengang. Die Nasenluftpassage war nicht eingeschränkt. Sonographisch ließen sich keine Polypen mehr nachweisen.

Anosmie

Bei einer Anosmie kommen die Patienten im Regelfall in die Praxis und klagen über eine »Geruchs- und Geschmacksstörung«. Das subjektive Gefühl der Geruchsstörung resultiert daraus, daß viele Wahrnehmungen beim Essen über das Geruchsorgan erfolgen, und nicht über das Geschmacksorgan. »Geschmeckt« wird lediglich süß, sauer, salzig und bitter. Die Wahrnehmung »scharf« geht über Schmerzsensoren, sämtliche Aromen gehen über den Geruchsnerv. Man kann ganz einfach selbst ausprobieren, wie sich eine reine Geruchsstörung auswirkt, indem man beim Essen die Nase zuhält. Bei einer Anosmie erreichen Geruchsstoffe häufig nicht die Riechrinne. Hat dies mechanische Ursachen, muß entsprechend behandelt werden. Häufig sind Nasenpolypen die Ursache, es kann sich aber auch um eine diffuse Schleimhautschwellung bei einer Allergie oder eine Rhinitis handeln oder um eine Austrocknung der Nasenschleimhaut. Differentialdiagnostisch ist natürlich auch an Tumore im Olfaktoriusbereich zu denken. Eine tatsächlich gleichzeitige Geruchs- und Geschmacksstörung kommt praktisch nie vor, da die Wahrnehmungen völlig anders fortgeleitet werden. Häufig tritt eine Anosmie infolge eines Hinterkopftraumas auf, wobei die Riechfäden abreißen. Eine Behandlung ist nicht mehr möglich.
Handelt es sich um eine idiopathische Anosmie, gelingt die homöopathische Behandlung häufig mit einer Einmalgabe von Natrium muriaticum D200 und der Verordnung von Luffa D6 (3x1 Tbl. tgl.) und später Luffa D12 (2x1 Tbl. tgl.) über einen längeren Zeitraum. Dies führt in einem sehr großen Anteil der Fälle zu einer Wiederherstellung des Geruchsvermögens.

Krankengeschichte: Eine 61jährige Patientin, A. H., kommt erstmals am 27. 9. 1989 in meine Praxis. Sie hatte im Mai 1989 einen grippalen Infekt, seitdem rieche und schmecke sie nichts mehr. Beim Geruchs- und Geschmackstest werden alle Geschmacksstoffe und Salmiak erkannt, Geruchsstoffe werden nicht wahrgenommen. Die HNO-ärztlichen Spiegelbefunde sind sämtlich regelrecht, eine Sinusitis liegt nicht vor. Ich gab der Patientin einmal Natrium muriaticum D200 und rezeptierte Luffa D6 (3x1 Tbl. tgl.). Am 25. 10. 1989 war das Geruchsvermögen abgeschwächt wieder da, ich rezeptierte Luffa D12 (2x1 Tbl. tgl.), innerhalb von 4 Wochen normalisierte sich das Geruchsvermögen.

Epistaxis

Akutes Nasenbluten ist eine der Krankheiten, die homöopathisch sehr einfach behandelt werden können. Kommt ein Patient blutend in die Praxis, ist das erste Mittel Phosphor D200 (DHU; intravenös). Das Nasenbluten steht unabhängig von der Ursache innerhalb von 5 bis 10 Minuten. Ich habe bis jetzt noch keinen einzigen Therapieversager erlebt. Die Ursache ist, wie gesagt, beim akuten Bluten zunächst einmal nebensächlich. Es kann sich um eine Hypertonie handeln, um ein Plasmozytom, um einen Morbus *Osler* oder eine schwere Infektion, eine Gerinnungsstörung oder eine lokale Irritation, die Blutung kommt praktisch immer zum Stehen. Allerdings muß die Nase dann natürlich anschließend untersucht werden, um die Ursache der Blutung abzuklären. Meistens blutet es von einem bestimmten Punkt der Nasenscheidewand, dem sogenannten Locus *Kiesselbachii*.

Während die akute Blutung sehr einfach zu behandeln ist, und praktisch immer zum Stehen kommt, neigt die Erkrankung natürlich zu Rezidiven. Langwieriges Nasenbluten ist auch relativ gut homöopathisch zu behandeln, allerdings gibt es hier Therapieversager.

Auch bei rezidivierendem Nasenbluten ist Phosphor D200 das Mittel der ersten Wahl. Bei Kindern und Jugendlichen hilft häufig Cactus D6 (3x1 Tbl. tgl.), insbesondere wenn eine Herzanamnese bekannt ist. Ansonsten kommt bei Kindern und Jugendlichen Erigeron canadensis D6 (3x1 Tbl. tgl.) in Frage. Tritt vor dem Nasenbluten Kopfweh auf und sind die Kopfschmerzen schlagartig mit Beginn des Nasenblutens besser, ist Melilotus officinalis D6 (3x1 Tbl. tgl.) Mittel der Wahl. Insbesondere in diesem Fall verbietet sich eine Nasentamponade, da ansonsten die Kopfschmerzen chronisch werden können.

Bei Kindern und Jugendlichen kommt als erstes Mittel Erigeron canadensis D6 (3x1 Tbl. tgl.) in Frage. Bei Jugendlichen und Erwachsenen, häufig mit einer Herzanamnese, hilft meist Cactus D6 (3x1 Tbl. tgl.).

Bei Nasenbluten infolge von Traumen ist Arnica zu verordnen (Arnica D2, alle 30 Min. eine Tbl. lutschen).

Bei Venengeflechten am Locus *Kiesselbachii* und gleichzeitig meist vorkommenden Hämorrhoiden und Krampfadern ist Hamamelis D3 (3x1 Tbl. tgl.) über längere Zeit angezeigt.

Zusätzlich sind häufig physikalische Maßnahmen günstig, z. B. ein Eisbeutel im Nacken. Heiße Bäder und heißes Duschen sollten vermieden werden.

Außerdem kommt noch im akuten Stadium eine Behandlung mit MSL-Salbe in Betracht:

Menthol 0,1
Sol. suprarenini 1:1000 1,5
Liqu. alu. acet. 3,0
Paraff. Liqu. Adeps lanae anhyd.
aa ad 30,0

oder mit einer anderen Nasensalbe

Dexotropur 4,0
Adipis lanae 10,0
Paraff. Liquid. ad 20,0.

Es ist zu beachten, daß Nasenbluten oft auf eine konstitutionelle Schwäche hinweist und daß daher das richtige Konstitutionsmittel gefunden werden muß.

Sollte dieses Therapieschema ausnahmsweise nicht zum Erfolg führen, hilft das Nachschlagen im Repertorium (167) weiter (BI, S. 130).

Epipharynx

Adenoide Vegetationen bei Kindern

Im Volksmund werden die adenoiden Vegetationen als »Polypen« bezeichnet. Dies ist nicht korrekt und führt zu zahllosen Mißverständnissen, auch bei Ärzten. Während adenoide Vegetationen eine lymphatische Hyperplasie darstellen, die insbesondere im Kindesalter bis 10 Jahren auftritt, handelt es sich bei Nasenpolypen um echte Polypenbildung in der Nase, wie sie praktisch nur bei Erwachsenen vorkommen (s. Seite 77). Die beiden Krankheitsbilder haben also überhaupt nichts miteinander zu tun. Werden die adenoiden Vegetationen bei Kindern operativ entfernt, ist dies eine »Adenotomie« und nicht eine »Polypektomie«.

Bei den adenoiden Vegetationen handelt es sich um lymphatisches Gewebe, welches nicht konstant ist. Das Gewebe kann größer und kleiner werden, was von der Infektionsbereitschaft und der Zahl der Infektionen abhängt. Bei rezidivierenden Infekten der oberen Luftwege im Kindesalter schwillt das Gewebe, durch das Anschwellen des Gewebes treten die Infekte häufiger auf, es kommt zu einem Teufelskreis. Treten einmal weniger Infekte auf, geht das lymphatische Gewebe wieder zurück. Im Regelfall ist mit zehn Jahren das lymphatische Gewebe praktisch nicht mehr nachweisbar, es persistiert nur ausnahmsweise im Erwachsenenalter. »Adenoide Vegetationen« im Erwachsenenalter sind daher immer karzinomverdächtig. Da es sich nicht um ein statisches Gewebe handelt, ist auch die Entfernung der adenoiden Vegetationen durch eine Operation nur selten nötig. Die adenoiden Vegetationen können vielmehr homöopathisch verkleinert werden. Dabei muß eine Arznei verwandt werden, die einerseits direkt das lymphatische Gewebe im Epipharynx verkleinert, andererseits dafür sorgt, daß die Infekte nicht mehr so häufig auftreten. Günstig sind hierbei die Kombinationen von Barium und Calcium mit Halogenen. Außerdem ist die Verabreichung von Erbnosoden erforderlich, insbesondere Tuberkulinum wie bei fast allen chronischen Erkrankungen. Bei adenoiden Vegetationen ohne vergrößerte Mandeln bzw. ohne chronische Tonsillitis muß zunächst gefragt werden, wie oft die Kinder Antibiotika erhalten haben. Die meisten Kinder haben derartige Medikamente nämlich relativ häufig bekommen. In diesem Fall beginne ich mit einer Behandlung mit Nux vomica D200 und Okoubaka D3 Glob. (3x5 Glob. tgl.) für 4 Wochen. Allein diese Behandlung führt häufig bereits zu einer Stabilisierung, so daß die adenoiden Vegetationen deutlich zurückgehen. Anschließend wird die Behandlung mit Tuberkulinum D200 fortgesetzt, was einmalig verabreicht wird. Haben die Kinder keine Antibiotika zuvor erhalten, ist die Behandlung mit Nux vomica und Okoubaka nicht erforderlich, man kann gleich mit Tuberkulinum beginnen. Anschließend gebe ich Barium jodatum D4 (3x1 Tbl. tgl.) für 4 Wochen, dann Barium jodatum D6 (3x1 Tbl. tgl.) für 4 Wochen, darauf folgend Barium jodatum D12 (2x1 Tbl. tgl.) für 6 Wochen, und zuletzt Barium jodatum D30 (1 Tbl. sonntags v. d. Frühstück) für 6 Monate. Je nach Ausprägung der adenoiden Vegetationen muß gelegentlich von dem Schema abgewichen werden. Während der Behandlung dürfen keinesfalls Antibiotika verabreicht werden, da dies die adenoiden Vegetationen praktisch immer wieder vergrößert. Akute Infekte müssen unbedingt homöopathisch behandelt werden.

Der Fortgang der Behandlung ist häufig durch das direkte Betrachten der adenoiden Vegetationen zu kontrollieren, allerdings ist der Epipharynx naturgemäß nicht bei allen Kindern einsehbar. Es fällt aber auf, daß die Eltern sehr schnell berichten, daß die Kinder weniger schnarchen. Außerdem läßt sich am Ohrbefund der Verlauf kontrollieren, da ja häufig gleichzeitig eine Tubenbelüftungsstörung vorliegt, die mit zunehmendem Behandlungserfolg zurückgeht (BI, S. 130).

Epipharyngitis

Bei der isolierten Epipharyngitis handelt es sich um eine starke Verschleimung im Epipharynx bzw. um eine Eiterbildung im Epipharynx. Häufig ist die Epipharyngitis Begleitsymptom einer Sinusitis oder einer Angina, die Behandlung kann im dortigen Kapitel nachgelesen werden (s. Seite 75 und 82). Im isolierten Befall des Epipharynx gebe ich Kalium bichromicum D4 (3x1 Tbl. tgl.) und Sinupret®. Gegebenenfalls lasse ich noch mit Emser Salz und Kamille inhalieren. Die Krankheit heilt problemlos aus.

Lymphatische Hyperplasie von Erwachsenen

Hierbei handelt es sich um Reste von adenoiden Vegetationen im Kindesalter. Eine homöopathische Behandlung dieser Reste ist meistens bei Erwachsenen relativ schwierig. Ich empfehle eine Behandlung mit Einmalgabe von Tuberkulinum D200 und der Verordnung von Mercurius bijodatus D12 (3x1 Tbl. tgl.) über mehrere Wochen. Je nach Beschwerdebild müssen aber gegebenenfalls diese Hyperplasien chirurgisch entfernt werden. Ein Karzinom ist hier natürlich immer auszuschließen.

Mund und Oropharynx

Akute Angina tonsillaris

Die verschiedenen Formen der Angina sind homöopathisch sehr gut zu behandeln. Es gibt im Streitgespräch mit Nichthomöopathen immer wieder Auseinandersetzungen darüber, ob es nicht zu gefährlich sei, bei einer streptokokkenbedingten Angina auf ein Antibiotikum zu verzichten. Ich selbst halte die Behandlung einer akuten Angina mit homöopathischen Mitteln, solange sie richtig erfolgt, für unproblematisch. Es ist wohl unbestritten, daß Komplikationen um so weniger auftreten, je schneller die Angina ausgeheilt ist. Die homöopathische Behandlung geht im Regelfall wesentlich schneller als die antibiotische. Durch die antibiotische Behandlung wird die Rezidivneigung der Anginen gefördert, wodurch wiederum die Gefährdung erhöht ist. Ich habe sehr viele Patienten, die regelmäßig, z. B. alle 3 Monate, eine Streptokokkenangina bekamen, die Kollegen immer wieder mit Penicillin behandelten. Nach einer durchgemachten Angina ohne Antibiotika verschwanden dann die Rezidive (BI, S. 131).

Streptokokkenbedingte Angina bzw. Scharlach

Beim Scharlach handelt es sich um eine Krankheit im Kindesalter, die in letzter Zeit in unserer Gegend sehr oft auftritt. Mitschuld an der Häufigkeit von Scharlach dürfte die ständige Penicillinbehandlung der Kinder und der Angehörigen sein. Die Patienten setzen sich nicht mit dem Scharlach auseinander und es folgen ständige Rezidive. Dadurch wird auch die Infektionskette unterhalten. Zum Teil geht es sogar so weit, daß vom Gesundheitsamt aus regelmäßig Rachenabstriche angefertigt werden und auch völlig gesunde Kinder ohne jegliche Symptome dann Antibiotika erhalten, wenn sie Streptokokkenträger sind. Dies ist völlig unsinnig, da etwa 20% unserer Bevölkerung beta-hämolysierende Streptokokken der Gruppe A im Hals haben. Ist der betreffende Patient damit im Gleichgewicht, so sehe ich da überhaupt keine Probleme. Treten Symptome auf, muß behandelt werden.

Dies ist glücklicherweise beim Scharlach relativ einfach, da praktisch immer das gleiche Mittel zum Erfolg führt.

Der Scharlach ist gekennzeichnet durch hochrote Tonsillen, die kaum eitrig sind. In diesem Fall ist Belladonna D30 (3x5 Globuli im Abstand von 12 Std.) Mittel der Wahl. Danach ist der Scharlach praktisch immer ausgeheilt, auch wenn noch abstrichmäßig Streptokokken im Rachen vorhanden sind.

Sind die Mandeln bereits deutlich eitrig belegt und ist die Rötung weniger ausgeprägt, ist Mercurius solubilis D12 (3x1 Tbl. tgl.) häufig indiziert. Es ist oft so, daß mit Belladonna D30 begonnen wird und dann mit Mercurius solubilis D12 weiterbehandelt wird.

Ist die Schleimhaut dunkelrot und strahlen die Schmerzen ins Ohr aus, ist Phytolacca D6 (3x1 Tbl. tgl.) angezeigt.

Beginnt die Angina rechts und setzt sich links fort, ist Lycopodium D6 (3x1 Tbl. tgl.) das richtige Mittel, beginnt die Angina links und setzt sich rechts fort, ist Lachesis D12 (3x5 Tropfen tgl.) angezeigt.

Sind die Tonsillen auffallend blaß, wird Apis D6 (alle 2 Std. 5 Globuli) verordnet.

Sind die Tonsillen dick eitrig und ist der Patient auffallend schmerzfrei, kommt eine Behandlung mit Baptisia D6 (3x1 Tbl. tgl.) in Betracht. Häufig handelt es sich um einen Zufallsbefund, da die Patienten wegen einer schmerzlosen Angina normalerweise nicht in die Praxis kommen.

Bei einseitiger rechtsseitiger Angina verordne ich Apis D6 (alle 2 Std. 5 Tropfen).

Wechselt die Angina ständig die Seite und geht von links nach rechts und von rechts nach links und wieder nach rechts, ist Lac caninum D6 (3x1 Tbl. tgl.) Mittel der Wahl wie bei allen wechselseitigen Beschwerden.

Bei Erwachsenen ist zusätzlich die intravenöse Injektion der Dreierspritze (Echinacea D4, Lachesis D12, Pyrogenium C30) günstig. Bei Kindern kann dies naturgemäß nur selten durchgeführt werden. Zusätzlich versuche ich den Eiter durch Absaugen zu entfernen und pinsele mit Pyoctanin, außerdem unterstützt Mikrowellenbestrahlung die Heilung.

Herpangina

Es handelt sich um eine eher seltene Anginaform, die durch Coxsackie-Viren verursacht wird. Die Herpangina ist durch eine Bläschenbildung auf der Schleimhaut und auf den Tonsillen gekennzeichnet. Im Gegensatz zur Stomatitis aphthosa finden sich die Bläschen auch auf den Tonsillen. Die Behandlung ist sehr sicher durchführbar mit Kalium bichromicum D4 (3x1 Tbl. tgl.). Zusätzliche Lokalmaßnahmen wie Pinselungen sind hier nicht nötig und bereiten nur unnötige Schmerzen.

Pfeiffersches Drüsenfieber (Monozyten-Angina)

Es handelt sich um eine Anginaform, die durch den *Epstein-Barr*-Virus verursacht ist und meistens auch mit einer Leber- und Milzschwellung einhergeht. Das *Pfeiffer*sche Drüsenfieber wird im Anfang häufig mit einer bakteriell bedingten Angina verwechselt. Die Mandeln sind meistens sehr groß, hochrot und eitrig belegt. Serologisch und aus dem Differentialblutbild ist die Diagnose einfach zu stellen. Auch hier kann die homöopathische Behandlung die Heilung beschleunigen. Mittel der Wahl ist Kalium jodatum D3 (3x10 Tropfen tgl.). Ansonsten sollten wieder Lokalmaßnahmen erfolgen wie Absaugen der Mandeln, Pyoctaninpinselungen und Mikrowellenbestrahlung.

Peritonsillarabszeß

Der Peritonsillarabszeß ist ein sehr gefährliches Krankheitsbild, das meistens sehr dramatisch abläuft und zur Sepsis führen kann. Außerdem ist ein Übergreifen des Ödems auf den Racheneingang mit Erstickungsgefahr möglich. Der Abszeß kann sich ausbreiten als parapharyngealer Abszeß mit Thrombose der Vena jugularis. Ich persönlich habe relativ lang gebraucht, bis ich in der Lage war, einen Peritonsillarabszeß ohne Antibiotika und ohne chirurgische Behandlung in den Griff zu bekommen. Inzwischen gelingt die Behandlung in praktisch allen Fällen sehr sicher.
Um den Abszeß zum Einschmelzen zu bringen, verabreiche ich Hepar sulfuris D200 (3x5 Globuli im Abstand von 2 Std.).
Außerdem erhalten die Patienten die Dreierspritze (Echinacea D4, Lachesis D12 und Pyrogenium C30) intravenös. Bei rechtsseitigem Abszeß wird Apis D6 (alle 2 Std. 5 Tropfen), bei linksseitigem Abszeß Lachesis D12 (alle 2 Std. 5 Tropfen) verabreicht. Zusätzlich führe ich eine Mikrowellenbestrahlung durch.
Bei der Behandlung dieser Erkrankung finden sich die meisten Widersprüche zu den konventionellen HNO-Lehrbüchern, die meistens eine Abszeßtonsillektomie und/oder antibiotische Behandlung fordern. Ich sehe hierzu überhaupt keinen Grund.
Ich halte hier die schulmedizinische Behandlung für viel zu gefährlich, zahlreiche Todesfälle nach Abszeßtonsillektomie sind bekannt. Insbesondere ist die Nachblutung nach Abszeßtonsillektomie gefürchtet. Der Nachteil der homöopathischen Behandlung ist in diesem Fall allerdings, daß die Patienten täglich kontrolliert werden müssen, auch am Wochenende.

Krankengeschichte: Eine 24jährige Patientin, J. T., kam erstmals am 26. 4. 1990 in meine Praxis. Sie klagte über starke rechtsseitige Halsschmerzen seit dem 18. 4. 1990, die vom Hausarzt mit Meditosin® behandelt worden waren. Es fand sich eine ausgeprägte Rötung und Vorwölbung des rechten vorderen Gaumenbogens. Die sonstigen HNO-ärztlichen Spiegelbefunde waren regelrecht. Auch sonographisch ließ sich ein Abszeß nachweisen. Ich verabreichte Hepar sulfuris D200 (3x5 Globuli im Abstand von 2 Std.), injizierte die Dreierspritze (Echinacea D4, Lachesis D12 und Pyrogenium C30) intravenös und rezeptierte Apis mellifica D3 (alle 2 Std. 5 Tropfen), außerdem wurde eine Mikrowellenbestrahlung der rechten Halsseite durchgeführt. Am 27. 4. 1990 war der Befund nicht besser, am 28. 4. 1990 war der Befund bereits deutlich rückläufig, die Behandlung wurde unverändert fortgesetzt. Am 30. 4. 1990 war der Abszeß weiterhin rückläufig, am 2. 5. 1990 platzte der Abszeß, die Patientin war praktisch beschwerdefrei, ab 8. 5. 1990 war die Patientin wieder voll arbeitsfähig.
Am 7. 5. 1993 kam es zu einem Rezidiv des rechtsseitigen Peritonsillarabszesses. Der Abszeß wurde wieder identisch behandelt. Am 9. 5. 1993 kam es zu einer Perforation der Abszeßhöhle, die Patientin war daraufhin beschwerdefrei. Die Behandlung dauerte also auch diesmal nur relativ kurz. Die Patientin ist seitdem rezidivfrei.

Chronische Tonsillitis

Unter chronischer Tonsillitis verstehe ich lang andauernde Beschwerden durch die Mandeln. Dies können mechanische Beschwerden durch zu große Mandeln sein, aber auch chronisch eiternde Mandeln oder immer rezidivierende akute Anginen.
Eine Tonsillektomie sollte unbedingt vermieden werden, da die Ursache der chronischen Tonsillitis nicht die Mandeln sind, sondern die betreffende Diathese des Patienten, die behandelt werden muß. Außerdem sind Beschwerden nach Tonsillektomie sehr häufig (s. Seite 85) (BI, S. 131). Die Therapie von Kindern und Erwachsenen ist unterschiedlich:

Kinder

Ein Großteil der chronischen Mandelentzündungen betrifft Kinder. Glücklicherweise sind diese relativ gut in Griff zu bekommen. Ist eine häufige antibiotische Behandlung vorausgegangen, verabreiche ich einmalig Nux vomica D200 und rezeptiere für 4 Wochen Okoubaka D3 (3x5 Globuli tgl.). Anschließend erhalten die Kinder eine Gabe Tuberkulinum D200.
Dunkelhaarige Kinder bekommen darauf Calcium jodatum D4 (3x1 Tbl. tgl.) für 4 Wochen, dann Calcium jodatum D6 (3x1 Tbl. tgl.) für 4 Wochen, anschließend Calcium jodatum D12 (2x1 Tbl. tgl.) für 6 Wochen, und zuletzt Calcium jodatum D30 für 6 Monate (1 Tbl. sonntags v. d. Frühstück). Bei hellhaarigen Kindern ist das Schema folgendermaßen: Calcium bromatum D4 (3x1 Tbl. tgl.) für 4 Wochen, daraufhin Calcium bromatum D6 (3x1 Tbl. tgl.) für 4 Wochen, anschließend Calcium bromatum D12 (2x1 Tbl. tgl.) für 6 Wochen und abschließend Calcium bromatum D30 (1 Tbl. sonntags v. d. Frückstück).
Als Zwischenmittel kommt gegebenenfalls noch eine Gabe Medorrhinum D200 und/oder eine Gabe Luesinum D200 in Frage. Dies ist allerdings sehr selten der Fall.
Handelt es sich um typische Calcium-carbonicum-, Calcium phosphoricum oder Barium-carbonicum-Kinder, kann auch nach dem obigen Schema mit Calcium carbonicum oder Barium carbonicum (ab D4) behandelt werden. Den Erfolg der Behandlung kontrolliere ich immer daran, wie häufig noch Anginen auftreten bzw. wie sich der Abstand zwischen den Tonsillen vergrößert. Werden während dieser Behandlung Antibiotika von anderen Ärzten verabreicht (z. B. von Sonntagsdienstärzten), kommt es regelmäßig zu einer deutlichen Verschlechterung des Krankheitsbildes mit Größenzunahme der Tonsillen. Ist eine antibiotische Behandlung leider erfolgt, muß wieder mit Okoubaka D3 begonnen werden.
Lassen sich Eltern bei jeder Angina wieder zu der Gabe von Antibiotika überreden, ist leider eine homöopathische Behandlung zwecklos. Die Eltern müssen vielmehr überzeugt werden, daß sie Sonntagsdienstärzte meiden, da dies praktisch immer mit der Verordnung von Antibiotika verbunden ist.
Oft vertragen die Kinder keine Kuhmilch. Der Milchkonsum sollte bei derartigen Kindern drastisch eingeschränkt werden. Bei positiven RAST muß unter Umständen auch auf Milchprodukte verzichtet werden.

Krankengeschichte: Der 3jährige Junge, F. T., wird mir erstmals am 4. 5. 1988 vorgestellt. Die Eltern berichten, daß er bisher fünf Anginen hatte, die jeweils hochfieberhaft verliefen und immer antibiotisch behandelt wurden. Er schnarche nachts und höre oft schlecht. Der Junge ist relativ klein für sein Alter, sehr dünn und dunkelhaarig. Der Mund steht offen. Es findet sich ein beidseitiges Mukotympanon, die Nase ist voll von wäßrig-schleimigem Sekret, der Epipharynx ist durch adenoide Vegetationen größtenteils verlegt, die Tonsillen sind sehr groß und berühren sich in der Mitte fast. Der Junge erhält zunächst eine Gabe Tuberkulinum D200 und Calcium jodatum D3 (3x1 Tbl. tgl.). Am 25. 5. 1988 tritt wieder eine eitrige Angina auf, die mit einer Einmalgabe Aconit D30 und Mercurius solubilis D12 (3x1 Tbl. tgl.) behandelt wird, bei Verzicht auf Calcium jodatum. Am 31. 5. 1988 sind die Mandeln noch leicht gerötet, es wird die Behandlung mit Calcium jodatum D3 fortgesetzt. Am 3. 6. 1988 erhält der Junge eine Gabe Luesinum D200, die Behandlung wird mit Calcium jodatum D4 weitergeführt. Im Juni bekommt der Junge an einem Wochenende Halsschmerzen. Die Mutter gibt von sich aus Mercurius solubilis D12 für einen Tag, danach sind die Halsschmerzen weg. Am 6. 7. 1988 geht es insgesamt bereits deutlich besser, der Junge schnarcht nicht mehr, der Schnupfen ist weg. Die Choanen sind zur Hälfte frei, die Trommelfelle retrahiert, es läßt sich aber kein Paukenerguß mehr erkennen. Der Abstand zwischen den Tonsillen beträgt über 1 cm. Die Behandlung wird mit Calcium jodatum D6 (3x1 Tbl. tgl.) und ab 10. 8. 1988 mit Calcium jodatum D12 (2x1 Tbl. tgl.) fortgesetzt. Am 4. 10. 1988 ist der inzwischen vierjährige Junge subjektiv beschwerdefrei, es sind keine Halsschmerzen mehr aufgetreten. Nach Angaben der Mutter hört er normal. Die Tubenbelüftung ist jetzt frei, der Epipharynx ebenso, der Abstand zwischen den Tonsillen beträgt 2 cm. Zur Stabilisierung erhält der Patient für 6 Monate Calcium jodatum D30 (1 Tbl. pro Woche).
Er kommt ohne wesentliche Infekte durch den Winter. Es sind am 16. 3. 1989 weiterhin keine adenoiden Vegetationen nachweisbar.

Erwachsene

Die Behandlung der chronischen Tonsillitis bei Erwachsenen ist wesentlich schwieriger als bei Kindern, da die Ursachen meist länger zurückliegen und Erwachsene auf homöopathische Mittel weniger gut ansprechen. Eine häufige

Ursache der chronischen Mandelentzündung bei Erwachsenen sind Amalgamfüllungen. Dies muß unbedingt abgeklärt werden. Auch kommen Allergien in Betracht, insbesondere Nahrungsmittelallergien (Kuhmilch).
Bei den Erwachsenen empfiehlt sich auch eine Behandlung mit Erbnosoden wie Tuberkulinum D200, Medorrhinum D200 und Luesinum D200. Eine langfristige Therapie mit Mercurius bijodatus D12 (3x1 Tbl. tgl.) und später Mercurius bijodatus D30 (1 Tbl. sonntags v. d. Frühstück) ist sinnvoll. Häufig müssen auch noch Konstitutionsmittel verabreicht werden. Als weiteres Mittel kommt Mercurius solubilis D12 (3x1 Tbl. tgl.), später Mercurius solubilis D30 (1 Tbl. sonntags) oder Silicea D6 (3x1 Tbl. tgl.), später Silicea D12 (2x1 Tbl. tgl.) und dann Silicea D30 (1 Tbl. sonntags) in Frage. Zusätzlich können die Tonsillen mir Procain (Novocain®) neuraltherapeutisch umspritzt werden. Dabei injiziere ich paratonsillär je 1ml Novocain; dies wird nach 1 Woche und nach weiteren 4 Wochen wiederholt.

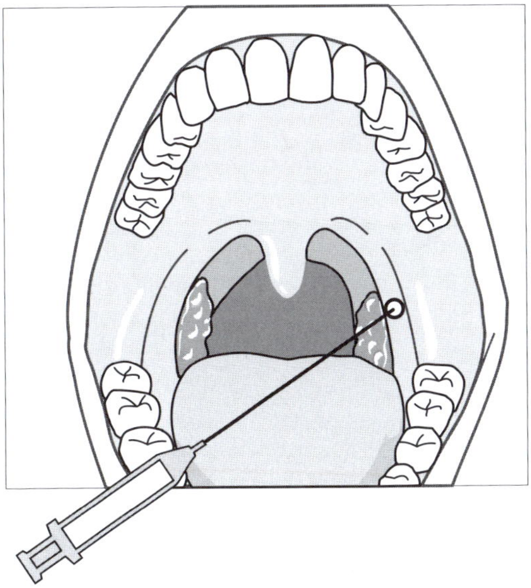

Abb. 9 Punkte zur neuraltherapeutischen Umspritzung der Tonsillen

Zustand nach Tonsillektomie

Jede Tonsillektomie führt zur Narbenbildung, die beim einzelnen Patienten mehr oder weniger ausgeprägt ist. Auffallend haben solche Patienten, die häßliche Narben haben, auch deutlich mehr Beschwerden. Leider spüren die Patienten die Schmerzen nicht am Ort der Narben, sondern an anderer Stelle, so daß die Tonsillektomie häufig nicht als Ursache erkannt wird. Typischerweise treten Schmerzen nach Tonsillektomie nach 5 Jahren auf. Sie beginnen in Bereich der oberen Halswirbelsäule und strahlen in den medianen Stirnbereich aus. Wie alle Narben können auch die Tonsillektomienarben diffuse Kopfschmerzen verursachen. Außerdem tritt bei der Tonsillektomie häufig eine chronische Pharyngitis oder eine chronische Zungengrundtonsillitis auf, auch können sich Reste wie bei einer akuten Angina entzünden.
Das homöopathische Mittel der Wahl bei Narbentonsillektomie ist Calcium fluoratum. Ich gebe in diesem Fall Calcium fluoratum D4 (3x1 Tbl. tgl.) für 4 Wochen, anschließend Calcium fluoratum D6 (3x1 Tbl. tgl.) für 4 Wochen, dann Calcium fluoratum D12 (2x1 Tbl. tgl.) für 6 Wochen und später Calcium fluoratum D30 (1 Tbl. sonntags).
Alternativ kommt noch eine Behandlung mit Conium D4 nach dem gleichen Schema in Frage. Auch hier ist eine neuraltherapeutische Behandlung möglich, wobei Procain in die Tonsillennarben injiziert werden muß.
Die Injektion selbst tut sehr weh, anschließend sind allerdings häufig die Beschwerden schlagartig verschwunden.
Wenn die Beschwerden nach mehreren Tagen rezidivieren, kann erneut injiziert werden.

Krankengeschichte: Eine 40jährige, etwas korpulente, aber dennoch sportliche, blonde, blauäugige Patientin kommt erstmals im Oktober 1987 in meine Praxis.
Sie klagt über Stirnkopfschmerzen beidseits seit mehreren Jahren, die praktisch immer latent vorhanden, vor allem aber bei Wetterwechsel besonders stark sind. 1967 erfolgte eine Tonsillektomie, nach Angaben der Patientin eigentlich ohne Grund. Nach der Tonsillektomie hatte sie Nachblutungen, außerdem starke Halsschmerzen. Es finden sich sehr wüste Tonsillennarben, ansonsten normale HNO-Spiegelbefunde. Eine Sinusitis wird ausgeschlossen. Die Patientin ist nach sportlicher Anstrengung sehr fit, Ruhe belastet sie eher. Sie wirkt leicht depressiv. Als homöopathisches »Narbenmittel« gebe ich Calcium fluoratum D4, 3x tgl. 1 Tbl. Bereits nach 4 Wochen ist die Patientin beschwerdefrei. Sie setzt selbst aus Bequemlichkeit das Mittel ab. Da ein Rezidiv auftritt, wird dann mit Calcium fluoratum D6, 3x tgl. 1 Tbl., später D12, 2x1 Tbl. tgl. und D30, 1 Tbl. pro Woche weiterbehandelt. Die Patientin bleibt dauerhaft beschwerdefrei. Aspektmäßig ändern sich die Narben dabei natürlich nicht.

Akute Pharyngitis

Die Behandlung der akuten Pharyngitis hängt von den Symptomen und dem Schleimhautbefund ab. Begonnen werden kann, wie bei jedem Infekt, mit Aconit D30 (3x5 Globuli im Abstand von 2 Std.). Anschließend wird bei hochroter Schleimhaut Belladonna D30 (3x5 Globuli im Abstand von 12 Std.) verabreicht. Wie bei der akuten Angina kommt bei livider Schleimhaut Phytolacca D6 (3x1 Tbl. tgl.) in Frage, bei rechtsseitiger Pharyngitis und bei blasser ödematöser Schleimhaut Apis D6 (3x5 Tropfen tgl.), bei linksseitiger Pharyngitis Lachesis D12 (3x5 Tropfen tgl.).

Chronische Pharyngitis

Die chronische Pharyngitis ist homöopathisch schwerer zu beeinflussen. Häufig liegt eine toxische Belastung durch Nikotin, Amalgam oder Arbeitsstoffe vor. Diese toxische Belastung muß natürlich beseitigt werden. Bei lymphatischen Hyperplasien der Rachenhinterwand ist Mercurius solubilis D12 (3x1 Tbl. tgl.) über längere Zeit angezeigt. Bei Varizen der Rachenhinterwand ist Hamamelis D3 (3x1 Tbl. tgl.), später D6 (3x1 Tbl. tgl.) Mittel der Wahl. Auch hier ist gelegentlich die Gabe der Erbnosoden (Tuberkulinum, Medorrhinum, Luesinum jeweils D200) indiziert. Auch ein Konstitutionsmittel muß gelegentlich verabreicht werden.

Halsschmerzen ohne organischen Befund

Häufig kommen Patienten in die Praxis, die über starke Halsschmerzen klagen, ohne daß ein pathologischer Befund im Rachenraum und Hypopharynx erhoben werden kann, auch keine Dysphonie kann diagnostiziert werden. Dies ist die Indikation für Wyethia D6 (3x1 Tbl. tgl.) (Bl, S. 131).

Mundsoor

Ein Mundsoor hängt häufig mit einem Soorbefall im ganzen Magen-Darm-Trakt zusammen. Das Pilzmittel, das sich bei mir am besten bewährt hat, ist Knoblauch. Allerdings sind Knoblauchkapseln, die nicht riechen, wirkungslos, da die Schwefelverbindungen entscheidend sind.

Ich empfehle entsprechenden Patienten immer, an Wochenenden, wenn sie es sich leisten können, eine Knoblauchkur durchzuführen. Ansonsten ist zur Lokalbehandlung Allium sativum D2 (ggf. stdl. 1 Tbl. lutschen) angezeigt. Zusätzlich sind natürlich lokale Maßnahmen wie Pinselungen mit Pyoctanin günstig.

Stomatitis aphthosa

Die akute Stomatitis aphthosa ist homöopathisch sehr einfach zu behandeln. Mittel der Wahl ist MKS-Nosode D30 (Nosode der Maul- und Klauenseuche), einmal 5 Globuli. Anschließend wird mit Borax D4 weiterbehandelt. Besonders bei der akuten Stomatitis der Kinder tritt eine rasche Heilung auf. Weitere lokale Maßnahmen sind hier nicht erforderlich. Bei Erwachsenen ist bei der Stomatitis ebenfalls immer eine Behandlung mit Borax D4 (3x1 Tbl. tgl.) angezeigt. Amalgamallergien und Amalgamintoxikationen müssen ausgeschlossen werden.

Zungenbrennen

Hier handelt es sich um ein Symptom, was im allgemeinen sehr schlecht zu behandeln ist; schulmedizinisch gibt es nicht viel. Eine perniziöse Anämie bzw. ein Vitaminmangel müssen ausgeschlossen werden. Es ist in jedem Fall beim Zungenbrennen ohne organischen Befund eine Behandlung mit Capsicum D6 (3x1 Tbl. tgl.) angezeigt. Da es sich meistens um alte Menschen handelt, die ohnehin multimorbid sind und zahllose Medikamente einnehmen, ist die Reaktion auf homöopathische Medikamente aber eher schlecht. Häufig ist das Zungenbrennen auch eine Arzneimittelnebenwirkung. Gelegentlich erstaunt dennoch die Mittelwirkung.

Mundtrockenheit

Auch dies ist nicht eine Domäne der homöopathischen Behandlung. Insbesondere beim Morbus *Sjögren* kann eine Behandlung mit Belladonna D30 oder wöchentlichen i.v.-Injektionen von Acidum formicicum D6 (DHU), später in höheren Potenzen, versucht werden, die Erfolge sind aber eher schlecht. Die Patienten müssen natürlich angehalten werden, viel zu trinken, häufig ist allein eine Exsikkose Ursache der Mundtrockenheit.

Herpes labialis

Die bewährte Indikation beim Herpes labialis ist Rhus toxicodendron D30, man gibt einmalig 5

Globuli. Häufig sind aber bei rezidivierendem Herpes labialis Konstitutionsmittel zu verordnen, meist kommt Natrium muriaticum D200 und Tuberkulinum D200 in Betracht. Eine Lokalbehandlung ist mit einem Trockenextrakt aus Melissenblätter möglich. Billiger ist allerdings Zahnpasta, die auf einen frischen Herpes labialis aufgetragen werden kann.

Ranula

Bei einer Ranula handelt es sich um eine Retentionszyste unter der Zunge, die meistens angeboren oder durch Obliteration des Ausführungsgangs der Glandula sublingualis entstanden ist. Es findet sich beim Untersuchen eine pralle Schwellung unter der Zunge, einseitig, die bläulich durchscheinende Flüssigkeit enthält. Die Therapie ist recht einfach und sicher mit Ambra. Es wird Ambra D6 (3x1 Tbl. tgl.) verordnet.

Zungenbeläge

Zungenbeläge sind keine Krankheit an sich, sie treten aber häufig auf und stören die Patienten oft sehr stark. Zum Teil werden auch Erscheinungen an der Zunge bemerkt, die keinesfalls pathologisch sind, z. B. prominente Papillae circum vallatae. Im Alter schrumpft die Zungenschleimhaut oft etwas, so daß die Papillen dann besonders prominent werden. Auch eine Glossitis rhomboica mediana ist als nicht krankhaft zu bewerten. Es handelt sich um eine rautenförmige erhabene Stelle in der Mitte der Zunge. Häufig steckt eine Krebsangst dahinter. Zungenkarzinome entstehen aber immer am Zungenrand oder Zungengrund, aber praktisch niemals in der Zungenmitte.

Zungenbeläge weisen gelegentlich auf Magenerkrankungen hin. Dann muß dementsprechend behandelt werden. Es gibt andererseits aber charakteristische Zungenbeläge, die auf bestimmte Arzneimittel hinweisen *(35)*.

Bei Antimonium crudum findet sich eine dick belegte, weiße Zunge. Als ob die Zunge mit Milch bedeckt wäre.

Bei Ipecacuanha ist die Zunge auffallenderweise völlig sauber und rein, sogar bei verdorbenem Magen, wo dies eigentlich zu erwarten wäre.

Bei Mercurius solubilis fallen deutliche Zahneindrücke auf. Die Zunge ist insgesamt geschwollen und schlaff.

Bei Nux vomica ist die Zungenwurzel mit einem sehr dicken gelblichen Belag bedeckt, zum Teil sogar schwärzlich. Der vordere Teil der Zunge ist kaum belegt.

Bei Rhus toxicodendron findet sich oft eine trockene, rote, rissige Zunge, gelegentlich mit einem Wärzchen an der Spitze oder Zungenseite. Die Zahneindrücke sind sichtbar.

Bei Natrium muriaticum findet sich gelegentlich eine Landkartenzunge mit großen roten Inselchen und stellenweise fehlenden Papillen.

Bei Pyrogenium ist die Zunge feuerrot und glatt.

Bei Apis mellifica ist die Zunge etwas angeschwollen, die Farbe ist blaß ödematös. Die Patienten wollen kaltes Wasser trinken.

Mundwinkelrhagaden

Mundwinkelrhagaden (Perlèche) sind oft Anzeichen einer Neurodermitis. Salben, die hier häufig angewandt werden, bringen meistens keinen Erfolg. Günstig ist die Verwendung von Acidum nitricum D6 Dilution (3x5 Tropfen tgl.).

Hypopharynx, Kehlkopf, Dysphonien

Zungengrundtonsillitis

Eine Vergrößerung der Zungengrundtonsillen findet sich relativ häufig bei Zustand nach Tonsillektomie. Die Größenzunahme der Zungengrundmandeln kann im Extremfall dazu führen, daß sie von der Größe her bis in den Oropharynx hineinreichen. Die Patienten klagen bei vergrößerten Zungengrundmandeln häufig über ein Druckgefühl im Halsbereich, es können Schluckbeschwerden auftreten. Sind die Zungengrundtonsillen extrem groß, gelten praktisch die gleichen Kriterien wie bei der akuten Angina, da es sich um das gleiche Krankheitsbild handelt (s. Seite 82).
Ansonsten führe ich bei einer chronischen Zungengrundtonsillitis eine Behandlung mit Mercurius solubilis D12 (3x1 Tbl. tgl.) über mehrere Wochen durch.

Akute Laryngitis

Die akute Laryngitis ist durch eine plötzlich auftretende Heiserkeit, häufig in Verbindung mit anderen Infekten der oberen Luftwege und durch eine Rötung der Stimmlippen gekennzeichnet. Sie wird von Nicht-HNO-Ärzten häufiger diagnostiziert als von HNO-Ärzten, da es sich bei der akuten Heiserkeit auch um eine funktionelle Aphonie oder eine andere funktionelle Störung handeln kann. Die Diagnose der akuten Laryngitis kann letztendlich nur durch einen Spiegelbefund erhoben werden. Es gelten ähnliche Kriterien wie bei den anderen akuten Infektionskrankheiten. Am Beginn ist immer die Gabe von Aconit D30 (3x5 Globuli im Abstand von 2 Std.) sinnvoll.
Sind die Stimmbänder hochrot, folgt Belladonna D30 (3x5 Globuli im Abstand von 12 Std.). Bei mehr blaß ödematösen Stimmbändern ist Apis D6 (3x5 Tropfen tgl.) Mittel der Wahl.
Zusätzlich führe ich meist eine physikalische Behandlung mit Inhalationen von Emser Salz durch den Mund und Mikrowellenbestrahlungen des Kehlkopfes durch. Die Patienten sollten möglichst viel trinken und wenig sprechen, vor allem nicht flüstern. Bei Berufen, bei denen auf Sprechen nicht verzichtet werden kann, ist die zusätzliche Verordnung von Echinacea Mundspray (WALA) sinnvoll, welches immer vor längerem Reden gesprüht werden muß.

Dauert die akute Laryngitis länger an, ist bei mehr morgendlicher Heiserkeit Causticum D6 (3x1 Tbl. tgl.) angezeigt, bei mehr abendlicher Heiserkeit Phosphor D12 (2x5 Tropfen tgl.). Ansonsten kommt bei einer entsprechenden Konstitution auch Sulfur D6 (3x1 Tbl. tgl.) in Betracht. Die Frage, ob bei einer akuten Laryngitis das Rauchen verboten werden sollte, ist leider mehr hypothetisch, da ein passionierter Raucher trotz Laryngitis kaum auf seinen Nikotinkonsum verzichtet.
Durch eine Nikotinkarenz wird natürlich die Heilung enorm beschleunigt (BI, S. 132).

Chronische Laryngitis

Die chronische Laryngitis tritt häufig nach Nikotinabusus auf und ist nur sehr schwer zu beeinflussen, wenn die Patienten weiter rauchen. Eine andere Ursache der chronischen Laryngitis ist die Belastung mit Chemikalien bei entsprechenden Arbeiten, insbesondere bei Kontakt mit Lacken.
Häufig läßt im Alter das Durstgefühl nach, es kann dann infolge einer Austrocknung zu einer borkigen chronischen Laryngitis kommen. Eine physikalische Behandlung mit Salzinhalationen und Bestrahlungen sind immer günstig. Zusätzlich kommt eine Behandlung mit Sulfur D6 (3x1 Tbl. tgl.) in Frage, alternativ mit Causticum D6 (3x1 Tbl. tgl.) bei morgendlicher Heiserkeit oder Phosphor D12 (2x5 Tropfen tgl.) bei mehr abendlicher Heiserkeit. Die Behandlung dauert meistens relativ lang und ist sehr schwierig. Auch hier ist eine Behandlung mit Echinacea Mundspray (WALA) sinnvoll.

Reinke-Ödem der Stimmbänder

Beim Reinke-Ödem der Stimmbänder handelt es sich um eine ödematöse Wasseransammlung in einer speziellen Schicht im Stimmbandbereich. Die Reinke-Ödeme treten typischerweise bei Frauen und bei Raucherinnen auf. Da es sich um ein blasses ödematöses Gebilde handelt, ist Apis D6 Mittel der Wahl. Eine Operation, wie sie häufig bei Reinke-Ödemen durchgeführt wird, halte ich persönlich für völlig überflüssig. Bei Nikotinkarenz und unter Apisgaben funktioniert die Behandlung praktisch hundertprozentig.

Stimmbandpapillome

Bei den Stimmbandpapillomen handelt es sich um kleine warzenähnliche Gebilde auf den Stimmbändern, verursacht durch eine Virusinfektion. Es sind praktisch Warzen, nur an ungünstigerer Stelle. Die Stimmbandpapillome werden schulmedizinisch laserchirurgisch abgetragen, neigen aber zu häufigen Rezidiven. Gelegentlich ist dadurch eine Tracheotomie erforderlich. Die Stimmbandpapillome treten oft bei Kindern auf.

Homöopathisch sind Stimmbandpapillome gut mit Thuja zu beeinflussen. Man gibt über 4 Wochen Thuja D3 (3x1 Tbl. tgl.), dann 4 Wochen Thuja D4 (3x1 Tbl. tgl.), darauf Thuja D6 (3x1 Tbl. tgl.) für 4 Wochen und zuletzt dann Thuja D12 (2x1 Tbl. tgl.) für 6 Wochen. Zwischengaben von Medorrhinum D200 sind günstig.

Je nach Verlauf und Symptomatik muß die Behandlung allerdings häufig modifiziert werden.

Stimmbandpolypen

Bei Stimmbandpolypen handelt es sich um eine gutartige Neubildung an den Stimmlippen, wobei die Genese nicht ganz klar ist. Die Stimmbandpolypen können durch einen chirurgischen Eingriff transoral im Rahmen einer Mikrolaryngoskopie entfernt werden. Dieser Eingriff ist ambulant möglich, allerdings muß für mindestens 1 Woche eine Stimmschonung durchgeführt werden. Die Polypen können unter Umständen rezidivieren und an anderer Stelle wieder auftreten, außerdem kann es durch eine Narbenbildung zu einem phonatorischen Stillstand an der betreffenden Stelle kommen, so daß eine langwierige Heiserkeit entsteht. Die Stimmbandpolypen fallen meistens durch eine Heiserkeit auf, insbesondere wenn sie den Glottisschluß behindern. Gelegentlich können aber die Stimmbandpolypen auch an der Stimmbandoberseite auftreten und praktisch keinerlei Symptome machen, so daß sie manchmal als Zufallsbefund diagnostiziert werden.

Die Stimmbandpolypen sind im Gegensatz zu den Stimmbandknötchen praktisch immer einseitig, allerdings gibt es durch Reibung häufig eine Kontaktreaktion an der Gegenseite.

Erstaunlicherweise sind die Stimmbandpolypen, obwohl es sich um einen, wenn auch gutartigen, Tumor handelt, relativ gut homöopathisch zu behandeln. Das Hauptmittel ist Acidum nitricum D6 (3x5 Tropfen tgl.) für 4 Wochen. Sollte der Polyp dann noch bestehen, was häufig nicht mehr der Fall ist, muß die Behandlung mit Acidum nitricum D12 (2x15 Tropfen tgl.) fortgesetzt werden. Alternativ kommt bei einer entsprechenden Konstitution auch Argentum nitricum D12 (2x1 Tbl. tgl.) für 6 Wochen in Betracht oder Thuja D3 (3x1 Tbl. tgl.) mit entsprechender Steigerung der Potenzen. Ansonsten kommen als weitere Polypenmittel, je nach Modalitäten, Kalium bichromicum D4, Hydrastis D4 und Kreosotum D4 über längere Zeit in Frage. Bei Stimmbandzysten ist Apis D6 Mittel der Wahl.

Stimmbandknötchen

Die Stimmbandknötchen sind praktisch der Übergang von den organischen zu den funktionellen Stimmbeschwerden. Infolge einer falschen Stimmtechnik kommt es zu Reibungen der Stimmbänder, so daß eine Hyperplasie im Bereich der Stimmbandschleimhaut entsteht, was zu einer Knötchenbildung führt. Infolge der Knötchenbildung können die Stimmbänder bei Phonation nicht mehr schließen, dies hat einen verhauchten Stimmklang zur Folge. Typischerweise treten die Knötchen bei Kindern auf; sie werden dort auch »Schreiknötchen« genannt, ansonsten bei Frauen, dort werden sie häufig auch als »Sängerknötchen« bezeichnet. Bei Männern finden sich Stimmbandknötchen so gut wie nie. Es besteht also auch eine hormonelle Komponente. Außerdem ist die Anlage zu den Stimmbandknötchen vererbbar. Bei Kindern mit Stimmbandknötchen handelt es sich um typischerweise sehr temperamentvolle Kinder, die immer versuchen zu dominieren und viel schreien. Bei entsprechend disponierten Patienten kann auch ein kurzes Schreien ausreichen, um Knötchen zu produzieren. Man muß unterscheiden zwischen sogenannten »harten« und »weichen« Stimmbandknötchen. Die harten verschieben sich während des Phonierens nicht, die weichen verschwinden immer wieder und treten wieder auf. Auch nach schulmedizinischer Meinung reicht die alleinige chirurgische Entfernung von Knötchen nicht aus, wobei nach heutiger Ansicht allgemein weiche Knötchen nicht operiert werden, harte werden operiert. Anschließend muß eine logopädische Behandlung erfolgen, um die zugrunde liegende Stimmtechnik zu ändern. Ansonsten sind weitere Rezidive ständig vorprogrammiert. Allerdings sind Stimmbandknötchen auch gut homöopathisch zu behandeln, im wesentlichen mit Acidum nitricum D6 (3x5 Tropfen tgl.). Ansonsten kommen auch Konstitutionsmittel in Frage, in diesem Fall relativ häufig Lycopodium D6 (3x1 Tbl. tgl.) oder Nux vomica D12 (2x1 Tbl. tgl.). Eine logopädische Behandlung sollte zusätzlich durchgeführt werden, ist aber relativ schwierig, da im Alltag das Gelernte dann häufig wieder vergessen wird (BI, S. 132).

Stimmbandgranulome

Bei Stimmbandgranulomen handelt es sich häufig um Intubationsschäden oder Verletzungen im Kehlkopfbereich.
Die Granulome treten meistens im hinteren Stimmbandbereich oder an den Aryknorpeln auf. Eine chirurgische Entfernung ist oft nicht sinnvoll, da die Granulome rezidivieren.
Bei Intubationsfolgen ist Arnica D6 (3x1 Tbl. tgl.) Mittel der Wahl. Gelegentlich sind Zwischengaben von Tuberkulinum D200 erforderlich, später kann auch mit Dulcamara D6 (3x1 Tbl. tgl.) oder nachfolgend mit Dulcamara in höheren Potenzen behandelt werden.

Hypofunktionelle Dysphonie

Die hypofunktionelle Dysphonie ist eine Erkrankung, die extrem häufig auftritt. Sie ist gekennzeichnet durch eine Schwäche der Stimmbänder. Laryngoskopisch ist sie häufig nicht zu erkennen, nur gelegentlich fällt sie durch einen ovalären Glottisspalt oder ein hinteres offenes Stimmbanddreieck auf (dann auch als larvierte Mutation bezeichnet). Ansonsten wird die Diagnose durch eine stroboskopische Untersuchung gestellt. Dabei fällt auf, daß die Stimmbandamplituden meistens erweitert sind, die Randkantenverschiebungen sind erhoht. Dies ist auf die Schlaffheit der Stimmbänder zurückzuführen. Als Kompensation entsteht häufig eine Enge im supraglottischen Bereich, wodurch die Stimme dann »in den Hals rutscht«. Die Krankheit tritt häufiger bei Männern als bei Frauen auf, typischerweise bei Sprechberufen, insbesondere wenn Überzeugungsarbeit geleistet werden muß, wie bei Politikern, Bankern oder Kaufleuten.
Durch den weichen dorsalen Stimmansatz klingt die Stimme überzeugender, was dann unbewußt zu einer hypofunktionellen Dysphonie führt. Durch die supraglottische Einengung besteht ein Kloßgefühl, was letztendlich als Muskelkater zu deuten ist. Es fällt auf, daß die Patienten häufig nur eine wenig ausgeprägte Mundöffnung haben und fast durch den geschlossenen Mund sprechen. Es bestehen auch erhebliche Defizite bei der Atemtechnik. Die Patienten sind bei Sprechbeginn meistens nicht heiser, die Heiserkeit tritt erst bei zunehmender Sprechbelastung auf. Da die Stimmbänder zu schwach sind, wird Schleim von den Stimmbändern nicht richtig abtransportiert, was dann zum Räuspern oder zum Hüsteln führt. Die hypofunktionelle Dysphonie tritt auch häufig im Alter auf, wenn allgemein die Muskelkraft nachläßt.
Häufig ist eine logopädische Behandlung angezeigt, um die supraglottische Spannung abzubauen und die Glottisspannung aufzubauen. Die Erfolge bei der logopädischen Behandlung sind recht gut. Die Stimme kann aber auch gut mit homöopathischen Mitteln beeinflußt werden, wobei hier der Aufwand letztendlich wesentlich geringer ist. Mittel der Wahl ist Hyoscyamus niger D6 (3x1 Tbl. tgl.), mit der eine deutliche Kraftsteigerung erreicht werden kann. Nach 4 Wochen gibt man Hyoscyamus niger D12 (2x1 Tbl. tgl.), anschließend Hyoscyamus niger D30 (1 Tbl. pro Woche). Alternativ kommen Causticum D6 oder Phosphor D12 in Frage (BI, S. 132).

Hyperfunktionelle Dysphonie

Bei der hyperfunktionellen Dysphonie besteht eine deutlich erhöhte Stimmbandgrundspannung, dazu kommt häufig noch eine supraglottische Einengung. Die hyperfunktionelle Dysphonie ist bei der reinen Laryngoskopie praktisch nicht zu erkennen, sondern erst durch eine stroboskopische Untersuchung. Hierbei finden sich als Zeichen einer erhöhten Stimmbandgrundspannung verkleinert Stimmbandamplituden und verminderte Randkantenverschiebungen. Häufig tritt bei Phonation ein feiner Glottisspalt auf. Betroffen sind praktisch nur Frauen, extrem selten Männer, meistens in Sprechberufen. Durch die dauernde Stimmbandbelastung stellt sich eine falsche Stimmtechnik ein. Die Patientinnen atmen meistens nur costal. Sie sind völlig verkrampft und verspannt. Typischerweise haben sie relativ kalte Hände. Es besteht gelegentlich eine übertriebene Selbstkontrolle. Die Heiserkeit tritt meistens nach kurzer Sprechbelastung auf und ist mit einem ausgeprägten

Kloßgefühl im Halsbereich verbunden. Die hyperfunktionelle Dysphonie ist insgesamt seltener als die hypofunktionelle Dysphonie. Ich sehe hier etwa zwei Patientinnen pro Woche. Es handelt sich oft um eine chronische Erkrankung von mehreren Jahren. Der Schweregrad ist unterschiedlich; zum Teil besteht nur eine leichte Dysphonie bei starker Anstrengung, zum Teil liegt auch eine extreme Heiserkeit mit fast völligem Verlust der Stimmgebung vor.
Eine logopädische Behandlung ist günstig, um die Verkrampfungen und Verspannungen im Halsbereich zu lockern.
Eine zusätzliche HWS-Massage ist vorteilhaft.
Homöopathisch läßt sich eine hyperfunktionelle Dysphonie relativ gut mit Arsenicum album beeinflussen. Die Frauen entsprechen meistens einer Arsenkonstitution. In diesem Fall ist eine Behandlung mit Arsenicum album D12 (2x5 Tropfen tgl.) für etwa 6 Wochen, später mit Arsenicum album LM VI (3 Globuli tgl. vor dem Frühstück) für 3 bis 6 Monate angezeigt. Steht die typische Arsensymptomatik weniger im Vordergrund, kommt Kalium arsenicosum D12 (2x1 Tbl. tgl.) über mehrere Wochen in Frage. Die Behandlungsdauer hängt vom Schweregrad ab. Zu rechnen ist mit einer medikamentösen Behandlung zwischen 3 und 6 Monaten.

Rekurrensparese

Rekurrensparesen treten gelegentlich nach Schilddrüsenoperationen auf. Kommt ein Patient mit einer Rekurrensparese ohne erkennbaren Grund, muß immer ein Schilddrüsenkarzinom oder ein Bronchialkarzinom ausgeschlossen werden.
Auch Tumore im Bereich des Ösophagus kommen differentialdiagnostisch als Ursache in Frage. Sind diese Krankheiten ausgeschlossen, handelt es sich um eine sogenannte idiopathische Rekurrensparese, deren Ursprung dann unklar bleibt.
Bei jeder Rekurrensparese kommt als erstes Mittel Causticum D6 (3x1 Tbl. tgl.), später Causticum D12 (2x1 Tbl. tgl.) in Frage. Zusätzlich sollte bei einer Rekurrensparese sofort eine logopädische Behandlung eingeleitet werden. Erstes Ziel ist es natürlich, die Lähmung möglichst zu beseitigen.
Die Prognose bezüglich der Herstellung der Stimmbandfunktion ist im allgemeinen sehr gut.
Sollte dies nicht gelingen, muß zumindest eine Kompensation erreicht werden, damit trotz Rekurrensparese keine Beschwerden bestehen. Durch die Kompensation werden die Stimmbänder bei Phonation wieder so aneinander angenähert, daß praktisch keinerlei Heiserkeit besteht.
Während eine einseitige Rekurrensparese, wenn sie gut logopädisch behandelt wurde, die Lebensqualität praktisch kaum einschränkt, resultiert bei einer doppelseitigen Rekurrensparese eine Atemnot. Meistens ist die Stimmritze mit 2 mm zu eng, es kommt zumindest bei Belastung zum inspiratorischen Stridor. Bei Erkältungskrankheiten kann dies dann zur völligen Atemnot führen. Auch in diesem Fall ist eine Behandlung mit Causticum in aufsteigenden Potenzen angezeigt.
Sollte die Behandlung mit Causticum nicht funktionieren, ist alternativ an Hyoscyamus niger D6, später höhere Potenzen, zu denken. Hyoscyamus niger ist ja im allgemeinen auch ein gutes Mittel für Folgen von Narkosen.

Stimmritzenkrampf

Beim Stimmritzenkrampf handelt es sich häufig um psychovegetative Beschwerden, wobei durch eine falsche Atemtechnik bei der Inspiration die Stimmlippen aneinander angenähert werden, wodurch für die Umwelt hörbar eine Atemnot auftritt. Hier ist Mittel der Wahl Hepar sulfuris D30, was dann akut verabreicht werden sollte. Die Rezidivrate ist unter einer solchen Behandlung sehr gering.

Heiserkeit allgemein

Manchmal kommt es in der Praxis vor, daß Patienten berichten, immer wieder heiser zu sein, ohne daß irgendein Anhalt für die Genese der Heiserkeit gefunden werden kann.
Auch die stroboskopische Untersuchung ist in Ordnung. In diesem Fall ist es am besten, sich an der Uhrzeit der Heiserkeit zu orientieren. Wie schon oben aufgeführt, ist bei einer morgendlichen Heiserkeit Causticum D6 (3x1 Tbl. tgl.) angezeigt, bei einer mehr abendlichen Heiserkeit Phosphor D12 (2x5 Tropfen tgl.).
Bei äußerst schwachen Patienten im letzten Lebensabschnitt kommt Carbo vegetabilis D12 (2x1 Tbl. tgl.) in Frage.
Häufig tritt die Heiserkeit nach Stimmbandüberlastung auf, vor allem bei den Sängern. In

diesem Fall ist eine Therapie mit Arum triphyllum D3 (3x5 Tropfen tgl.) angezeigt.

Pseudokrupp (Laryngitis subglottica)

Unter Pseudokrupp versteht man einen plötzlichen inspiratorischen Stridor bei Kindern, der meistens nachts ganz plötzlich auftritt und mit einer extremen Angst des Kindes und der Eltern verbunden ist. Die Krankheit tritt meistens zwischen dem ersten und fünften Lebensjahr auf. Die Ursache des Stridors ist meistens eine akute Entzündung unterhalb der Glottis. Nach eigenen Erfahrungen ist die homöopathische Behandlung des Pseudokrupps sehr wirksam und sehr sicher, persönlich habe ich noch nie einen Therapieversager erlebt. Dennoch ist es häufig aus psychologischen Gründen günstig, wenn die Mütter Cortisonzäpfchen (z. B. Rectodelt®) zu Hause haben. Die Zäpfchen sollten aber fast in jedem Fall in der Schublade bleiben. Das erste Mittel ist Aconit D30 (5 Globuli). Da die Krankheit mit großer Angst auch der mittelbar Beteiligten verbunden ist, sollten auch eventuell wache Geschwister und die Eltern Aconit erhalten. Anschließend wird, wenn der Pseudokrupp vor nachts 3 Uhr auftritt, mit Spongia D6 Globuli (alle 2 Minuten 5 Globuli) weiterbehandelt, nach 3 Uhr mit Hepar sulfuris D6 (alle 2 Minuten 1 Tablette). Außerdem sollten feuchte Tücher in der Umgebung des Kranken aufgehängt werden. (BI, S. 132).

Funktionelle Aphonie

Bei der funktionellen Aphonie handelt es sich um einen plötzlichen Verlust der Stimme, die Erkrankung tritt merkwürdigerweise vor allem im Frühjahr und Herbst auf und betrifft praktisch nur Frauen. Der Verlust der Stimmhaftigkeit führt zum Flüstern. Die Patientinnen selber und deren Hausärzte halten die Erkrankung meistens für eine akute Laryngitis und behandeln dementsprechend. Leider tritt dadurch eine gewisse Somatisierung auf. Es handelt sich nämlich praktisch immer um eine psychische Störung, deren Ursache eruiert werden sollte. Bei der Laryngoskopie finden sich völlig reizlose Stimmlippen, die beim Phonationsversuch keinerlei Kontakt finden. Es gibt aber allerdings auch Fälle, bei denen die Frauen während der Untersuchung plötzlich wieder ihre Stimme finden. Eine logopädische Behandlung ist günstig, um auch die Ursachen der psychischen Fehlhaltung aufzudecken.

Eine Überweisung zu Psychiatern und Psychologen ist meistens weniger angebracht, da die Frauen meinen, sie hätten keinerlei psychische Störungen und die Behandlung beim Logopäden weniger »suspekt« ist. Die akute Aphonie kann aber auch sehr einfach homöopathisch behandelt werden. Mittel der Wahl ist Phosphor D12 (2x5 Tropfen tgl.) über ca. eine Woche.

Die Aphonie verschwindet praktisch immer innerhalb von einigen Tagen, neigt aber zu Rezidiven.

Krankheiten des äußeren Halses

Unspezifische Halslymphknotenschwellung

Natürlich muß bei jeder Halslymphknotenschwellung zunächst die Ursache behandelt werden, sei es eine eitrige Angina oder z.B. ein *Pfeiffer*sches Drüsenfieber oder eine Laryngitis. Ansonsten muß bei jeder Halslymphknotenschwellung auch an ein Malignom gedacht und dies ausgeschlossen werden. Finden sich Lymphknoten ohne erkennbare Ursache, ist zunächst Kalium bromatum D6 (3x1 Tbl. tgl.) Mittel der Wahl, versagt dies, gebe ich Mercurius solubilis D12 (3x1 Tbl. tgl.) für längere Zeit. Eine Kontrolle der Lymphknoten mittels Ultraschall ist günstig, da dadurch eine objektive Messung der Lymphknoten möglich ist (BI, S. 133).

Toxoplasmose

Vergrößerte Lymphknoten können durch eine Toxoplasmose bedingt sein. Die Toxoplasmose kann serologisch nachgewiesen werden. Sollte dies der Fall sein, dann gebe ich einmalig Natrium muriaticum D200, anschließend wird Umckaloabo-Urtinktur (3x10 Tropfen tgl.) für mehrere Wochen rezeptiert.

Halszysten

Laterale und mediane Halszysten müssen nicht unbedingt gleich chirurgisch entfernt werden. Zysten sind relativ gut durch Apis D200 (Einmalgabe) therapeutisch zu beeinflussen, der Erfolg kann mit Ultraschall leicht kontrolliert werden. Der Zystensack als solcher wird natürlich nicht völlig beseitigt, es stellt sich allerdings die Frage, ob sich die Zyste jemals wieder bemerkbar macht.
Man darf nicht vergessen, daß auch chirurgisch entfernte Zysten, insbesondere wenn die Entfernung nicht vollständig gelungen ist, häufig rezidivieren.

Halsfisteln

Ein bewährtes Fistelmittel ist Silicea D6 (3x1 Tbl. tgl.), insbesondere wenn die Fisteln eitern. Das Mittel kann über längere Zeit gegeben werden. Die Fisteln werden zwar nicht vollständig verschwinden, zumindest kann aber Symptomfreiheit eintreten, so daß die Fisteln nicht chirurgisch entfernt werden müssen.

Sialolithiasis

Speichelsteine finden sich zumeist in der Glandula submandibularis, gelegentlich auch in der Glandula parotis.
Typischerweise schwellen die Drüsen dann beim Essen an, weil es zum Speichelstau kommt. Speichelsteine sind recht gut homöopathisch mit Mercurius solubilis D12 (3x1 Tbl. tgl.) zu beeinflussen. Natürlich müssen die Patienten auch noch darauf hingewiesen werden, daß sie den Speichelfluß möglichst fördern, z.B. durch saure Gurken. In ihrer Angst vor der Speicheldrüsenschwellung vermeiden viele Patienten fälschlicherweise derartige Speisen, so daß die Steine immer weiter wachsen können (BI, S. 133).

Sialadenose

Auch die chronische Entzündung der Speicheldrüsen ist gut mit Mercurius solubilis D12 (3x1 Tbl. tgl.) zu beeinflussen.
Allerdings müssen die Patienten angewiesen werden, viel zu trinken und häufig Saures zu essen. Bei sehr harten Drüsen kommt auch Conium D6 in Frage.

Aktinomykose

Bei der Aktinomykose handelt es sich um eine chronische Erkrankung, die auch die Speicheldrüsen betrifft, hervorgerufen durch Aktinomyzeten. Meistens ist eine Verletzung durch Tiere Jahre vorhergegangen. Es treten immer wieder kleine Abszeßbildungen in den Speicheldrüsen auf. Die schulmedizinische Behandlung mit Penicillin bringt nur eine kurzzeitige Besserung, da nicht sämtliche Keime abgetötet werden. Weil die Krankheit oft über Jahrzehnte besteht, ist auch eine homöopathische Behandlung nicht schnell erfolgreich.
Ein sehr gutes Mittel bei Aktinomykose ist Kalium jodatum D3 (3x10 Tropfen tgl.) über 3 Monate, später Fortsetzung der Behandlung mit Kalium jodatum D6, D12 und D30.

Krankengeschichte: Der Patient, E. S., 47 Jahre alt, kam erstmalig in meine Praxis am 27.1.1988. Er klagte über eine rezidivierende schleimige Sekretion aus der linken Ohrspeicheldrüse seit Jahren, akut seit 25.1.1988 mit Fieber. Er hatte

zuvor vom Hausarzt Antibiotika erhalten. Der linke Parotisausführungsgang war gerötet, vorgewölbt, es fand sich Eiteraustritt aus dem Ausführungsgang und aus kleinen Gängchen neben dem Ausführungsgang. Es entleerte sich nach Sondierung massenhaft Eiter. Aus dem Eiter konnte Actinomyces israeli gezüchtet werden. Da es sich aspektmäßig auch um einen Tumor gehandelt haben könnte, führte ich eine Probeexzision durch, auch hierbei wurde die Diagnose einer Aktinomykose bestätigt. Auf konkrete Frage berichtete der Patient, daß er 1948 (!) von einem Pferd in den linken Parotisbereich getreten wurde. Ich begann zunächst wegen der akuten Eiterung und der Antibiotikagabe mit Nux vomica D200 und Hepar sulfuris D3, später Apis D6. Nach Erhalt der Diagnose der Aktinomykose wurde eine langfristige Behandlung mit Kalium jodatum D3 durchgeführt.
Bereits am 25. 2. 1988 lief nur noch wenig Eiter aus der Parotis, am 8. 3. 1988 nur noch ab und zu. Die Behandlung wurde dann lang mit Kalium jodatum D3 fortgesetzt, ab Januar 1989 erhielt der Patient Kalium jodatum D4, ab Mai 1989 Kalium jodatum D6, ab September 1989 Kalium jodatum D12 und seit März 1990 Kalium jodatum D30. Im Oktober 1990 berichtete der Patient, daß er mit der Ohrspeicheldrüse keine Probleme mehr habe. Sonographisch ließen sich in der linken Parotis noch wenige kleine Abszesse nachweisen. Die Behandlung mit Kalium jodatum D30 wurde fortgesetzt. Am 15. 4. 1991 waren keinerlei Beschwerden mehr vorhanden, es ließen sich auch sonographisch keine pathologischen Befunde mehr feststellen. Die Therapie ist abgeschlossen.
Seit dieser Zeit ist der Patient bei mir in jährlicher Kontrolle, zuletzt war er hier am 17. 8. 1998. Er ist praktisch völlig beschwerdefrei. Die Sonographie der Parotis war jeweils unauffällig.

Parotitis epidemica (Mumps)

Die Mumpserkrankung ist homöopathisch gut abzukürzen, nämlich mit Plumbum metallicum D12 (2x1 Tbl. tgl.). Das Mittel wirkt relativ rasch, so daß die Mumpserkrankung recht schnell abheilt. Komplikationen habe ich selbst dabei niemals gesehen. Allerdings müssen hier die Patienten wieder besonders darauf aufmerksam gemacht werden, daß sie nicht gleichzeitig fiebersenkende Mittel einnehmen dürfen.

Schiefhals (Torticollis spasticus)

Beim spontanen Schiefhals der Kinder gibt es verschiedene Ursachen, meistens handelt es sich um eine plötzliche Lymphknotenentzündung oder um eine unklare Erkrankung. Ein Schiefhals kann sehr gut beeinflußt werden mit Phosphor D12 (2x5 Tropfen tgl.).

Sprachstörungen

Bei Sprachstörungen ist durch eine homöopathische Behandlung natürlich kein Wunder zu erwarten. Fortschritte sind dennoch möglich, auch kann eine logopädische Behandlung gut unterstützt werden. Allerdings muß häufig sehr individuell behandelt werden, z. B. mit Konstitutionsmitteln.
Natürlich muß bei einer Sprachentwicklungsverzögerung grundsätzlich auch an eine Hörstörung oder sonstige Behinderung gedacht werden, daher ist eine entsprechende Diagnostik grundsätzlich erforderlich.

Sprachentwicklungsverzögerung der Kinder

Sprachentwicklungsverzögerungen können durch eine Einmalgabe von Tuberkulinum D200 mitbehandelt werden. Sämtliche Stammelfehler werden damit beeinflußt, außer Lispeln. Bei Lispeln sollte spätestens ab dem fünften Lebensjahr eine logopädische Behandlung erfolgen. Lernen die Kinder erst spät sprechen und ist die Sprache sehr undeutlich, empfehle ich zunächst eine Therapie mit Agaricus LM VI (3 Globuli vor dem Frühstück) für drei Monate, später Agaricus LM XII (sonntags und mittwochs 3 Globuli vor dem Frühstück). Bei Patienten mit typischer Barium-carbonicum-Konstitution kommt auch eine Behandlung mit verschiedenen Potenzen von Barium carbonicum in Frage.

Stottern

Stottern kann sehr günstig beeinflußt werden durch eine Behandlung mit Stramonium. Man beginnt mit Stramonium D6 (3x1 Tbl. tgl.) für 4 Wochen, dann Stramonium D12 (2x1 Tbl. tgl.), später Stramonium D30 (1 Tbl. pro Woche). Beim Stottern muß natürlich auch auf die Ursache des Stotterns eingegangen werden (Folge von . . .) und konstitutionell behandelt werden.

Aphasie nach Schlaganfall

Hier ist eine positive Beeinflussung mit Arnika möglich.
Zunächst sollte mit Arnica D12 (2x1 Tbl. tgl.) begonnen werden, später kann mit Arnica LM VI (3 Globuli vor dem Frühstück) fortgesetzt werden. Zusätzlich kommen Konstitutionsmittel in Frage. Eine logopädische Behandlung bei einer Aphasie ist selbstverständlich.

Hauterkrankungen im Gesichts-, Hals- und Nackenbereich

Strenggenommen gibt es keine isolierten Hauterkrankungen, lediglich innere Erkrankungen, die sich an der Haut manifestieren. Dies hat in der Homöopathie die Konsequenz, daß eine Hauterkrankung nicht von außen, also mit Salben, behandelt werden sollte, sondern von innen mit Medikamenten. In Ausnahmefällen können höchstens unterstützend Salben gegeben werden, die aber keinesfalls den Ausschlag oder die Erkrankung »wegschmieren«. Vor kortisonhaltigen Salben ist grundsätzlich zu warnen. Sind wegen eines starken Juckreizes unbedingt Salben erforderlich, bietet sich Halicar®-Salbe oder Apis D1 Salbe (von Weleda) an. Insgesamt lassen sich Hauterkrankungen sehr gut homöopathisch behandeln. Das dermatologische Fachgebiet hat den gleichen Vorteil wie das HNO-ärztliche, daß nämlich die Haut sehr gut beobachtet werden kann und daher die Mittelwirkung sehr gut zu erkennen ist (BI, S. 133).

Erysipel

Ein Erysipel ist normalerweise eine streptokokkenbedingte Hauterkrankung. Die Haut ist hochrot, warm, die Grenzen zur Umgebung sind scharf. Mittel der ersten Wahl ist Belladonna D30 (3x5 Globuli im Abstand von 12 Std.). Es können hiermit sogar Erysipele beeinflußt werden, die vorher durch eine antibiotische Behandlung nicht besser wurden.

Herpes zoster

Es handelt sich um eine sehr schmerzhafte Erkrankung, die auf ein Nervenversorgungsgebiet beschränkt ist. Verursacht wird die Krankheit durch Varizellen. Im homöopathischen Sinne sind allerdings die Varizellen nicht die Ursache, da die Durchseuchung mit diesem Virus in der Bevölkerung praktisch 100 % ist. Aus irgendwelchen Gründen, insbesondere bei einer Immunschwäche, wird die Erkrankung manifest. Die bewährte Indikation bei Herpes zoster ist Daphne mezereum D6 (3x5 Tropfen tgl.). Zusätzlich kann lokal Traumeel®-Salbe günstig sein. Bei sehr starken nächtlichen Schmerzen kommt eine Behandlung mit Rhus toxicodendron D6 (3x1 Tbl. tgl.) in Betracht.

Periorale Dermatitis

Die periorale Dermatitis tritt insbesondere häufig bei Frauen auf, die eine massive Amalgamintoxikation haben. Hier muß also immer abgeklärt werden. Die Krankheit spricht sehr günstig auf Antimonium crudum D6 (3x1 Tbl. tgl.) an. Die Erfolgsrate ist sehr groß.

Acne vulgaris

Die Acne vulgaris kann insgesamt sehr gut homöopathisch beeinflußt werden, allerdings ist dies von vielen konstitutionellen Faktoren abhängig, außerdem von Lokalsymptomen.
Auch hier muß immer an eine Quecksilberintoxikation durch Amalgam gedacht werden. Typisch für die Amalgam-Akne ist der Ausschlag im Zahnbereich. Es finden sich meistens sehr große Pusteln.
Häufig hilft Anacardium D4 (3x1 Tbl. tgl.) über Wochen, anschließend kann die Behandlung mit Anacardium D6, Anacardium D12 und Anacardium D30 fortgesetzt werden. Auch kann eine entgiftende Behandlung mit Okoubaka D3 (3x10 Tropfen tgl.) am Anfang günstig sein. Eine Nahrungsmittelallergie muß ausgeschlossen werden.
Bei kleinen roten Pickeln im Gesicht, Nacken, Schultern und Rücken kommt alternativ auch eine Behandlung mit Juglans regia D6 (2x1 Tbl. tgl.) in Frage, später mit höheren Potenzen fortsetzen. Die Behandlung ist sehr langwierig.

Sonstige Ekzeme im Gesichtsbereich

Bei rissigen Ekzemen, als ob mit einem Messer hineingeschnitten worden ist, insbesondere im Naseneingangsbereich, Ansatz der Ohrmuschel und im Bereich der Lippe, kommt eine Therapie mit Acidum nitricum D6 (3x5 Tropfen tgl.) in Frage. Die Prognose ist hierbei sehr gut *(13)*.
Bei einer schweren pustulösen Dermatitis mit reichlicher Eiterbildung ist Dulcamara D6 (3x1 Tbl. tgl. bzw. alle 2 Std.) Therapie der Wahl. Hierbei fällt die schnelle Wirkung auf, die durch den Steroidgehalt von Dulcamara begründet ist.
Bei einer Urticaria im Gesicht (wie auch am Körper) kommt als erstes Mittel Urtica urens

D12 (2x1 Tbl. tgl.) in Betracht. Dies ist auch das Hauptmittel beim Quincke-Ödem. Bei einer rezidivierenden Urticaria kann der Patient im Akutfall die Tbl. alle 2 Std. lutschen, die Anfälle gehen dann erheblich schneller weg als ohne Therapie.
Bei Ekzemen, die äußerlich wie ein Bienenstich imponieren, ist Apis D6 (3x5 Globuli tgl.) Mittel der Wahl.
Bei kleinen Hauttumoren im Bereich des Osteum nasale paranasal rechts bzw. links ist Mittel der Wahl Causticum D6 (3x1 Tbl. tgl.). Dieser gutartige Hauttumor tritt sehr oft bei Causticumpatienten auf.
Warzen im Gesichtsbereich sprechen meistens gut auf Thuja D3 (3x1 Tbl. tgl.) an. Ein zusätzliches ausgezeichnetes Mittel bei Warzen ist Schneckenschleim. Man läßt hierbei Schnecken ohne Haus über die Warze kriechen. Die Erfolge sind verblüffend. Viele Patienten ekeln sich allerdings vor einer solchen Therapie. Bei Verbrennungen im Gesichtsbereich und Bläschenbildung kommt eine Behandlung mit Cantharis D6 (3x1 Tbl. tgl.) in Frage.
Bei einem Juckreiz im Gesichtsbereich ohne organischen Befund ist ein Therapieversuch mit Daphne mezereum D6 (3x5 Tropfen tgl.) möglich.
Bei schweren Ekzemen an der Rückseite der Ohrmuschel, der Umschlagfalte und dem Warzenfortsatz ist Graphit D6 (3x1 Tbl. tgl.) angezeigt.
Bei der Impetigo contagiosa kommt eine Behandlung mit Dulcamara D6 (3x1 Tbl. tgl.) in Betracht.
Typisch für ein Sepiaekzem sind dunkle Flecken im Gesichtsbereich. Meistens ist die Haut sehr trocken, auch die Schleimhäute. Das Sepiaekzem ist nicht einheitlich. Weist der Fleck darauf hin, kommt Sepia D12 (2x1 Tbl. tgl.) in Frage.

Rosacea

Die Rosacea ist gekennzeichnet durch eine Gesichtsdermatose mit Papeln, Pusteln und Teleangiektasien auf entzündlicher Haut. Häufig entsteht aus einer Rosacea ein Rhinophym. Ursächlich ist oft Alkoholismus. Das Hauptmittel ist Aurum metallicum D12 (2x1 Tbl. tgl.) über Monate. Bei einer bläulich roten Gesichtsfarbe mit Zyanose kommt auch Lachesis D12 (2x5 Globuli), später Lachesis LM VI (3 Globuli vor dem Frühstück) in Frage.

Nackenekzeme

Ekzeme im Nackenbereich sind glücklicherweise relativ einfach homöopathisch zu behandeln, da es im wesentlichen nur zwei große Mittel gibt. Dies sind Natrium muriaticum D200 (Einmalgabe) oder Lycopodium D200 (Einmalgabe). Natrium-muriaticum- und Lycopodiumpatienten sind im allgemeinen anhand der konstitutionellen Merkmale sehr leicht zu unterscheiden.

Allergien

Allergische Erkrankungen aller Art sind in der Bevölkerung sehr weit verbreitet, es spricht auch sehr viel dafür, daß die Zahl der allergischen Erkrankungen ständig zunehmen wird.
Während im Mittelalter z. B. Heuschnupfen als die Krankheit des Adels galt, sind heute sehr große Bevölkerungsteile von Allergien betroffen, wobei die Schätzungen allgemein stark schwanken. Mindestens jeder dritte Patient dürfte an allergischen Krankheiten leiden. Für die genaue Unterscheidung der verschiedenen Allergietypen nach *Coombs* und *Gell* verweise ich auf die zahlreichen allergologischen Lehrbücher, ebenso auf die Unterschiede zwischen Allergie und Pseudoallergie, Idiosynkrasie und Intoleranz. Bei der naturheilkundlichen Behandlung sind die Unterschiede zwischen Allergie und allergieähnlichen Symptomen relativ unbedeutend, bei der Diagnostik sind sie dagegen sehr wichtig. Beim Allergietest sind echte Allergien relativ gut zu finden, während die pseudoallergischen Reaktionen sich meistens im Allergietest nicht bemerkbar machen.
Ein großer Anteil der allergologischen Erkrankungen hat direkt mit dem HNO-Gebiet zu tun. Dies ist auch der Grund dafür, daß sehr viele HNO-Ärzte speziell allergologisch tätig sind. Ein anderer Teil der allergischen Erkrankungen kann eher dem dermatologischen Fachgebiet zugeordnet werden, Hautärzte sind praktisch alle allergologisch tätig. Da sich im Einzelfall die Gebiete häufig überlappen, gehe ich im folgenden auch auf allergische Erkrankungen ein, die das HNO-Gebiet nur am Rande berühren.
Eine antiallergische Behandlung sollte erst nach eingehender Diagnostik durchgeführt werden. Es gibt heute zahlreiche Testverfahren, die den Patienten praktisch kaum belasten.
Bei Verdacht auf Inhalationsallergien muß ein modifizierter Pricktest am Unterarm durchgeführt werden. Zur Testung gibt es fertige Lösungen von verschiedenen Pharmafirmen, die hierzu eingesetzt werden.
Es werden verschiedene Allergene (z. B. Gräser, Getreide, Hausstaubmilben, Schimmelpilze, Birke, Erle, Hasel, Beifuß, Sauerampfer, Haustiere etc.) auf den Unterarm aufgetropft und nachher mit einer Pricknadel oberflächlich eingeritzt. Gleichzeitig wird auch hier ein Tröpfchen Kochsalz und Histamin aufgetropft und eingeritzt. Nach 15 bis 20 Minuten kann der Test abgelesen werden. Je nach Rötung in der Umgebung der Tropfen ist der Test positiv oder auch negativ, wobei grob quantifiziert werden kann. Die Reaktion auf Histamin muß positiv sein, die auf Kochsalz negativ, ansonsten ist der Test nicht auswertbar.
Eine weitere Methode ist die nasale Provokation mit einem Allergen. Hier kann auch gleichzeitig die Aktualität eines Allergens untersucht werden. Dabei wird der Nasenluftstrom mittels Rhinomanometrie in ccm/Sekunde vor und nach einer Allergenbelastung gemessen. Aus der Änderung der Nasenluftpassage kann eine Allergie bewiesen oder ausgeschlossen werden. Dieser Test wird meistens bei Hausstaubmilben und Schimmelpilzen durchgeführt. Niest der Patient nach der Allergenbelastung, ist die Allergie praktisch sicher.
Ähnlich wie die nasale Provokation gibt es auch eine bronchiale Provokation. Hierbei wird der Widerstand durch die Bronchiolen gemessen. Den Test führen meistens Lungenärzte durch, er ist aber nicht ganz unproblematisch, da ein Asthmaanfall ausgelöst werden kann.
Nahrungsmittel können gut im Intrakutantest getestet werden.
Dazu werden ebenfalls von der Industrie gelieferte fertige Lösungen (z. B. Nüsse, Früchte, Gemüse, Fleisch, Milch, Eier, Mehle) intrakutan in den Rücken gespritzt, so daß eine kleine Quaddel entsteht. Ebenso wird wieder Kochsalz und Histamin injiziert. Am Ausmaß der Rötung läßt sich wieder eine grob quantitative Aussage über die allergische Belastung des betreffenden Nahrungsmittels aussagen.
Bei Verdacht auf Chemikalienallergien, Kontaktallergien und Amalgamallergie wird epikutan am Rücken getestet. Hierbei gibt es spezielle von der Industrie vorgefertigte Pflaster mit Aluminiumkammern, auf die das potentielle Allergen aufgebracht wird. Die Kammern mit dem Pflaster werden 24 Stunden am Rücken belassen, dann nach weiteren 24, 48 und 72 Stunden abgelesen. Als Testsubstanzen kommen insbesondere in Frage: Lacke, Medikamente aller Art, Nickel, Kobalt, Quecksilberverbindungen, Haarfärbemittel usw.
Es gibt dann noch eine gute In-vitro-Untersuchung, nämlich den RAST-Test. Dieser Test ist vor allem angezeigt, wenn ein Test am Patienten aus irgendwelchen Gründen nicht möglich ist,

z. B. bei Schwangeren, Kleinkindern oder Ekzematikern, die keine gesunde Haut mehr haben. Außerdem ist der Test angezeigt bei Widersprüchen zwischen der Anamnese und den Allergietestbefunden. Bei bestimmten Stoffen ist der RAST-Test aussagekräftiger als der Pricktest bzw. Intrakutantest. Hierzu gehören insbesondere die Schimmelpilzallergien, dann auch die Allergie gegen Äpfel, Roggen und Weizen. Insektengiftallergien können relativ einfach mittels RAST-Test festgestellt werden. Hierbei braucht lediglich Blut abgenommen zu werden. Im Blut können die entsprechenden spezifischen Immunglobuline (IgE) bestimmt werden, was ebenfalls eine gute Aussage über Allergene gibt. Der Test kann bei zahlreichen Nahrungsmitteln, Inhalationsallergenen, Penicillin, Insektengiften und bei einigen Chemikalien (z. B. Formaldehyd, Isocynate, Latex) durchgeführt werden.

An weiteren diagnostischen Möglichkeiten gibt es dann noch das Verfahren der Rotations-Suchdiät, bei dem nach einem bestimmten Diätplan immer wieder Nahrungsmittel ausprobiert werden und die Reaktionsweise getestet wird *(75)*.

Es gibt dann noch zahlreiche andere Verfahren, die allerdings wissenschaftlich nicht anerkannt sind und daher von den Kassen auch nicht bezahlt werden.

Eine Methode ist die Diagnostik mittels Bioresonanz, wobei elektromagnetische Schwingungen untersucht werden und daraus auf ein Allergen geschlossen werden kann. Nach anfänglicher Begeisterung ist bei dieser Methode eine große Ernüchterung eingetreten, da hinter den großen Firmen, die die Geräte vertreiben, Scientologen stecken. Es zeigt sich auch, daß die Dauer der Beschwerdefreiheit nicht sehr lang ist. Die Untersuchungsergebnisse sind auch nur mäßig zuverlässig. Von der Methode ist eindeutig abzuraten.

Weitere Untersuchungsweisen sind die Kinesiologie und die Elektroakupunktur nach *Voll*.

Keines dieser Verfahren ist hundertprozentig zuverlässig, die Aussagequalität variiert auch von Allergen zu Allergen. Während die Aussagen nach allgemeiner Erfahrung im Pricktest bei Gräsern und Getreide über 90% zutreffen, ist der Test bei Schimmelpilzen nur zu 50% sicher, das heißt, im Pricktest werden 50% der Schimmelpilzallergien übersehen. Allerdings findet man durch die RAST-Testung dann doch noch zahlreiche Schimmelpilzallergien. Bei der nasalen Provokation werden Schimmelpilzallergene ebenfalls häufig noch gefunden.

Bei den Nahrungsmittelallergien ist Intrakutantestung auf Nüsse relativ sicher, bei Kuhmilch versagt dieser Test häufig, so daß trotz Kuhmilchallergie der Intrakutantest negativ bleibt. Hier hilft dann die RAST-Testung weiter, die Labormethoden haben sich in den letzten Jahren deutlich gebessert. Hier läßt sich dann eine Allergie gegen Kuhmilch, α-Lactalbumin oder β-Lactoglobulin besser nachweisen. Die Nuß- und Früchteallergie wird im RAST-Test ebenfalls recht sicher angezeigt.

Heiß diskutiert wird der Allergietest auf Amalgam. Hier differiert die Aussage von Untersucher zu Untersucher erheblich. Sehr oft wirkt sich die Amalgamallergie an der Schleimhaut oder systemisch aus, die Haut ist relativ wenig betroffen. Dementsprechend werden viele Amalgamallergien im Epikutantest nicht gefunden. Möglicherweise bietet der MELISA-Test einen neuen Therapieansatz, dieser Test ist leider erst seit 1997 in Deutschland verfügbar, so daß noch keine große Aussage getroffen werden kann *(136)*.

Wird eine Allergie vermutet, im Allergietest aber nicht gefunden, bleibt nur die Möglichkeit einer versuchsweisen Karenz, soweit dies möglich ist. Anschließend muß eine erneute Belastung mit dem Allergen stattfinden und die Reaktion beobachtet werden.

Allergietests sollten grundsätzlich nur von entsprechend erfahrenen Ärzten durchgeführt werden, da die Deutung im Einzelfall nicht immer ganz einfach ist und jeder Allergietest zu unter Umständen lebensgefährlichen Komplikationen führen kann. Entsprechende Schockmedikamente müssen in jedem Fall vorhanden sein. Bei Schwangeren sollte grundsätzlich kein Allergietest durchgeführt werden, da im Falle einer Komplikation eine Intensivbehandlung notwendig werden kann, die naturgemäß vermieden werden sollte.

Es ist inzwischen unbestritten, daß die Allergien ständig zunehmen. Nach neueren Zahlen leiden bereits 25% der Schulkinder an Heuschnupfen. Die Kombination von Luftschadstoffen mit Allergenen führt zur Verstärkung der allergischen Symptomatik. Die Luftschadstoffe verändern die Proteinoberflächenstruktur von Allergenen. Die humoralen Vorgänge, die bei der Allergieentstehung und Allergieausprägung beteiligt sind, werden ebenfalls beeinflußt. Häufig

kommt es durch das über den Großstädten herrschende veränderte Klima mit nächtlichen hohen Bodentemperaturen und häufiger Inversionswetterlage zu abnormal hohen Pollenkonzentrationen. Dadurch ist die Pollendichte vor allem nachts besonders hoch und korreliert mit zeitlichen Maxima der Luftschadstoffe. In luftverschmutzten Gebieten beladen sich die Pollen im Laufe des Tages mit Staubpartikeln, schädlichen Gasen und Salzen und verändern sich daher in ihrer elektromagnetischen analysierbaren Oberflächenstruktur und ihrem IgE-Bindungsmuster. Die an Luftverschmutzungspartikeln gebundenen Substanzen führen zu einer Aktivierung von Pollen und indizieren indirekt eine Freisetzung veränderter Allergene. Pollen aus luftverschmutzten Gebieten sind um ein vielfaches stärker mit Staub beladen als Pollen aus ländlichen Gebieten. Die Pollen bieten sich als Vehikel für Umweltchemikalien und tragen ihre toxische Fracht auf die Schleimhäute und Atemwege. Umweltgase beeinflussen zusätzlich die zellulären Abläufe durch die Anregung der Makrophagen und andere mononukleären Zellen. Im Tierexperiment wurde die Schwelle für anaphylaktische Immunreaktionen durch SO_2 und O_3 signifikant herabgesetzt.
Das gleiche gilt für die Schadstoffbelastung durch Nikotin. Auch hier gibt es zahlreiche Studien, die zeigen, daß die Allergiebereitschaft durch Nikotin erheblich gesteigert wird. Dazu gehört auch das Passivrauchen. Wenn Eltern von kleinen Kindern in der Umgebung rauchen, ist dies unverantwortlich. Wenn Eltern von kleinen Kindern mit Allergien in deren Umgebung rauchen, erfüllt dies meiner Ansicht nach den Tatbestand vorsätzlicher Körperverletzung. Heutzutage kann sich kein Raucher mehr mit der angeblichen »Unschädlichkeit« des Rauchens herausreden. Was man hierzu in der Praxis von den Patienten zu diesem Thema hört, ist zum Teil unglaublich. Demnach rauchen praktisch alle Raucher nur auf dem Balkon und niemals in Anwesenheit des Kindes. Außerdem rauchen sie sowieso fast nicht, nur stinkt merkwürdigerweise die Kleidung ganz erheblich nach Rauch. Man hat oft den Eindruck, daß einen die Patienten hier für dumm verkaufen wollen und den Arzt für unendlich naiv halten.
Allergien können durch eine Quecksilberbelastung verstärkt werden, das Immunsystem wird hierbei negativ beeinflußt. Häufig ist die alleinige Therapie einer allergischen Diathese die Amalgamsanierung. Dies insbesondere dann, wenn die Quecksilberwerte im Urin nach DMPS-Belastung sehr hoch sind (s. Seite 116).
Ein weiterer Faktor sind Impfungen. Bei vielen Impfungen wird Eiweiß und Quecksilber als Konservierungsstoff parenteral zugeführt, was zu massiven allergischen Reaktionen führen kann, zum Teil auch zu Sofort-Reaktionen.
Eine Impfung ist eine Beeinflussung des Immunsystems, die unkontrollierbar abläuft. Im Einzelfall weiß man nie genau, wie das Individuum auf die Impfung reagiert.
Es sollte daher möglichst auf alle nicht notwendigen Impfungen verzichtet werden (s. Seite 121).

Saisonale Allergien

Saisonale Allergien sind dadurch gekennzeichnet, daß die Patienten meistens einen Schnupfen mit einem extremen Niesreiz haben, häufig ein Kribbeln im Hals, rote, zugeschwollene Augen, Juckreiz in den Ohren, z.T. Hustenbeschwerden und beginnende asthmatische Symptome. Die Beschwerden treten typischerweise bei schönem sonnigen Wetter mit Wind auf. Unmittelbar vor Regen bzw. vor einem Gewitter kann die Pollenkonzentration in der Luft sogar maximal sein, so daß dann noch während des Regens massive allergische Beschwerden bestehen. Die allergischen Beschwerden sind dosisabhängig. Je größer der Allergenkontakt ist, desto größer werden die Beschwerden. Bei Roggen zum Beispiel reichen bereits 20 Pollen aus, um bei einem sensiblen Individuum eine Symptomatik auszulösen.
Die Pollen sind männliche Gametophyten von verschiedenen windbestäubenden Pflanzen. Um zum Allergen zu werden, sind verschiedene Voraussetzungen erforderlich, insbesondere brauchen die Pollen eine gewisse Größe, um weit zu fliegen. Pollen, die zu groß sind, fallen praktisch direkt zu Boden, und haben damit kaum eine Chance, allergische Beschwerden auszulösen. Die Hauptbelastung geht zunächst von den sogenannten frühblühenden Pflanzen aus, dies sind Hasel, Erle und Birke. Die typische Symptomatik tritt von Februar bis März auf. Meistens kombiniert mit einer Frühblühallergie ist auch eine Nahrungsmittelallergie, wobei Birkenallergiker auf Äpfel allergisch sind und Haselallergiker auch auf die Haselnuß. Die meisten Beschwerden werden durch Gräser und Roggen ausgelöst, aber auch durch Weizen,

Hafer und Gerste. Die typische Symptomatik dauert von Mai bis Juli. Es verläuft nicht jede Allergensaison gleich, dies hängt insbesondere von der Wetterlage ab. Auch kann je nach Wetterlage eine zeitliche Verschiebung der Symptome eintreten. In der Arztpraxis ist man fast noch besser als die Pollenwarnvorhersage informiert, da die Patienten gehäuft kommen. Bei entsprechender Wetterlage kommen gleichzeitig 30 Birkenallergiker, was dann die Behandlung etwas vereinfacht. Kräuter wie Beifuß und Sauerampfer spielen nur eine geringere Rolle, da die Pollen nicht so weit fliegen. Allerdings muß bedacht werden, daß Beifußallergiker fast immer auch auf Kamille allergisch sind, was bei einer Inhalationsbehandlung berücksichtigt werden muß.
Insbesondere die häufig angeschuldigte Linde ist allergologisch relativ unbedeutend, da die Pollen viel zu schwer sind und gleich zu Boden fallen.

Symptomfreies Stadium

In der klassischen Homöopathie ist es eigentlich nicht üblich, im symptomfreien Stadium zu behandeln.
Allerdings hat sich bei mir und bei vielen anderen Ärzten doch eine prophylaktische homöopathische Behandlung in diesem Ausnahmefall bewährt. Routinemäßig führe ich eine Behandlung mit Injektionen von Acidum formicicum D200 (DHU) durch.
Es werden 3 Injektionen im Abstand von 2 Wochen verabreicht, so daß die Behandlung etwa 2 bis 4 Wochen vor der erwarteten Symptomatik beendet ist. Konkret heißt dies, daß ich bei Frühblüherallergien Ende Dezember und bei Gräser-/Getreideallergien Ende März mit dieser Behandlung beginne. Ist eine antibiotische Behandlung, aus welchen Gründen auch immer, in dem Jahr vorausgegangen, gebe ich für 4 Wochen Okoubaka D3 (3x10 Tropfen tgl.). Ansonsten verabreiche ich gelegentlich zusätzlich im symptomfreien Stadium, natürlich im Abstand von mindestens vier Wochen zu den Injektionen, ein Konstitutionsmittel als eine D200. Häufig angezeigt ist hierbei Lycopodium, Lachesis, Natrium muriaticum oder Arsenicum album. Sehr oft ist außerdem die Einmalgabe von Tuberkulinum D200 bei Allergien aller Art angezeigt.

Symptomatisches Stadium

Sind die allergischen Symptome bereits vorhanden, sollte zunächst eine weitgehende Allergenkarenz versucht werden.
Eine vollständige Allergenkarenz ist in der Regel nicht möglich und eigentlich auch nicht sinnvoll, da bei einer gleichzeitigen homöopathischen Behandlung die restlichen Symptome meistens relativ gering sind. Die Schlafzimmerfenster sollten nachts geschlossen bleiben, da die Pollen gegen morgens 4 Uhr reichlich fliegen. Duschen und Baden ist abends günstiger als morgens, damit man ohne Pollen ins Bett geht, außerdem müssen die Haare abends häufig gewaschen werden. Kleidung sollte außerhalb des Schlafzimmers abgelegt werden. Bei besonders schönem Wetter sollten Wiesen gemieden werden, der Wochenendausflug in den Wald ist günstiger. Bei einer sehr starken Symptomatik bleiben Autofenster während der Fahrt über Land weitgehend geschlossen.
Ansonsten sollten Zivilisationsgifte soweit wie möglich gemieden werden. Insbesondere bei Getreideallergikern sollte auf Bier – auch alkoholfreies – verzichtet werden, am besten wird das Trinken von Alkohol völlig unterlassen. Frühblüherallergiker dürfen kein Kernobst, insbesondere keine Äpfel sowie Nüsse aller Art essen.
Bei einer entsprechenden Nahrungsmittelallergie sollten, soweit dies möglich ist, entsprechende Allergene gemieden werden, um nicht zusätzlich eine Summation von verschiedenen Allergenen zu fördern.
Die homöopathischen Arzneien, die während des Heuschnupfens eingenommen werden, müssen stets individuell dosiert werden. Die Dosierung hängt insbesondere auch von der Wetterlage ab.
Das Hauptmittel ist Euphrasia D2. Die meisten Patienten mit Frühblüherallergie und noch mehr mit Gräser-/Getreideallergie leiden unter geröteten Augen, die sehr stark jucken. In diesem Fall gebe ich jede Stunde 1 Tbl. Euphrasia D2, außerdem Euphrasia-Augentropfen (WALA). Findet sich wäßriges Sekret mit sehr starkem Niesreiz, verordne ich Allium cepa D6, ebenfalls, wenn nötig, stündlich 1 Tbl.
Bei sehr starkem Juckreiz im Hals ohne sonstige Symptomatik wird Wyethia D6, gegebenenfalls auch stündlich, verordnet. Meistens ist mit dem Juckreiz im Hals auch ein starker Juckreiz in den

Ohren verbunden, wobei das gleiche Mittel gegeben wird. Ist der Patient relativ blaß, der Naseneingang gerötet und besteht ein sehr starker Niesreiz, gebe ich Arsenicum album D12, eventuell stündlich 5 Tropfen. Steht die Hustensymptomatik im Vordergrund, gebe ich Kalium phosphoricum D6, gegebenenfalls stündlich. Geht der Heuhusten schon mehr in Heuasthma über, hilft Jodum D12 Dil. ggf. stdl. 5 Tropfen. Bei mehr unspezifischer Symptomatik verordne ich Galphimia glauca D4, eventuell stündlich 10 Tropfen. Steht ein Juckreiz in der Nase und in den Augen im Vordergrund, so sind gelegentlich Gaben von Histaminchlorid D12 Tbl. (2x tgl.) sinnvoll.

Mit Antihistaminika sollte man vorsichtig umgehen. Wenn man jährlich die Beipackzettel dieser Medikamente betrachtet, so werden sie immer länger. Nur neue Antihistaminika werden angepriesen mit dem Argument »keine Nebenwirkungen«. So war es auch mit Teldane Anfang der achtziger Jahre, was jetzt kurz vor dem Verbot steht. Terfenadin macht unter Umständen erhebliche Herzrhythmusstörungen, insbesondere bei der kombinierten Gabe mit Erythromycin. Flexotendin kann noch nicht beurteilt werden, da es zu kurz auf dem Markt ist (BI, S. 134).

Häufig entwickelt sich durch die allergische Belastung eine chronische Sinusitis. Durch die Sinusitis wird andererseits wieder die Allergie schlimmer. Es fällt häufig auf, daß die Beschwerden mit Ende der Blütezeit persistieren. In diesem Fall ist eine Sinusitistherapie dringend erforderlich, wobei hauptsächlich der Sinusitis-Cocktail (s. Seite 76) in Betracht kommt.

Hausstaubmilben- und Schimmelpilzallergien

Klassischerweise werden bei derartigen Allergien Karenzmaßnahmen empfohlen. Allerdings sollte beachtet werden, daß Karenzmaßnahmen eigentlich keine Therapie darstellen, sondern eher die Kapitulation vor der Krankheit. Karenzmaßnahmen können zwar zwischenzeitlich erforderlich sein, dürfen aber nicht zum Dauerzustand werden. Homöopathisch sind die perennialen Allergien recht gut zu behandeln.

Als Anfangsmittel wird Tuberkulinum D200 einmalig verabreicht, als Zwischenmittel kommt später noch Sulfur D200 in Frage. Langfristig wird bei Milbenallergie mit Kalium arsenicosum D12 (2x1 Tbl. tgl.) begonnen, später wird mit Sabadilla D30 (1 Tbl. pro Woche) weiterbehandelt. Bei Milbenallergikern findet sich oft eine Lachesiskonstitution, in diesem Fall gebe ich Lachesis LM VI (3 Globuli vor dem Frühstück) über mehrere Monate. Häufig steht ein ausgeprägter Niesreiz und eine livide Nasenschleimhaut im Vordergrund der Beschwerden. Hier ist ein häufig günstiges Mittel Allium cepa LM VI (3 Globuli vor dem Frühstück) über mehrere Monate, später Allium cepa LM XII (3 Globuli sonntags und mittwochs vor dem Frühstück).

Bei der Milbenallergie ist es wichtig, dem Patienten die Zusammenhänge zu erklären, wann mit einer verstärkten Symptomatik zu rechnen ist und wann nicht. Milben finden sich zwar mehr im Sommer als im Winter, dennoch ist im Winter die Symptomatik wesentlich ausgeprägter. Dies hängt damit zusammen, daß sich die Patienten mehr im Haus aufhalten, außerdem wird durch die Heizung die Luft und damit auch der Milbenkot im Zimmer herumgewirbelt, wodurch die Exposition verstärkt ist.

Bei Schimmelpilzallergikern ist häufig zu beobachten, daß sie in Häusern mit massivem Pilzbefall wohnen. Zunächst ist insbesondere das Schlafzimmer genau auf Schimmelpilzbefall zu untersuchen. Hierzu sind alle Schränke vorzuziehen, um die Schrankhinterwand zu betrachten. Häufig finden sich die Pilze auch unter den Betten oder unter dem Teppich, sie verstecken sich regelrecht. Bei ganz massivem Schimmelbefall finden sich die Schimmelpilze als schwarze Stellen in oberen Zimmerecken. Schimmelpilzallergiker sollten keine Pflanzen im Schlafzimmer haben, da sich auf Pflanzen immer Schimmelpilze befinden, insbesondere in der Erde. Gelegentlich findet sich auch Schimmel in Büchern, ein befallenes Buch im Schlafzimmer kann bereits erhebliche Krankheitserscheinungen auslösen. Ein Schimmelpilzallergiker darf keinesfalls Schimmelkäse essen, dieser sollte sich auch nicht in der Wohnung des Betreffenden befinden. Häufig befallen sind auch Innenbäder und Luftabzugsschächte, besonders in Plattenbauten. Dies ist für die Prognose eines Schimmelpilzallergikers äußerst schlecht. Schimmelpilze müssen unbedingt fachmännisch beseitigt werden. Das einfache Übertünchen mit (womöglich giftiger) Farbe reicht nicht aus. Es muß häufig ein Teil der Wand entfernt werden, danach wird neu zugegipst. Ein Fachmann sollte begutachten, warum der

Schimmel aufgetreten ist. Häufig handelt es sich um Baumängel (Kältebrücken), für die die Architekten haftbar gemacht werden können. Auffallend ist bei Schimmelpilzallergikern, daß es ihnen nach zwei Wochen außerhalb ihrer eigenen Wohnung erheblich besser geht.
Bei Milben- und Schimmelpilzallergikern ist ein Aufenthalt im Hochgebirge über 1500 m günstig, da in diesem Milieu praktisch keine Milben mehr existieren können. Ebenfalls günstig ist der Aufenthalt auf Inseln, insbesondere im Atlantik und in der Nordsee (BI, S. 134).
Durch die Milbenbelastung entsteht häufig eine chronische Sinusitis, durch die Sinusitis wird die Allergie schlimmer und umgekehrt. Um diesen Teufelskreis zu durchbrechen, ist oft zunächst eine Sinusitisbehandlung erforderlich (s. Seite 75).

Tierhaarallergie

Hier können gelegentlich relativ einfach Karenzmaßnahmen durchgeführt werden, so daß sich eine homöopathische Behandlung nicht lohnt. Bei der Pferdehaarallergie ist zu beachten, daß diese häufig durch eine Roßhaarmatratze im Bett hervorgerufen wird. Im diesem Fall sollte die Roßhaarmatratze ausgetauscht werden. Allergien gegen Meerschweinchen sind meistens extrem stark, auch hier muß das Tier abgegeben werden. Ähnliches gilt für Allergien gegen Wellensittiche. Hundeallergien sind glücklicherweise meistens eher schwächer, so daß es häufig reicht, wenn der Hund sich nicht im Haus aufhält. Katzenallergien sind sehr problematisch, da die Besitzer praktisch nie bereit sind, ihre Tiere abzugeben. Es ist wesentlich leichter, einem Raucher das Rauchen abzugewöhnen als einem Katzenallergiker die Katze wegzunehmen. Als Notlösung bietet es sich an, die Katzen einmal wöchentlich abzuduschen. Das Allergen sitzt im Speichel, die Katzen schlecken sich ständig ab. Durch diese Maßnahme kann das Allergen etwa um 90% reduziert werden. Das Abduschen geht allerdings nur mit Gewalt, die Katzen wehren sich massiv. Hier muß entsprechend symptomatisch behandelt werden, unter Umständen langzeitmäßig mit Injektionen von Acidum formicicum D12 oder D30. Falls möglich, sollten wenigstens temporäre Karenzmaßnahmen, z. B. im Urlaub, eingehalten werden. Es ist generell auch zu beachten, daß Patienten mit Milbenallergien keine Tiere halten sollten.

Das Hauptmittel bei Pferdehaarallergien ist Lachesis. Da die Behandlung länger andauert, kommt eine Therapie mit Lachesis LM VI (3 Globuli vor dem Frühstück) in Frage.
Das Hauptmittel für Katzenallergien ist Pulsatilla. Hier gibt man Pulsatilla LM VI (3 Globuli vor dem Frühstück) ebenfalls über Monate.
Ich erlebe häufig in der Praxis, daß Eltern mit Kindern kommen mit dem Wunsch nach einer Allergietestung auf Haustiere. Ist diese Testung dann negativ, freuen sich die Kinder sehr. Das Haustier kann angeblich bedenkenlos angeschafft werden. Dies ist aber nicht so.
Ist z. B. bei einem Kind bereits eine Milbenallergie nachgewiesen und wünschen sich die Kinder unbedingt ein Haustier, ist streng davon abzuraten, meistens treten doch sehr starke allergische Probleme auf.
Außerdem sagt ein negativer Allergietest bei Haustieren überhaupt nichts aus. Die Allergie entwickelt sich erst, wenn sich die Tiere im Haus befinden, nicht vorher.

Nahrungsmittelallergie

Nahrungsmittelallergien sind insgesamt sehr häufig, die Bedeutung wird in der klassischen Medizin völlig verkannt.
Laien und auch Ärzte wissen häufig nur von Ausschlägen als Symptomen. Natürlich äußern sich Nahrungsmittelallergien oft als Ekzeme oder Ausschläge, sehr häufig aber auch im HNO-Bereich. Durch eine chronische Darmerkrankung, die sich meistens nur in relativ geringen Symptomen äußert, nämlich mit Blähungen und Durchfall, was den Patienten wenig stört, kann eine chronische Nebenhöhlenentzündung unterhalten werden. Ebenso kann eine chronische Tonsillitis Hinweis auf eine Milchallergie sein, auch asthmatische Beschwerden werden sehr oft durch Nahrungsmittelallergene unterhalten. Nicht zu vergessen sind zahlreiche psychische Erkrankungen, insbesondere Depressionen, die mit einer derartigen Allergie zusammenhängen können. Eine Nahrungsmittelkarenz ist häufig nicht möglich, da zu viele verschiedene Allergene zusammenkommen. Liegt eine isolierte Nußallergie vor, ist eine Nahrungsmittelkarenz natürlich kein Problem. Häufig sind die Patienten aber allergisch gegen Milch, Eier, Nüsse, Früchte, Obst, Fleisch und Mehle.
In diesem Fall muß überlegt werden, was gezielt verboten wird und was nicht. Am ehesten empfiehlt sich Milch, da bei einer Milchkarenz die

anderen Allergien verschwinden können. Häufig ist es günstig, die Kuhmilch durch Schafsmilch oder Ziegenmilch zu ersetzen, weil hier eine geringere Allergenbereitschaft besteht. Auf dem Land ist es meistens kein Problem, Ziegenmilch zu bekommen, in der Stadt allerdings ist es praktisch unmöglich.
Mit einer homöopathischen Behandlung kann eine Nahrungsmittelallergie sehr günstig beeinflußt werden. Mittel der Wahl ist Okoubaka.
Ich verordne im Regelfall für ca. 6 Wochen Okoubaka D3 (3x5 Globuli tgl.), anschließend für weitere 3 Monate Okoubaka D4 (3x5 Globuli tgl.), dann für 3 Monate Okoubaka D6 (3x5 Globuli tgl.), darauffolgend für 3 Monate Okoubaka D12 (2x5 Globuli tgl.) und zuletzt für ein halbes Jahr Okoubaka D30 (1 Tbl. sonntags vor dem Frühstück).
Bereits während der Behandlung können die Patienten häufig die zunächst verbotenen Nahrungsmittel wieder zu sich nehmen. Speziell bei der Milchallergie hat sich eine Behandlung mit Aethusa cynapium bewährt. Ich beginne mit Aethusa cynapium D4 (3x1 Tbl. tgl.) für 4 Wochen, anschließend Aethusa cynapium D6 (3x1 Tbl. tgl.), dann Aethusa cynapium D12 (2x1 Tbl. tgl. für 6 Wochen) und zum Schluß Aethusa cynapium D30 für 6 Monate (1 Tbl. sonntags vor dem Frühstück). Nach der Behandlung kann wieder versucht werden, Milch zu trinken. Bei Symptomfreiheit kann davon ausgegangen werden, daß die Milchallergie geheilt ist, ansonsten muß weiterhin eine Milchkarenz durchgeführt werden. Auch bei der Nahrungsmittelallergie sind Zwischengaben von Tuberkulinum D200 günstig.

Nickelallergie

Ich möchte an dieser Stelle auf die Behandlung der Nickelallergie besonders hinweisen, da sie homöopathisch relativ einfach ist. Natürlich kann eine Nickelkarenz zur Symptomfreiheit beitragen. Häufig wollen aber die Patientinnen Modeschmuck tragen. Da die Behandlung relativ einfach ist, ist dagegen dann auch nichts einzuwenden. Ich verordne in dem Fall für ca. 6 Wochen Arsenicum jodatum D12 (2x1 Tbl. tgl.), anschließend Arsenicum jodatum D30 (1 Tbl. sonntags vor dem Frühstück) für 6 Monate. Die Behandlung ist insbesondere auch dann angezeigt, wenn sich im Zahnfüllmaterial Nickel befindet und dadurch Lokalsymptome ausgelöst werden. Arsenicum jodatum ist auch das Hauptmittel bei Zahnmetallallergie. Ein Therapieversuch ist immer sinnvoll.

Amalgamallergie

Die Amalgamallergie, die insgesamt relativ häufig auftritt, nach neueren Schätzungen sogar bei bis zu 15% der Amalgamträger (136), läßt sich rein homöopathisch nicht behandeln. Eine Entfernung von sämtlichem vorhandenem Amalgam ist erforderlich, meistens muß das Amalgam durch Gold ersetzt werden.
Allergien gegen Zahngold sind glücklicherweise wesentlich seltener. Während der Amalgamsanierung sollte allerdings eine homöopathische Behandlung durchgeführt werden, um das restliche Quecksilber im Körper zu eliminieren. Mittel der ersten Wahl ist Argentum nitricum D12 (2x1 Tbl. tgl.). Mit der Behandlung soll etwa 1 Woche vor Amalgamentfernung begonnen werden, anschließend muß je nach Symptomatik die Behandlung noch über 4 bis 8 Wochen fortgesetzt werden.
Zusätzlich gebe ich gern Selen. Selen ist das natürliche Gegenmittel zu Quecksilber. In diesem Fall verordne ich Natrium selenosum D4. Allerdings ist dies keine eigentliche homöopathische Behandlung, sondern eine geringe stoffliche Selensubstitution.

Endogenes Ekzem

Das endogene Ekzem soll hier nur am Rande gestreift werden, da es schwerpunktmäßig von Dermatologen behandelt wird.
Sie verordnen allerdings meist kortisonhaltige Salben, alternativ auch Teersalben oder Bufexamac. Diese Behandlung widerspricht völlig dem *Hering*schen Gesetz, nach dem eine Heilung von innen nach außen und nicht von außen nach innen erfolgen muß. Die »Erfolge« durch die Kortisonbehandlung sind oft sehr schlecht, so daß die Patienten reihenweise homöopathische Ärzte und auch Heilpraktiker aufsuchen. Die Erfolge durch eine homöopathische Behandlung und durch andere Naturheilverfahren sind wesentlich besser. Erfahrungsgemäß ist ein endogenes Ekzem bei Kindern sehr häufig durch eine Milcheiweißallergie verursacht. Wird das Kleinkind noch gestillt, sollte die Mutter zunächst einmal versuchsweise keine Milch trinken. In einem Großteil der Fälle bessert sich das Ekzem bereits daraufhin.
Ein Hinweis auf eine Kuhmilchallergie ist ein

Ekzem im Beugebereich der Ellbogen, auf die Weizenallergie weist ein Ekzem an der Streckseite hin.
Bei nicht mehr gestillten Kindern sollte ebenfalls Milch verboten werden, auch hier tritt häufig bereits eine Besserung auf. Ein endogenes Ekzem entsteht meistens aus mehreren Gründen; es gehört dazu die erbliche Belastung, eine eventuelle Allergie, eine Quecksilberbelastung durch Amalgamplomben (auch der Mutter!), psychische Einflüsse und Umwelteinflüsse. Häufig reicht es aus, zwei dieser Faktoren zu beseitigen, um das Ekzem zum Verschwinden zu bringen. Glücklicherweise ist es in der Medizin ja nicht immer so, daß alle Ursachen beseitigt werden müssen. Die Amalgamsanierung scheint eine sehr große Rolle zu spielen (s. Seite 114).
Impfungen verschlechtern oft die Neurodermitis. Die Indikation zur Impfung muß noch strenger gestellt werden als bei gesunden Kindern.
Das Hauptmittel ist Okoubaka D3 (3x5 Globuli tgl.). Später werden dann höhere Potenzen verabreicht (s. Seite 134).
Insgesamt ist das endogene Ekzem recht dankbar zu behandeln. Dreißig bis vierzig Prozent der Kinder bzw. Erwachsenen sprechen sehr gut auf Okoubaka an. Sollte innerhalb von sechs Wochen mit Okoubaka kein Therapiefortschritt auftreten, kommen andere homöopathische Mittel in Betracht. Optimal ist eine konstitutionelle Behandlung nach eigener klassischer Repertorisation. Im folgenden sollen einige Hinweise gegeben werden.
Ein wesentliches Mittel, insbesondere bei Kindern, ist Calcium carbonicum. Diese Kinder leiden auch an großen Tonsillen, vergrößerten Halslymphknoten und einem Lymphatismus. Sie sind meist sehr lieb und nett, aber sie haben sehr oft Krankheiten der oberen Luftwege. Gleichzeitig verbunden sind Ekzeme insbesondere im Ellbogen- und Kniebereich. Die Calcium carbonicum-Kinder sind meistens relativ dick. Es besteht ein ausgeprägtes Verlangen nach Süßem.
Bei geistig etwas zurückgebliebenen und auch sehr faulen Kindern kommt Barium carbonicum in Frage. Hier gibt die allgemeine Konstitution den Ausschlag.
Natrium muriaticum-Patienten fallen dadurch auf, daß sie sehr leise reden und im allgemeinen sich sehr zurückziehen. Die Kinder verstecken sich vor den Eltern. Das Ekzem ist meist im Nacken, aber auch an sonstigen Körperstellen. Das Maximum der Beschwerden ist mittags, weniger nachts. Am Meer (Nordsee) werden die Beschwerden auffallend besser. Die Patienten haben ein ausgeprägtes Salzverlangen.
Die Lycopodium-Patienten haben ihr Ekzem ebenfalls im Nacken, sind im allgemeinen sehr dominierend, leicht aufbrausend, relativ dick und sind nicht sehr gesundheitsbewußt. Sie fallen durch ihre gute Kleidung auf, Kinder sind im allgemeinen etwas altklug und wirken älter als sie tatsächlich sind. Es gibt kein typisches Lycopodium-Ekzem, entscheidend ist die allgemeine Konstitution.
Das Lachesis-Ekzem ist eher dunkelrot, tritt meist linksseitig auf, der Juckreiz besteht maximal am Morgen direkt nach dem Aufwachen. Die Patienten können nichts Enges am Körper vertragen. Es besteht eine ausgeprägte Wärmeüberempfindlichkeit.
Arsenicum album kommt ebenfalls häufig als Konstitutionsmittel beim endogenen Ekzem in Frage. Es besteht eine ausgeprägte Kälteunverträglichkeit, die Patienten sind ausgeprägt blaß und fahl. Beschwerden im Maximum nachts gegen 3 Uhr. Es fällt eine ausgeprägte Trockenheit der Haut auf. Die Patienten sind überkorrekt, bereits bei Kindern fällt auf, daß sie ihr Zimmer gut aufräumen (bei Eltern sehr beliebt, eigentlich aber unnormal).
Häufig wird beim endogenen Ekzem Sulfur benötigt. Die Sulfur-Patienten vertragen wiederum keine Wärme, sind sehr schlampig und unordentlich, die Haut stinkt meistens. Das Sulfurekzem kennt keine bestimmten Prädilektionsstellen, bei der Anwendung von Sulfur spielen vor allem konstitutionelle Momente eine Rolle.
Acidum nitricum wird benötigt, wenn Ekzeme wie Risse aussehen. Insbesondere Risse in den Fingern und Zehen und im Gesichtsbereich weisen auf Acidum nitricum hin.
Acidum carbolicum hat seine typische Prädilektionsstelle in der Handinnenfläche. Derartige Ekzeme sprechen sehr gut auf Acidum carbolicum an.
Ein typisches Mercurius solubilis-Ekzem gibt es nicht. Auch hier spielen hauptsächlich konstitutionelle Momente eine Rolle. Die Haut neigt zu Entzündungen in allen Formen, Urticaria, Erysipel, Erythem, nässendes Ekzem bis schwere Dermatitis und Pyodermie. Der Schweiß färbt

gelb, ist übelriechend und heftig, besonders nachts. Empfindlichkeit der Haut gegen Kälte. Allgemein Lymphatismus.
Bei der Neurodermitis, die Kreosotum benötigt, spielt hauptsächlich der Geruch eine Rolle. Die Patienten riechen sehr stark und sind praktisch nicht gesellschaftsfähig.
Beim Pulsatilla-Ekzem fällt der ständige Wechsel der Entzündungsstellen auf. Die Patienten sind extrem weinerlich. Meist sind sie blond und hellhäutig.
Rhus toxicodendron wird bei Ekzemen dann gegeben, wenn ein ausgeprägter, quälender nächtlicher Juckreiz beim Ekzem besteht. Der Juckreiz wird besser durch Aufstehen.
Das Dulcamara-Ekzem fällt durch eine ausgeprägte eitrige Pustelbildung auf. Meistens handelt es sich um ein superinfiziertes endogenes Ekzem. Die Beschwerden der Patienten sind sehr ausgeprägt, sie haben starke Schmerzen.
Als Alternativpräparat kommt auch Cortison wie in der Schulmedizin in Frage, allerdings in homöopathischen Dosierungen. Günstig ist hier die Gabe von Cortison D10 (1 Tbl. tgl. vor dem Frühstück). Damit gehen auch häufig Ekzeme weg, die zuvor auf allopathisch verordnetes Cortison (oral und/oder lokal) nicht reagiert haben.
Die Mittelwahl ist häufig nicht einfach. Hier muß mit Arzneimittellehren und Repertorien gearbeitet werden *(8, 167)*.
Die Dosierung und Potenz der homöopathischen Mittel ist in diesem Fall sehr unterschiedlich. Man gibt am Anfang meistens eher die D6 bzw. D12, häufige LM-Potenzen. Ganz feste Regeln gibt es hierzu nicht.

Asthma bronchiale

Asthma bronchiale ist keine Erkrankung, die schwerpunktmäßig von HNO-Ärzten behandelt wird. Schwerpunktmäßig sind hier die Pulmologen gefragt.
Es gibt aber viele HNO-ärztliche Krankheiten, die mit Asthma bronchiale zusammenhängen. Daher muß auch von einem HNO-Arzt am Rande Asthma bronchiale mitbehandelt werden. Zu diesen Krankheiten gehören insbesondere die chronische Sinusitis und die Rhinosinusitis polyposa, die in einem hohen Prozentsatz mit Asthma bronchiale vergesellschaftet sind. Außerdem tritt die Neurodermitis häufig gleichzeitig mit einem Asthma bronchiale auf. Die verschiedenen Formen der Allergien bedingen oft ebenso die Ausprägung eines Asthma bronchiale.
Es fällt auf, daß die schulmedizinische Behandlung des Asthma bronchiale sich sehr häufig ändert. Während noch vor zwanzig Jahren die Standardbehandlung hauptsächlich aus Theophyllin und oralem Cortison bestand, ist man da in letzter Zeit sehr vorsichtig geworden. Verwendet werden hauptsächlich nur lokal wirksame Sprays, wobei insbesondere die Cromoglicinsäure, Glukokortikosteroide und β_2-Mimetika zur Anwendung kommen.
Die inhalative Behandlung ist weitaus besser verträglich als die frühere orale. Wenn man versucht, einen Patienten mit Asthma bronchiale homöopathisch zu behandeln, sollte keinesfalls schlagartig die schulmedizinische Medikation abgesetzt werden. Dies kann zu einem Status asthmaticus führen, der äußerst problematisch ist.
Sehr viele Patienten haben als Basismedikation Steroidspray und cromoglicinsäurehaltige Sprays. Hierbei ist es wichtig, daß den Patienten genau erklärt wird, wie sie die Sprays anwenden müssen. Am besten gelingt das in einem Gespräch mit mehreren Patienten gleichzeitig, den sogenannten Asthmatikerschulungen. Jeder Asthmatiker sollte mindestens einmal eine solche Schulung mitmachen. Inzwischen werden derartige Schulungen von verschiedenen Krankenkassen bezahlt.
Den Patienten ist insbesondere klarzumachen, daß eine kritische Situation entsteht, wenn sie trotz der häufigen Anwendungen von β_2-Mimetikasprays weiter schlecht Luft bekommen. Dies ist ein eindeutiges Zeichen für einen Status asthmaticus, der eine sofortige ärztliche Intervention erforderlich macht.
Zum praktischen Vorgehen bei Astma bronchiale hat sich in meiner Praxis folgendes Schema bewährt: Die Patienten haben fast alle häufig Antibiotika erhalten. Dies ist für Asthma sehr ungünstig, da durch die Antibiotikagabe eine Darmmykose entsteht, durch die Darmmykose und die Entzündung im Darm wird wiederum das Asthma verstärkt. Daher sollte zunächst einmal der Darm saniert werden. Hierzu wird eine Einmalgabe von Nux vomica D200 verabreicht, anschließend erhalten die Patienten für 6 Wochen Okoubaka D3 (3x5 Globuli).
Anschließend wird gezielt eine Allergie mit den entsprechenden Medikamenten behandelt. Relativ oft kommt eine Gabe von Tuberkulinum D200, Arsenicum album D12, Arsenicum album LM VI, Allium cepa LM VI oder Sulfur LM VI in

Frage. Im Falle einer Tierhaarallergie auch Pulsatilla LM VI bzw. Lachesis LM VI (siehe oben). Ist keine Allergie bekannt, aber eine chronische Sinusitis, so wird zunächst diese behandelt. Durch die Sinusitistherapie mit dem Sinusitis-Cocktail (s. Seite 76) lassen sich asthmatische Symptome oft erheblich bessern. Bei einer Rhinosinusitis polyposa kommt auch die Behandlung mit Marum verum D12 (s. Seite 77) in Betracht.

Findet sich weder eine Allergie noch eine Sinusitis, ist das Hauptmittel Acidum sulfuricum

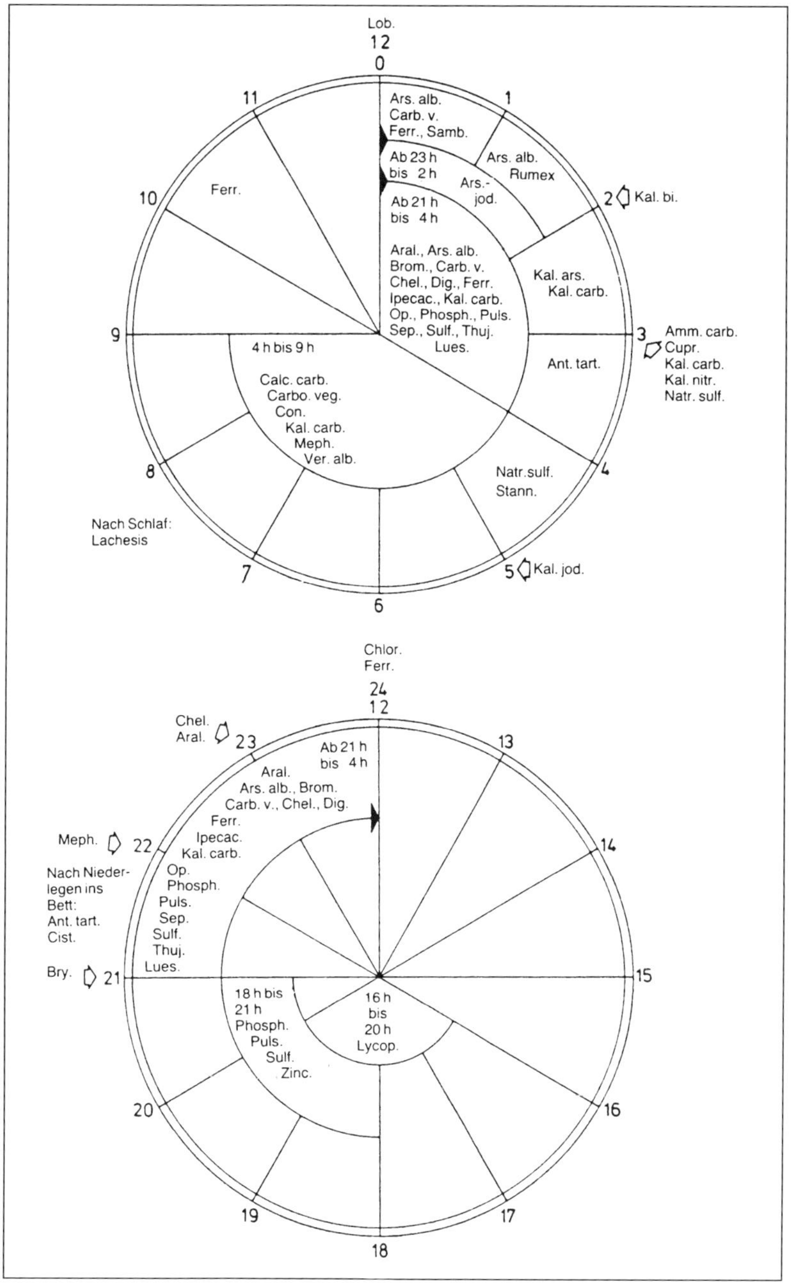

Abb.10
Die Uhrzeit der Asthmaanfälle kann Hinweise auf die Mittelwahl geben (aus *175*)

D12 (2x5 Glubuli vor dem Essen bzw. alle 2 Std. 5 Globuli, je nach Akutizität). Unter dieser Therapie lassen sich oft die Sprays und sonstigen Asthmamedikamente vorsichtig reduzieren. Die meisten Patienten merken selbst, wie oft sie die Sprays einsetzen müssen. Hier sollte keinesfalls nach Schema F vorgegangen werden.

Häufig sind Konstitutionsmittel zu geben. Ein Hinweis auf das Konstitutionsmittel bildet die Uhrzeit, wann die Anfälle typischerweise auftreten *(175)*. Ein häufiges Mittel bei Asthma bronchiale ist auch Natrium sulfuricum. Es kommt insbesondere in den häufigen Fällen in Betracht, wenn Asthma durch Feuchtigkeit schlimmer wird. Man gibt Natrium sulfuricum D12 (2x1 Tbl. tgl. vor dem Essen).

Tritt Asthma jeden Tag zur gleichen Uhrzeit auf, kommt eine Behandlung mit Cedron D6 (3x1 Tbl. tgl.) in Frage.

Ein Sonderfall ist Asthma infolge Birkenallergie. Diese Form von Asthma tritt jedes Jahr zur gleichen Zeit etwa Mitte Apil auf. Oft wird dies von Ärzten als »Grippewelle« verkannt. Die Asthmabeschwerden dauern jeweils maximal zwei Wochen. Das Hauptmittel ist in diesem Fall Jodum D12 (jede Std. 5 Tropfen bzw. 5 Globuli). Die Prognose ist ausgezeichnet. Es ist immer wieder zu beobachten, daß Patienten mit Birkenallergie gleich mit Sprays langfristig eingestellt werden, was nicht Sinn der Sache ist. Mit Ende der Birkenblüte verschwinden die Beschwerden praktisch immer.

Krankengeschichte: Die 30jährige Patientin, V. B., kommt erstmals notfallmäßig samstags, am 20. 5. 1989, in meine Praxis. Sie hatte einen akuten Asthmaanfall mit exspiratorischem Stridor. Sie gibt an, daß sie wegen einer chronischen Sinusitis mehrfach an den Nasennebenhöhlen operiert worden sei, wegen extremer Stirnkopfschmerzen wurde sie 1984 erneut operiert, da die Operation keine Besserung brachte, nach 2 Wochen 1984 nochmals. Seitdem sind die geklagten Stirnkopfschmerzen weg, die Patientin hat aber exakt seit dieser Zeit Asthma bronchiale. Eine Allergie gegen Milben, Gräser, Tierhaare und Schimmelpilze ist bekannt. Sie sei ständig verschleimt. Sie hat öfter Ekzeme am Rücken und am Kinn. Bei der Untersuchung fällt auf, daß die mittleren Nasenmuscheln bereits völlig fehlen. Der Epipharynx ist voller Schleim. Es findet sich ein Zustand nach Tonsillektomie. Es besteht ein ausgesprochener exspiratorischer Stridor. Die Patientin wirkt sehr zurückhaltend und depressiv. Ich gebe ihr einmalig Natrium muriaticum D200, außerdem Kalium arsenicosum D12 für 6 Wochen. Es wird auf jegliche allopathische Medikation verzichtet. Der Asthmaanfall ist bereits 1 Stunde später vorbei. Am 3. 7. 1989 berichtet die Patientin, daß die Beschwerden wechseln, insgesamt sei das Asthma geringer, sie habe aber wieder gelegentlich Stirnkopfschmerzen. Die Patientin erhält einmalig Tuberkulinum D200 und wieder zur Weiterbehandlung Kalium arsenicosum D12.

Zuletzt sehe ich die Patientin am 14. 8. 1989. Sie berichtet, daß die Asthmabeschwerden völlig verschwunden seien, ebenfalls die Kopfschmerzen, sie sei nicht mehr verschleimt. Wie ich von anderer Stelle erfahren habe, ist die Patientin seitdem völlig beschwerdefrei trotz ihrer multiplen Allergien. Die Patientin kam wieder am 1. 12. 1992 und 1. 4. 1997 wegen einer akuten Sinusitis, das Asthma war weiterhin verschwunden.

Husten

Bronchitis und Hustenbeschwerden sind wiederum ein Gebiet, das die Hals-Nasen-Ohrenheilkunde nur am Rande betrifft.
Da aber Hustenbeschwerden auch vom Kehlkopf ausgelöst sein können, außerdem Husten häufig als Begleitsymptom einer Sinusitis und von Schnupfenbeschwerden sowie Allergien auftritt, habe ich in der Praxis doch relativ viele Patienten mit entsprechenden Beschwerden.
Liegt gleichzeitig ein Husten und Schnupfen vor, sollte man sich immer überlegen, was zuerst behandelt wird. Häufig resultiert der Husten einfach daraus, daß Sekret den Rachen hinunterläuft und dann aus den Bronchien wieder herausgehustet werden muß. Es ist meist günstiger, entsprechend den obengenannten Kriterien den Schnupfen zu heilen (s. Seite 73). Häufig hängt ein Husten auch mit einer Sinusitis zusammen. Hierbei ist es ebenfalls positiv, allein die Sinusitis zu therapieren (s. Seite 75). Die Hustenbeschwerden verschwinden dann im Regelfall von allein. Bei einem allergischen Husten sollte die Allergiebehandlung entsprechend den oben aufgezeigten Kriterien erfolgen (s. Seite 98).
Allgemein gilt bei praktisch allen Hustenbeschwerden, daß die Patienten möglichst viel trinken sollten. Zusätzlich hat sich die Gabe eines Tees sehr bewährt:
Flores Sambuci
Flores Tiliae
Flores Chamomillae aa ad 100,0
2–3 Teelöffel mit $^1/_4$ l kochendem Wasser überbrühen, 10 Min. ziehen lasssen, heiß auf einmal trinken (293).

Akuter trockener Reizhusten

Zunächst kann, wie bei jedem Infekt bei einem frischen Husten mit Aconit D30 (3x5 Gobuli, also insgesamt 15 Globuli, im Abstand von 2 Std.) begonnen, anschließend mit Belladonna D30 (3x5 Globuli, also insgesamt 15 Globuli, im Abstand von 12 Std.) weiterbehandelt werden.
Bei stechenden Schmerzen im Brustbereich mit viel Durst ist Bryonia das Mittel der Wahl, ich gebe in diesem Fall Bryonia D3 (stdl. 10 Tropfen oder stdl. 5 Globuli). Bei retrosternalen Schmerzen mit Husten ohne ausgeprägten Durst verordne ich Rumex crispus D6 (je nach Ausprägung 3x1 Tbl. tgl. oder stündlich 1 Tbl.).

Bei einem erstickenden Husten mit kurz aufeinanderfolgenden Hustenanfällen, gelegentlich mit Nasenbluten, rezeptiere ich Drosera D6 (je nach Intensität 3x1 Tbl. tgl. oder stdl. 1 Tbl.). Bei Husten, der vor allem nachts auftritt mit reiner Zunge und Atemnot, gebe ich Ipecacuanha D4 Globuli (3x5 Globuli tgl. oder stündlich 5 Globuli). Bei Husten, der sich beim Hinlegen stark verschlechtert, verordne ich Hyoscymus niger D6 (3x1 Tbl. tgl.).
Bei Husten mit wenig Auswurf und heiserer, rauher Stimme sowie erstickendem Husten gebe ich Spongia D6 (3x5 Tropfen tgl.).
Schwitzt der Patient ausgesprochen stark nachts, rezeptiere ich Bromum D6 (3x5 Tropfen tgl.).
Bei maschinengewehrartigem Husten ist Coccus cacti D6 (alle 2 Std. 1 Tbl.) angezeigt. Ist der Husten extrem stark, so daß »das Haus wackelt«, kommt Stramonium D6 (alle 2 Std. 1 Tbl.) in Frage.

Akute Bronchitis mit Auswurf

Häufig tritt der Husten nach Durchnässung auf. In diesem Fall ist Dulcamara D6 (3x1 Tbl. tgl.) Mittel der Wahl. Bei sehr schwachen Patienten, insbesondere bei Kindern, drohender Pneumonie, gleichzeitigem Erbrechen und ausgeprägtem Rasselgeräusch verordne ich Antimonium tartaricum D4 Globuli (je nach Ausprägung stündlich 5 Globuli oder 3x5 Globuli tgl.).
Ansonsten kommen wie beim Reizhusten Spongia, Bromum, Drosera und Ipecacuanha in Betracht. Bei einem bellenden Husten mit wenig Auswurf, insbesondere auch beim Keuchhusten mit immer wiederkehrenden Hustenanfällen verordne ich Cuprum metallicum D12 (3x5 Globuli tgl.). Dieses Mittel ist insbesondere häufig auch bei Kindern angezeigt.
Bei starkem Husten mit Brechreiz, insbesondere bei Lagewechsel im Bett, wird Kreosotum D4 (3x1 Tbl. tgl.) verordnet.
Bei einem Husten mit dickem, zähem gelben Schleim von bitterem Geschmack, der schlimmer in Wärme ist und besser im Freien, ist Pulsatilla angezeigt, z. B. Pulsatilla D6 (3x1 Tbl. tgl.).

Spastische Bronchitis

Die spastische Bronchitis, insbesondere bei kleinen Kindern, ist relativ einfach mit Acidum sulfuricum D12 (alle 2 Std. 5 Globuli bzw. 3x5 Globuli tgl.) zu behandeln. Gerade bei diesem Mittel zeigt sich allgemein die schnelle Mittelwirkung der Homöopathie. Das üblicherweise verabreichte Ambroxol wirkt erheblich langsamer.

Chronische Bronchitis

Je nach Modalitäten sind teilweise die gleichen Mittel zu empfehlen. Hinzu kommt noch als Resorptionsmittel Kalium jodatum D3 (3x10 Tropfen tgl.), welches allerdings sehr langsam wirkt und lange eingenommen werden muß. Ebenfalls als Resorptionsmittel hat sich Hepar sulfuris D6 (3x1 Tbl. tgl.) bewährt.

Pneumonie

Die Pneumonie ist üblicherweise nicht die Sache des Hals-Nasen-Ohrenarztes. Allerdings kann bei drohender Pneumonie bei Kindern je nach Modalitäten eine Behandlung mit Antimonium tartaricum D4 (stdl. 5 Globuli) oder mit Phosphor D12 (stdl. 5 Tropfen) hilfreich sein. Ansonsten muß streng je nach Symptomen differenziert werden. Eine Pneumonie darf nur bei großer Erfahrung homöopathisch behandelt werden (BI, S. 130).

Schnarchen

Lange Jahre galt Schnarchen, auch als »Rhonchopathie« bezeichnet, überhaupt nicht als Krankheit, sondern lediglich als lästige Begleiterscheinung des Schlafens. In den letzten Jahren hat sich zunehmend herausgestellt, daß durch Schnarchen erhebliche Folgeschäden ausgelöst werden können, nicht nur für den Ehepartner, sondern auch für den Schnarcher selbst. Dies ist bedingt durch eine Sauerstoffminderversorgung während des Schlafens durch ein gelegentliches Aussetzen der Atmung. Durch das Schnarchgeräusch wird der Schlaf oberflächlich. Der Rachen trocknet aus, was zu erheblichen Mißempfindungen morgens führen kann.

Häufig verbunden mit dem Schnarchen ist ein Schlafapnoe-Syndrom. Diese Patienten sind tagsüber sehr müde, da insgesamt die Sauerstoffversorgung des Hirns nicht ausreicht.

Schnarchen kann verschiedene Ursachen haben. Häufig liegt eine Verlegung der Nasenatmung vor infolge einer Rhinitis (s. Seite 73). Ursache kann auch eine chronische Sinusitis sein oder eine Rhinosinusitis polyposa (s. Seite 77).

Häufig liegen allergische Beschwerden vor, insbesondere eine Hausstaub-Milbenallergie. In diesem Fall ist primär die Hausstaub-Milbenallergie zu behandeln (s. Seite 102).

Ein weiterer Grund bei Schnarchen sind häufig zu große Mandeln bzw. eine ungünstige Position der Mandeln, was zu Reibegeräuschen beim Atmen führt. Dieses Phänomen tritt insbesondere bei der Rückenlage des Patienten auf. Hier müssen zunächst die Tonsillen behandelt werden (s. Seite 83).

Eine seltene Ursache ist eine Verlegung des Epipharynx durch übriggebliebene adenoide Vegetationen oder durch eine lymphatische Hyperplasie bzw. im Extremfall durch einen malignen Tumor (s. Seite 81).

Als erstes sollte beim Schnarchen versucht werden, den Kopfteil des Bettes höherzustellen. Ansonsten soll der Betreffende mehrere Kissen gleichzeitig benutzen. Durch die höhere Lage schwillt infolge des Gewebsdruckes die Nasen- und Pharynxschleimhaut etwas ab. In einem Großteil der Fälle bessert sich bereits dadurch das Schnarchen. Außerdem sollten die Patienten drei Stunden vor dem Zubettgehen nichts mehr essen und nichts mehr trinken, insbesondere keinen Alkohol.

Durch die Verdauungstätigkeit tritt eine allgemeine Schlaffheit der Muskeln im ganzen Körper auf, was zu einer Gaumensegelschwäche führt, wodurch das Schnarchen wieder begünstigt wird. Eine Abnahme des Körpergewichtes führt im Regelfall zu einer Abnahme des Schnarchens. Auch dieser Gesichtspunkt ist sehr wichtig.

Führen die oben erwähnten Hinweise nicht zum Ziel, kommt eine Behandlung mit Causticum in Frage. In diesem Fall verordne ich Causticum D6 (3x1 Tbl. tgl.) über 4 Wochen, anschließend Causticum D12 (2x1 Tbl. tgl.) für 6 Wochen. Anschließend Causticum LM VI (3 Globuli vor dem Frühstück).

Sehr kritisch zu würdigen sind die neueren operativen Verfahren, insbesondere die Uvulopalatovelopexie mit künstlicher Straffung der inneren Halsmuskeln. Die Langzeitergebnisse sind oft ungünstig. Im Regelfall ist das Schnarchen auch mit anderen Mitteln in Griff zu bekommen.

Schilddrüsenerkrankungen

Im Einzelfall ist immer zu entscheiden, ob bei der Therapie von Schilddrüsenerkrankungen chirurgisch vorgegangen werden muß, ob Hormone unbedingt substituiert werden müssen oder eine homöopathische Behandlung möglich ist.

Bei maligner Entartung und bei einer sehr großen Struma mit Größenzunahme ist immer eine chirurgische Therapie (Strumektomie) erforderlich.

Häufig muß in Jodmangelgebieten Jod substituiert werden. Es empfiehlt sich die routinemäßige Anwendung von jodiertem Speisesalz.

Bei vielen Funktionsstörungen ist allerdings eine homöopathische Behandlung möglich, da diese regulierend eingreift. Diese homöopathischen Mittel sind recht oft jodhaltig, was die Beziehung des Jodes zur Schilddrüse dokumentiert.

Ein häufiges Mittel bei der diffusen Struma ist Calcium carbonicum. Insbesondere bei der einseitigen Struma ist die Prognose sehr gut. Man gibt Calcium carbonicum D4 (3x1 Tbl. tgl.) über Monate, später Calcium carbonicum D6 oder D12. Höhere Potenzen haben sich hier nicht bewährt.

Bei Patienten, die gesamt etwas zur Hyperthyreose neigen, die also recht dünn sind, obwohl sie viel essen, kommt eine Behandlung mit Jod in Frage. Hier sind seltene Gaben einer Hochpotenz sinnvoll, z. B. Jodum C1000 alle 6 Monate.

Ein weiteres Mittel bei Hyperthyreose ist Thyreoidinum. Dieses Mittel reguliert die Hormonbelastung wieder nach unten. Man gibt Thyreoidinum D15 (1 Tbl. tgl. vor dem Frühstück).

Bei Hyperthyreose kommt auch Lachesis in Frage. Leitsymptom bei Lachesis ist, daß kein enger Kragen vertragen wird. Häufig sind die Venen am Hals dabei gestaut. Man gibt Lachesis LM VI (3 Globuli vor dem Frühstück).

Bei einer Hyperthyreose mit Tachykardie und zitternden Händen mit Herzklopfen kommt auch eine Therapie mit Lycopus D6 (3x1 Tbl. tgl.) in Frage.

Bei Schilddrüsenzysten kommt das Zystenmittel Apis in Frage. Günstig sind höhere Potenzen, z. B. Apis LM VI (3 Globuli vor dem Frühstück). Gelegentlich entstehen die Zysten auch traumatisch, z. B. durch einen starken Schlag gegen die Schilddrüse. In diesem Fall ist Arnica D6 angezeigt (3x1 Tbl. tgl.), später höhere Potenzen.

Ansonsten kommen bei Schilddrüsenerkrankungen auch Konstitutionsmittel in Frage, um die hormonelle Dysbalance auszugleichen. Im *Kent*schen Repertorium findet sich eine große Rubrik zum Kapitel Schilddrüse *(167)*.

Allgemeine Hinweise

Bei einer homöopathischen Behandlung steht immer der ganze Mensch im Vordergrund, die isolierte Betrachtung eines Organsystems allein reicht nicht aus. Außerdem ist die intensive Beschäftigung mit der gesamten Homöopathie nötig. Ich möchte dies anhand von Einzelmodalitäten und Krankheitsbildern erläutern.

Akute Infektionen

Akute Infektionen kann man zu Beginn praktisch immer mit Aconit D30 (3x5 Globuli im Abstand von 2 Std., also insgesamt 15 Globuli) therapieren, anschließend mit Belladonna D30 (3x5 Globuli im Abstand von 12 Std., also insgesamt 15 Globuli). Mit diesem Behandlungsschema können auch Patienten selbst ohne ärztlichen Rat beginnen. Sollte dadurch die Infektion gar nicht zum Ausbruch kommen, ist eine weitere Behandlung nicht nötig.

Virusgrippe

Häufig treten, vor allem natürlich im Winter, virale grippale Infekte oder die echte Virusgrippe auf. Auch bei der Grippe wird nach obigem Behandlungsschema begonnen. Bei Grippe mit großem Zerschlagenheitsgefühl ist danach Eupatorium D4 (3x5 Tropfen tgl.) angezeigt, noch günstiger ist allerdings die Kombination mit Echinacea D4 (Eupatorium D4, Echinacea D4 aa ad. 20,0 ml., 3x5 Tropfen tgl.). Bei einer Virusgrippe bzw. einem grippalen Infekt mit ausgeprägten Gliederschmerzen ist Bryonia D3 (10 Tropfen stündlich) Mittel der Wahl, später kann mit Bryonia D6 (3x5 Tropfen tgl.) fortgesetzt werden. Bei einer Grippe mit starken Nackenschmerzen und Zittern ist Gelsemium D12 (2x1 Tbl. tgl.) Mittel der Wahl.

Fieber

Fieber sollte möglichst nicht unterdrückt werden. Die sogenannte »symptomatische« Behandlung von Fieber mit Antipyretika führt häufig zu Komplikationen. Plötzliches Fieber mit warmen Extremitäten ist ein Hinweis auf Aconit D30 (3x5 Globuli im Abstand von 2 Std.), Fieber mit kalten Extremitäten und starker Unruhe ist ein Hinweis für Belladonna D30 (3x5 Globuli im Abstand von 12 Std.). Besteht ein relativ hohes Fieber und ist der Patient dabei noch auffallend fit, ist Ferrum phosphoricum D6 (3x1 Tbl. tgl.) angezeigt. Bei länger andauerndem hohem Fieber ist Lachesis D12 (5 Tropfen gegebenenfalls stdl.) angezeigt, insbesondere bei septischen Temperaturen. Ansonsten kann auch die Dreierspritze (Echinacea D4, Lachesis D12 und Pyrogenium C30) zum Einsatz kommen. Es gibt natürlich noch zahllose weitere Fiebermittel, hier muß aber auf die einschlägige Literatur bzw. das Repertorium *(167)* verwiesen werden.

Fieberkrämpfe

Ein häufiges Argument von Schulmedizinern, Fieber zu unterdrücken, ist die Gefahr von Fieberkrämpfen. Allerdings treten Fieberkrämpfe meistens eher bei niedrigem Fieber und selten bei hohem Fieber auf. Durch die ständige Unterdrückung von Fieber resultieren häufig andere chronische Erkrankungen. Wegen des Fiebers selbst wird dann Aconit, Belladonna oder Ferrum phosphoricum verabreicht. Cuprum metallicum D30 (einmalig 5 Globuli) wirkt dann beim Fieberkrampf sehr sicher. Das Mittel hilft im Regelfall sehr schnell, innerhalb von wenigen Sekunden. Nach meinen Erfahrungen wiederholen sich die Fieberkrämpfe nicht. Selbstverständlich ist nach jedem Fieberkrampf eine schulmedizinische Diagnostik mittels EEG usw. erforderlich.

Gesteigerte Infektneigung

Bezüglich der gesteigerten Infektneigung habe ich bereits Hinweise in den einschlägigen Kapiteln gegeben, z.B. bei der chronisch rezidivierenden Tonsillitis (s. Seite 83) oder bei der chronisch rezidivierenden Sinusitis (s. Seite 76). Ein gutes allgemeines Mittel bei gesteigerter Infektneigung ist Echinacea D4 (3x1 Tbl. tgl.), was ggf. auch prophylaktisch verwendet werden kann. Echinacea D4 wirkt häufig sicherer als phytotherapeutisches Echinacea (z.B. Purpursonnenhutkraut). Ansonsten kommen bei der chronischen Infektneigung auch die Kältemittel in Frage, z.B. Nux vomica, Silicea, Psorinum, Arsenicum album, Kalium carbonicum usw. Häufig sind Konstitutionsmittel angezeigt, da die Patienten sich bei jedem Luftzug erkälten.

Appetitmangel

Der Appetitmangel ist häufig bei Kindern ein großes Problem.
Die Kinder wollen nicht richtig essen und werden dadurch krank. Ein relativ sicheres Mittel zum Appetitanregen ist Avena sativa D1 (3x1 Tbl. tgl.). Auch dieses Mittel wirkt sehr sicher.

Zahnungsbeschwerden

Kleine Kinder werden häufig beim Zahndurchbruch krank.
Merkwürdigerweise wird dieser Zusammenhang von Schulmedizinern gelegentlich bestritten, obwohl jede Mutter diesen Zusammenhang kennt. Ein bewährtes Mittel bei Zahnungsbeschwerden ist Chamomilla D6 (3x5 Globuli vor dem Essen) oder ggf. Kreosotum D4 (3x1 Tbl. tgl.), insbesondere wenn bereits eine Karies besteht.

Seitenmodalitäten

Viele Mittel haben eine ausgeprägte Rechtsbeziehung (z. B. Lycopodium, Apis), andere eine ausgeprägte Linksbeziehung (z. B. Lachesis, Sepia). Häufig ist entscheidend, ob eine Krankheit von rechts nach links (Lycopodium) oder von links nach rechts (Lachesis) geht, oder ob ein häufiger Seitenwechsel (Lac caninum) besteht.

Periodizität

Viele Mittel haben eine Periodizität, am auffallendsten ist diese bei Cedron. Bei Cedron kommen die Beschwerden jeden Tag zur gleichen Minute. Ansonsten gibt es Mittel, die immer dann eingesetzt werden, wenn Krankheiten am Wochenende auftreten. Hier ist Iris versicolor das Hauptmittel. Andere Mittel haben eine vierwöchige Periodizität, z. B. Silicea.

Tageszeit

Die Tageszeit spielt häufig eine Rolle, so sind bei Lachesis die Beschwerden vor allem beim Aufwachen sehr ausgeprägt (»schläft sich in die Verschlimmerung hinein«), Natrium muriaticum hat die Beschwerden mit dem Lauf der Sonne.

Menstruation

Auch die Menstruation ist häufig wichtig. Entscheidend ist, ob die Beschwerden vor, während oder nach der Menstruation auftreten. Den besten Hinweis auf die Zusammenhänge zwischen Menstruation und Beschwerden liefert das Buch von *Schlüren (257)*. Allerdings sind die Menstruationssymptome nicht zu verwenden bei Frauen, die die Anti-Baby-Pille nehmen.

Essensmodalitäten

Sehr wichtig sind die Essensmodalitäten. Diese können häufig in Repertorien *(167)* nachgeschlagen werden. Die Essensmodalitäten sind ein Hinweis auf das Konstitutionsmittel, so hat der Calcium-carbonicum- oder Lycopodiumtyp extreme Lust auf Süßigkeiten, während der Calcium-phosphoricum-Typ z. B. keine Süßigkeiten mag.

Warm-Kalt-Modalitäten

Einen entscheidenden Hinweis auf das Arzneimittel liefert oft die Kälte-Wärme-Beziehung. So gibt es bestimmte Arzneimittel, bei denen die Patienten extrem frieren, z. B. bei Nux vomica oder Arsenicum album, bei anderen Arzneimitteln ist es den Patienten praktisch immer zu warm, so bei Sulfur und Lachesis. Bei akuten Krankheitsbildern, bei denen Wärme schadet und Kälte nützt, ist z. B. häufig Apis Mittel der Wahl. Die Warm-Kalt-Modalitäten können auch in den Arzneimittellehren *(36, 206)* nachgeschlagen werden.

Amalgam-Problematik

Da die Amalgam-Problematik häufig noch unbekannt ist, möchte ich hier näher darauf eingehen.
1826 wurde von *Taveau* in Paris das Amalgam entwickelt, bereits 1840 wurde es in den Vereinigten Staaten von Amerika wieder verboten, auf Druck der dortigen Industrie 1855 aber wieder zugelassen. 1926 warnte der deutsche Chemiker *Stock* erneut vor den Gefahren des Quecksilberdampfes und beschrieb im Jahre 1939 eine chronische Vergiftung infolge der Instabilität des Amalgams. Die Diskussion über die Gefährlichkeit des Amalgams ist also schon recht alt und reißt nicht ab.
Insbesondere auch die Ärzte, die mit Elektroakupunktur nach *Voll* arbeiten, weisen bereits seit Jahrzehnten auf die Gefährlichkeit des Amalgams hin. Allerdings war schulmedizinisch die Vergiftung bisher praktisch nicht nachweisbar, da Messungen im Urin oder im Blut keine

bedenklichen Quecksilberwerte erbrachten. Erst durch *Daunderer (40–44)* ließ sich die Quecksilberbelastung quantitativ nachweisen.

Zusammensetzung des Amalgams

Amalgame entstehen durch das Vermischen von gleichen Teilen von Legierungspulver und Quecksilber. Somit enthält Amalgam zu etwa 20% Silber, zu maximal 16% Zinn, zu maximal 15% Kupfer, zu etwa 50% Quecksilber und zu maximal 1% Zink und gelegentlich auch etwas Nickel. Die Amalgame sind nicht alle gleich zusammengesetzt, so gibt es die Hochsilberamalgame, Niedrigsilberamalgame und Nongamma-2-Amalgame sowie kupferreiche Amalgame. Die Bestandteile sind im wesentlichen immer die gleichen, lediglich die Konzentration ist unterschiedlich.
Die größte toxische Belastung besteht durch Quecksilber im Amalgam, da Quecksilber relativ leicht verdampft und dann über den Respirationstrakt gut resorbiert wird. Ebenfalls sehr toxisch ist Zinn, welches allerdings nach derzeitigen Erkenntnissen aufgrund der Stabilität des Amalgams wohl eher eine geringere Rolle spielt, obwohl dies noch nicht als sicher gelten kann.

Symptome durch eine chronische Quecksilbervergiftung

Die Hauptsymptome sind Allergie, Bauchschmerzen, Kopfschmerzen (Migräne), Schwindel, Nervosität, reduzierte Merkfähigkeit, Energielosigkeit. Weitere Symptome sind Asthma, Tetanie, Mund-, Rachen-, Magenschmerzen, Metallgeschmack im Mund, zuviel Urin, kein Urin, niedriger Blutdruck, Bronchitis, Lungenentzündungen, Frösteln, Gewichtsverlust, allgemeine Schwäche, Gelenkschmerzen, Zittern an Augenlidern, an Zunge und verstärkt bei beabsichtigten Bewegungen, Zitterschrift, stammelndes Sprechen, verwaschene Aussprache, Mundzuckungen, Speichelfluß, Zahnfleischentzündung, kupferfarbene Mundschleimhaut, blauvioletter Saum an den Zahnhälsen, Zahnausfall, hartnäckiger Schnupfen, eitrige Nasennebenhöhlenentzündungen, Herzrhythmusstörungen, Haarausfall, Reizbarkeit, Aufbrausen, gehetztes Tempo, Schlaflosigkeit, Ermüdung, Depressionen, Schüchternheit, Schreckhaftigkeit, Unentschlossenheit, Menschenscheuheit, Stimmungslabilität, Empfindungsstörungen, Sehstörungen, Hautekzem, Leberschaden, Nierenschaden, hyperchrome Blutarmut, Infektanfälligkeit, Tinnitus, periorale Dermatitis und Akne.

Messung der Amalgamintoxikation

Wie schon oben ausgeführt, reicht die alleinige Bestimmung von Quecksilber im Blut oder Urin nicht aus. Weiter hilft nur der DMPS-Mobilisationstest nach *Daunderer*. Zunächst braucht man DMPS, was als Unithiol® von der Schützenapotheke in München (Tel. 089/55 76 61) besorgt werden kann. Eine Packung enthält 10 Ampullen à 250 mg DMPS. 10 Ampullen kosten etwa 250,– DM. Die Ampullen kommen aus St. Petersburg. Das deutsche Präparat DMPS-Heyl® ist viel teurer. Da es sich um einen Komplexbildner handelt, riecht das Präparat stark nach Schwefel. Zunächst wird Spontanurin auf Zink untersucht. Anschließend wird 3–4 mg pro/kg Körpergewicht DMPS langsam intravenös injiziert, bei einem 70 kg schweren Erwachsenen also etwa 1 Ampulle (250 mg). Nach 30 Minuten wird Urin II auf Quecksilber und Kupfer untersucht, bei Hypertonie zusätzlich auf Blei. Inzwischen ist die Urinuntersuchung auf Schwermetalle in praktisch allen großen Labors möglich. Es muß nur die Gewähr bestehen, daß die Schwermetallwerte auf das jeweilige Kreatinin bezogen werden. Von diesen Labors kann man auch entsprechendes Versandmaterial erhalten. Inzwischen führen auch zahlreiche andere Labors die Untersuchungen durch. In einigen KV-Bereichen wird die Untersuchung auf Überweisungsschein durchgeführt, DMPS kann dann als Sprechstundenbedarf besorgt werden oder wird auf den Namen des Patienten verordnet. In anderen KV-Bereichen ist dies nicht möglich. Es können leider keine eindeutigen Aussagen hierzu gemacht werden.

Wirkung von DMPS

DMPS ist ein Schwermetallkomplexbildner, der Schwermetalle in folgender Reihenfolge ausscheidet: Zink, Kupfer, Arsen, Quecksilber, Blei, Eisen, Cadmium, Nickel, Chrom. Die Gabe von DMPS (oral) ist nicht zu empfehlen, da die Resorption unsicher ist und daher die Ergebnisse schlecht zu interpretieren sind. Außerdem wird bei Dimaval (oral) ein Großteil der Gifte über den Stuhl ausgeschieden, was die Bestimmung wesentlich erschwert. DMPS ist nur sehr kurz wirksam, daher muß die Urinprobe nach DMPS-

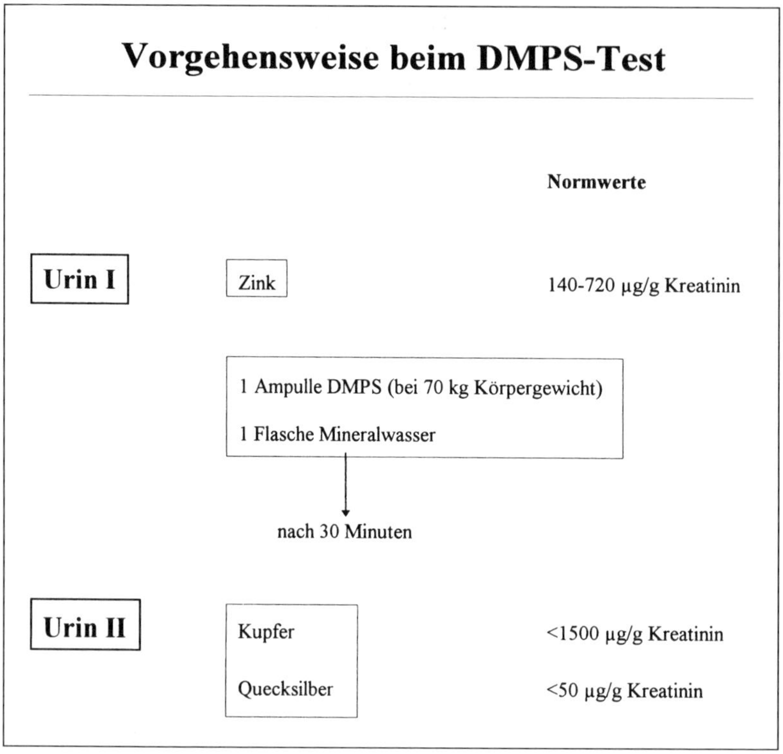

Abb. 11
Vorgehensweise beim DMPS-Test

Injektion in relativ kurzer Zeit durchgeführt werden. Das Mittel ist kaum toxisch, gelegentlich können kurzfristig Übelkeit oder leichte allergische Symptome auftreten.

Interpretation der Ergebnisse

Die ausgeschiedenen Mengen werden immer auf den Kreatininwert bezogen. Normalerweise liegt die Zinkausscheidung von DMPS zwischen 140 und 720 µg/g Kreatinin, der Kupferwert nach DMPS-Belastung liegt bei 1500 µg/g Kreatinin, der Quecksilberwert nach DMPS unter 50 µg/g Kreatinin.
Ist der Zinkwert sehr hoch, kann unter Umständen das ganze DMPS zur Ausscheidung von Zink verwendet werden, so daß die Kupferwerte und Quecksilberwerte scheinbar im Normbereich sind. Nach eigener Erfahrung sind die Zinkwerte häufig nach Anwendung von Zinkpasten erhöht, auch noch nach Jahren. Bei einer chronischen Schwermetallvergiftung bildet sich ein relativ großes Kupferdepot. Unter Umständen kann daher das Kupfer drastisch erhöht sein, und das Quecksilber scheinbar normal. Auch in diesem Fall ist der Quecksilberwert falsch negativ. Ein erhöhter Quecksilberwert ist immer pathologisch.
Daunderer selbst beschreibt, daß er niemals einen erhöhten Quecksilberwert gefunden hat, wenn die Patienten kein Amalgam haben bzw. hatten, außer natürlich bei andersweitiger Quecksilbervergiftung, z. B. durch Belastung am Arbeitsplatz.

Vorgehen bei nachgewiesener Quecksilberintoxikation

Die Amalgamfüllungen müssen unter Kofferdam und ohne schnelle Turbine entfernt werden. Es sollten für etwa ein Jahr Provisorien eingelegt werden, danach dann die endgültige Versorgung, z. B. mit Gold, durchgeführt werden. Vier Wochen nach der Entfernung des Amalgams bzw. drei Monate nach der letzten Injektion sollte die Injektion von DMPS wiederholt werden, anschließend etwa alle drei Monate, bis sich sämtliche Schwermetallwerte im Urin normalisiert haben.
Nach der Amalgamentfernung sind die Werte meistens noch höher als die Ausgangswerte, an-

schließend kommt es zu einem allmählichen Abfall. Während der Schwangerschaft sollte die Entfernung unterlassen werden, da bei der Entfernung selbst eine massive Vergiftung auftreten kann.

Allzuhäufig sollte die DMPS-Injektion nicht durchgeführt werden, da gleichzeitig der Zinkspiegel gesenkt wird, was ungünstig ist, da Zink zur Infektabwehr und bei verschiedenen enzymatischen Prozessen notwendig ist. Außerdem ist Zink einer der natürlichen Gegenspieler zum Quecksilber. Ein weiterer Gegenspieler ist Selen, wobei wir heutzutage alle mehr oder weniger unter einem Selenmangel leiden. Früher befand sich ausreichend Selen im Brot, durch die Überdüngung ist dies heute leider nicht mehr so. Bei massiver Quecksilberintoxikation substituiere ich Selen in der Form von Natrium selenosum D4, 3x5 Tropfen tgl. Im Gegensatz zu den sonstigen homöopathischen Mitteln ist hier die Dosierung entscheidend, es handelt sich nämlich um keine homöopathische Behandlung, sondern um eine Substitution.

Homöopathische Behandlung der Quecksilberintoxikation

Die homöopathische Behandlung nach Amalgamsanierung hängt von den Symptomen ab. Es gibt nicht **das** homöopathische Ausleitungsmittel *(91, 135)*. Die Homöopathie ist vielmehr eine individuelle Therapie, die den ganzen Menschen mit einbezieht. Ob ein Mittel zur Ausleitung von Amalgam in hohen und tiefen Potenzen gegeben wird, ist sekundär, es muß nur das richtige Mittel sein.

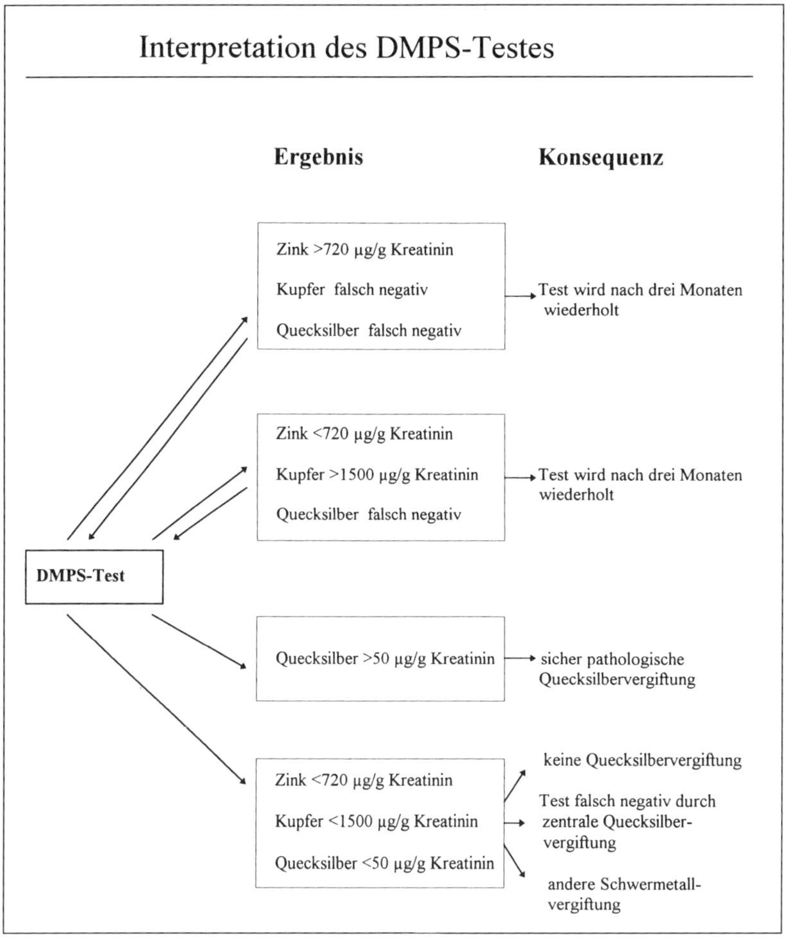

Abb. 12
Interpretation des DMPS-Tests

Bereits *Hahnemann* hat sich mit Quecksilber auseinandergesetzt, da zu seiner Zeit (Anfang des 19. Jahrhunderts) sehr viel mit Quecksilber therapiert wurde. Im *Kent*schen Repertorium findet sich eine Rubrik »Folge des Mißbrauchs von Quecksilber« *(167)*. Es handelt sich im einzelnen um folgende Mittel:
dreiwertige Mittel: Aurum, Carbo vegetabilis, Hepar sulfuris, Kalium jodatum, Lachesis, Natrium sulfuricum, Acidum nitricum, Phytolacca, Staphisagria, Sulfur.
zweiwertige Mittel: Antimonium crudum, Argentum metallicum, Asa foetida, Belladonna, Calcium carbonicum, Chelidonium, China, Clematis, Colchicum, Cuprum metallicum, Euphrasia, Guajacum, Jodum, Ledum, Mezereum, Acidum muriaticum, Acidum phosphoricum, Pulsatilla, Sarsaparilla, Silicea.
einwertige Mittel: Cichorium, Conium, Dulcamara, Graphites, Kalium bichromicum, Podophyllum, Rheum, Rhododendron, Selenium, Sepia, Spongia, Stramonium, Strontium, Thuja, Valeriana, Viola tricolor, Zincum metallicum.
Es fällt auf, daß bei diesen Mitteln Mercurius solubilis fehlt. Es entspricht eben nicht der klassischen Homöopathie, eine Amalgamvergiftung mit Mercurius solubilis zu behandeln.
Es gibt auch die Möglichkeit, die Amalgamausleitung mit Okoubaka durchzuführen. Okoubaka ist ein homöopathisches Mittel, welches ganz allgemein Gifte ausschwemmt. Häufig fühlen sich die Patienten nach Einnahme von Okoubaka deutlich besser. In diesem Fall empfiehlt sich die Einnahme von Okoubaka D3 (3x5 Globuli tgl. vor dem Essen).

Amalgamintoxikation — Amalgamallergie

Mit dem DMPS-Test nach *Daunderer* kann die Quecksilberintoxikation qualitativ bestimmt werden. Unabhängig davon besteht aber häufig auch eine Quecksilberallergie. Im Unterschied zur Intoxikation kann bereits bei geringen Werten bei sensiblen Patienten eine allergische Symptomatik entstehen. Diese äußert sich im wesentlichen mit den gleichen Symptomen wie bei der Intoxikation. Die Amalgamallergie kann durch einen Epikutantest nachgewiesen werden. Hierbei verwende ich glattgeschliffenes Amalgam, welches 48 Stunden auf den Rücken aufgeklebt wird, nach Entfernung wird nach 24 und 48 Stunden abgelesen. Nach eigenen Erfahrungen liegt bei 40 bis 50% der vergifteten Patienten ebenfalls eine Amalgamallergie vor, es gibt allerdings auch gelegentlich eine Allergie ohne Intoxikation oder eine Intoxikation ohne Allergie. Auch bei der Amalgamallergie ist natürlich die Entfernung von Amalgam erforderlich.

Störungen homöopathischer Medikamente durch Amalgam

Im Gegensatz zu den meisten Krankheiten, die wir homöopathisch behandeln, ist eine Amalgamvergiftung eine Kunstkrankheit und monokausal bedingt. Allerdings äußert sich nicht jede Amalgamintoxikation sofort in Symptomen, auch können Symptome der Amalgamintoxikation durch eine homöopathische Behandlung zum Verschwinden gebracht werden. Da allerdings durch eine Quecksilberintoxikation langfristig mit schwer irreversiblen Organschäden zu rechnen ist, sollte auch bei einer erfolgreichen homöopathischen Behandlung ohne Amalgamentfernung diese noch angeschlossen werden.
Als homöopathischer Arzt denke ich immer wieder an eine Amalgamvergiftung, wenn auffallend häufig Mercurius solubilis oder Argentum nitricum hilft. Als HNO-Arzt sehe ich sehr häufig chronisch eiternde Mandelentzündungen, die sich auf Mercurius solubilis jeweils kurz bessern und dann wiederkommen. Hier kann durch eine Amalgamsanierung eine langfristige Besserung erreicht werden. Man muß sich vor Augen halten, daß bei der Amalgamherstellung eine Mischung von Metallen dauernd umgerührt wird, es findet also ein dem homöopathischen Potenzierungsprozeß ähnliches Verfahren statt. Insbesondere daher sind natürlich auch homöopathische Arzneimittelwirkungen möglich. Es handelt sich dabei sogar noch um eine Art Komplexmittel.
Ich habe inzwischen selbst 8000 (Stand September 1998) DMPS-Testungen nach *Daunderer* durchgeführt. Allgemein ist mir dabei aufgefallen, daß Frauen mehr vergiftet sind als Männer, auch Kinder sind bereits sehr stark vergiftet. Leider bekommen Kinder gelegentlich Amalgam mit dem Argument, daß die Milchzähne bald sowieso ausfallen. Dies ist eine völlige Fehleinschätzung, da Kinder wesentlich empfindlicher sind als Erwachsene und das Amalgam das Quecksilber in den jungen Menschen reichlich abgibt und so eine große Belastung hervorruft.

Eine teratogene Wirkung des Amalgams ist möglich, allerdings nicht sicher bewiesen.
Ich habe allerdings einige Kinder mit gesteigerter Infektneigung, bei denen die Mütter massive Quecksilberwerte aufweisen (über 1000 µg/g Kreatinin im Urin).

Zum Stand der Diskussion der Schädigung von Amalgam

In der Laienpresse wird relativ viel über die Schädlichkeit von Amalgam geschrieben, mal soll Amalgam sehr schädlich sein, mal völlig ungefährlich. Entscheidend ist jeweils die Herkunft der Information.
In einer Studie der Universität Tübingen wurde nachgewiesen, daß zwischen der Anzahl an Amalgamplomben und der Quecksilberbelastung des Speichels ein linearer Zusammenhang besteht. Es wurde aufgezeigt, daß ein Zusammenhang zwischen vielen Krankheiten und einer Quecksilberbelastung besteht. Diese Studie wurde aus methodischen Gründen von Amalgambefürwortern wieder angegriffen. In der Öffentlichkeit wurde die Studie sehr bekannt.
Zuständig für die Zulassung von Amalgam ist das Bundesinstitut für Arzneimittel und Medizinprodukte, da Amalgam im rechtlichen Sinn als Arzneimittel gilt. 1992 wurde in Deutschland das Gamma-2-Amalgam verboten. 1995 wurde vorgeschlagen, daß Frauen im Alter von 15 bis 50 Jahren nicht mit Amalgam behandelt werden sollten wegen der Gefahren für den Nachwuchs. Weiterhin ist die Amalgamverwendung nicht zu empfehlen bei erheblich eingeschränkter Nierenfunktion oder einer Amalgamallergie.
Amalgam wird in Deutschland praktisch nicht mehr hergestellt, seitdem die Staatsanwaltschaft Frankfurt gegen den Hauptamalgamhersteller in Deutschland, die Degussa in Hanau, ermittelt hat. Das Strafverfahren wurde mit einem Strafbefehl abgeschlossen. Die Degussa mußte eine Studienprofessur für Amalgam in Gießen finanzieren. Das Amalgam, welches jetzt in Deutschland verarbeitet wird, kommt hauptsächlich aus Frankreich.
Häufig wird Amalgam ersetzt durch Kunststoff. Das Problem bei Kunststoff sind die Kleber, die langsam zu den Zahnwurzeln wandern und dort eine chronische Entzündung nach Jahren verursachen. Außerdem sind Kunststoffe insgesamt noch zu wenig erforscht.

Die zukünftige Verwendung von Amalgam ist äußerst gefährlich und nicht zu rechtfertigen. Persönlich bin ich überzeugt, daß ein Amalgamverbot nur noch eine Frage der Zeit ist.
Es gibt inzwischen sehr viel Literatur über Amalgam *(1, 4, 26, 40, 42, 44, 49, 88, 91, 82, 86, 94, 96, 99, 107, 136, 172, 173, 179, 188, 196, 204, 218, 222, 236, 253, 264, 267, 274, 290)*. Sinnvoll sind auch Laienvereine, die sich um die Amalgamproblematik verdient gemacht haben. Dort werden die Betroffenen von Leidensgenossen über die Amalgamproblematik informiert.

Krankengeschichte: U. R., weiblich, 37 Jahre: Die Patientin war erstmals bei mir am 20. 2. 1995. Sie klagte über Asthma, weswegen sie Pulmicort® und Tilade® bekam. Außerdem war eine allergische Reaktion auf Frühblüher bekannt. Sie litt unter häufigen Nebenhöhlenentzündungen und häufigen Kopfschmerzen, sie war immer müde. Auffallend war, daß die Patientin sehr viele großflächige Amalgamplomben hatte. Um den Grad der Vergiftung festzustellen, habe ich einen DMPS-Test durchgeführt. Beim DMPS-Test werden die Schwermetalle Zink, Kupfer und Quecksilber bestimmt. Aus den Werten kann auf den Grad der Vergiftung geschlossen werden. Da sich Quecksilber im Spontanurin praktisch kaum findet, muß das Quecksilber erst mobilisiert werden. Hierfür erhalten die Patienten eine Ampulle DMPS langsam intravenös injiziert. Das Mittel ist relativ ungefährlich und gut verträglich. Der Zinkwert wird vor der Injektion bestimmt, der Quecksilber- und Kupferwert dreißig Minuten nach der Injektion. Die Normwerte für den Zinkwert betragen 140 – 720 µg/g Kreatinin, für das Kupfer und für Quecksilber 50 µg/g Kreatinin. Insbesondere wenn der Quecksilberwert erhöht ist, zeigt dies eine schwere Belastung durch Zahnamalgam an.
Die Meßwerte sind in Tabelle 5 aufgelistet. Sie zeigen, daß sie extrem hoch sind. Es bestand also eine exzessive Amalgambelastung.
Im April 1995 war das Amalgam größtenteils entfernt, es bestanden keine Bronchialprobleme mehr, sie fühlte sich schon wesentlich wohler. Obwohl noch nicht alles Amalgam entfernt war, wurde noch einmal eine Ausleitung gemacht, um sie von den extrem hohen Werten herunterzubringen. Sie war aber immer noch sehr müde und antriebslos. Das Amalgam wurde dann bis Juni 1995 vollständig entfernt. Das Allgemeinbefinden wurde rasch besser. Bei der letzten Untersuchung am 3. 11. 1995 berichtete die Patientin, daß sie immer noch müde sei, alle anderen Beschwerden waren aber verschwunden. Am 25. 1. 1996 war dann auch die Müdigkeit nicht mehr vorhanden.
Es zeigt sich an diesem Fall, daß gelegentlich eine aufwendige, langfristige medizinische Behandlung

Tab. 5 Meßwerte der Patientin (U. R., weiblich, 37 Jahre)

Datum	Zinkwert	Kupferwert	Quecksilberwert
22. 2. 1995	498 µg/g Kreatinin	1463 µg/g Kreatinin	6068 µg/g Kreatinin
April bis Juni 1995 Sanierung			
26. 7. 1995	773 µg/g Kreatinin	3075 µg/g Kreatinin	286 µg/g Kreatinin
7. 11. 1995	494 µg/g Kreatinin	2023 µg/g Kreatinin	41 µg/g Kreatinin
25. 1. 1996	538 µg/g Kreatinin	1917 µg/g Kreatinin	21 µg/g Kreatinin
22. 4. 1996	971 µg/g Kreatinin	1681 µg/g Kreatinin	14 µg/g Kreatinin

überhaupt nicht erforderlich ist. Die Amalgambelastung war bei der Patientin der Hauptgrund, daß sie das Asthma bekommen hatte. Weitere medizinische Maßnahmen waren bis jetzt nicht erforderlich, man kann hoffen, daß die Patientin endgültig geheilt ist.

Krebsnachbehandlung

Überraschenderweise kann eine homöopathische Behandlung selbst bei Karzinomerkrankungen noch deutliche Erleichterung bringen. Bei Patienten, die bestrahlt werden, treten normalerweise ausgeprägte Strahlenschäden im Hals auf. Diese können weitgehend vermieden werden durch die Verordnung von Radium bromatum D30 Globuli (5 Globuli tgl. vor dem Frühstück). Allerdings ist das Präparat in der Bundesrepublik Deutschland aufgrund einer Gesetzeslücke nicht erhältlich.
Es wird zwar in Karlsruhe von der DHU hergestellt, darf aber nur im Einzelbezug über Österreich besorgt werden. Der Kauf in Österreich und die Einzeleinfuhr in die Bundesrepublik Deutschland ist legal. Ich persönlich handhabe dies so, daß ich von Österreichaufenthalten immer wieder eine größere Menge mitbringe und das Mittel dann in der Praxis an die Patienten direkt ausgebe. Ein weiteres wichtiges Mittel in der Krebsnachbehandlung ist Kreosotum, was vor allem bei metastasierenden Karzinomen hilft, die stark riechen. Die Geruchsbelästigung, unter der die Patienten im Endstadium und deren Umwelt sehr stark leiden, kann damit drastisch herabgesetzt werden. Kreosotum D4 Trituratio kann unter Umständen auch lokal angewandt werden. Ansonsten führe ich bei Karzinomerkrankungen praktisch regelmäßig eine Behandlung mit Mistel-Injektionen (Iscador®) durch.
Für das Endstadium von Karzinomerkrankungen kommt auch Arsenicum album D12 (2x5 Tropfen tgl.) in Betracht. Arsenicum wird dabei als Mittel gegen Schwäche eingesetzt.
Mit Carbo vegetabilis D6 (3x1 Tbl. tgl.) läßt sich das Allgemeinbefinden im Endstadium kurzfristig wesentlich bessern (»Leichenwecker«).

Umweltmedizin

Die Umweltmedizin spielt im HNO-Bereich eine große Rolle. Es gibt zahlreiche toxische Substanzen, die sich negativ auf die Immunabwehr auswirken und daher zu chronischen HNO-Krankheiten führen. Die homöopathische Mittelwirkung kann dadurch blockiert werden. Auf die Amalgambelastung wurde schon auf Seite 114 eingegangen.
Häufig findet sich noch eine starke Belastung mit **Holzschutzmitteln** (**Lindan** oder **PCP**). Diese Substanzen lassen sich bei akuter Belastung im Blut nachweisen, bei chronischer Belastung nicht, da sie im Fettgewebe verschwinden. Diese Stoffe finden sich vor allem dann, wenn die Innenräume mit entsprechenden Mitteln (z. B. Xyladecor®) behandelt wurden. Seit etwa 1980 sind die Stoffe in Deutschland verboten, im Ausland (z. B. Frankreich) noch erlaubt.
Eine weitere starke Belastung besteht oft durch **polychlorierte Biphenyle (PCB).** Diese Stoffe finden sich vor allem in Betonabdichtungen und wurden bis ca. 1985 verwendet. Sie gasen aus und setzen ebenfalls die Immunabwehr herab.
Oft finden sich Probleme durch **Hexane** und **Heptane** sowie durch **Benzol** und **Toluol** aus Benzin. Insbesondere wenn an Tankstellen Nahrungsmittel gekauft werden, die übermäßig mit den entsprechenden Stoffen belastet sind (was meist gerochen werden kann), kann dies den Betreffenden massiv beeinträchtigen.

Eine große Belastung besteht häufig durch **Per**, das in Reinigungen verwendet wird. Auch die umliegenden Gebäude sind entsprechend belastet. Als Symptome können eine Nasenreizung, Kopfschmerzen, Müdigkeit und Übelkeit auftreten, außerdem Schlafstörungen.

Ozon tritt hauptsächlich im Sommer bei großer Hitze auf. Auffallend häufig treten eine bronchiale Hyperreaktivität, Atemwegssteigerung und somit starke Hustenbeschwerden auf. Durch Makrophagenschädigung wird die Immunabwehr herabgesetzt. Durch Ozon können inhalierte Pollen nur verzögert abtransportiert werden. Es besteht eine erhöhte Permeabilität der Schleimhaut und damit verbesserte Resorption von Allergenen, womit die Gefahr der Sensibilisierung erhöht wird.

Stickstoffdioxid (NO_2) ist ein starkes Reizgas. Schleimhäute und Atemwege werden gereizt, die Lungenfunktion wird beeinträchtigt. Die Immunabwehr wird herabgesetzt. Stickoxide finden sich vor allem als Autoabgase.

Narbenstörfelder

Häufig treten Krankheiten im HNO-Gebiet nach Verletzungen oder Operationen auf. In diesem Fall kommt unter Umständen eine gestörte Narbe in Betracht. Das einfachste Mittel, dies auszuprobieren, ist eine Umspritzung bzw. Unterspritzung der Narbe mit Procain. Gelegentlich zeigt sich danach eine sofortige Reaktion (sogenanntes Sekundenphänomen). Ansonsten kommt bei Narben eine Behandlung mit Conium D6, später in aufsteigenden Potenzen, in Betracht, auch eine Behandlung mit Conium-Salbe ist möglich. Ein weiteres Narbenmittel, insbesondere bei den Tonsillennarben, ist Calcium fluoratum D4 (3x1 Tbl. tgl.), später aufsteigende Potenzen *(81)*.

Grundsätzlich ist es bei einer homöopathischen Behandlung empfehlenswert, sich auch mit den Grundzügen der Neuraltherapie auseinanderzusetzen, da diese Methode gut mit der Homöopathie kombiniert werden kann.

Kollaps

Es kommt immer wieder mal vor, daß bei einer HNO-ärztlichen Untersuchung ein Patient kurzfristig kollabiert. Meistens ist dies dadurch gekennzeichnet, daß der Patient plötzlich blaß wird, verstummt, es tritt kalter Schweiß auf die Stirn, danach verliert der Patient das Bewußtsein. Wird diese Situation rasch erkannt, gebe ich sofort Veratrum album D4 (5 Tropfen auf die Zunge). Rechtzeitig gegeben, kann der Kollaps noch verhindert werden, ansonsten wacht der Patient schnell wieder auf. Gerade in einer vollen Praxis wird dadurch enorm Zeit eingespart, da die Hochlagerung der Füße und das Öffnen der Fenster meistens nicht mehr notwendig sind.

Impffolgen

Leider wird zum Teil völlig kritiklos eine Impfung propagiert, häufig von den Ärzte- und Standesorganisationen, auch von den kassenärztlichen Vereinigungen und den Krankenkassen sowie den Gesundheitsämtern. Impfschäden, auch tödliche, sind zwar wissenschaftlich anerkannt, werden aber doch eher dabei in den Hintergrund gedrängt. Man sollte sich immer vor Augen halten, daß zur Entwicklung des Menschen gewisse Krankheiten gehören, diese sollten durchlebt und nicht unterdrückt werden. Auch sollten die nötigen Krankheiten nicht durch eine Kunstkrankheit ersetzt werden. Der Gedanke, durch eine Reihenimpfung eine Krankheit auszurotten, ist ohnehin fast absurd. Dies ist bis jetzt lediglich bei den Pocken gelungen, wird aber bei einer freiwilligen Impfung wohl kaum möglich sein *(29, 30, 46, 106)*.

Bei verschiedenen Kinderkrankheiten wird immer wieder auf die Komplikationen durch die Krankheit selbst hingewiesen.

Dabei muß allerdings beachtet werden, daß diese Komplikationen häufig iatrogen und durch eine »symptomatische Behandlung« resultieren. Gibt man, wie leider häufig üblich, bei Masern reichlich Antipyretika und Antibiotika, wird die Krankheit unterdrückt und kann zu solchen Komplikationen führen.

Durch die Impfungen werden die Krankheiten häufig ins Erwachsenenalter verlegt. Masern von Erwachsenen waren früher kein Problem, treten aber heute schon vereinzelt auf.

Bei vielen Impfungen muß bedacht werden, daß die Krankheiten extrem selten sind und unter heutigen hygienischen Bedingungen praktisch keine Rolle spielen.

Konkret empfehle ich die Tetanusimpfung in jedem Falle, da Wundstarrkrampf sehr häufig tödlich endet. Außerdem erachte ich die Impfung gegen Poliomyelitis für nötig, da die Impfung als sehr sicher und relativ ungefährlich gilt und erneute Poliomyelitisepidemien unterbunden werden müssen.

Die Impfung gegen Diphtherie ist unter Umständen sinnvoll, obwohl Diphtherieerkrankungen extrem selten auftreten und die Impfung andererseits nicht ungefährlich ist. Hier muß im Einzelfall abgewogen werden. Auf jeden Fall sollten Eltern, die ihre Kinder gegen Diphtherie impfen lassen, den Beipackzettel des Impfstoffes lesen.
Auch bei Keuchhusten sind die Impfgefahren relativ groß, die homöopathische Behandlung des Keuchhustens ist dagegen sehr wirksam.
Eine Impfung gegen Röteln ist nur bei Mädchen kurz vor dem gebährfähigen Altern sinnvoll, wenn sie noch keine Röteln hatten. Ansonsten sind Röteln eine völlig harmlose Erkrankung.
Eine Impfung gegen Masern sollte unterbleiben. Die Masernerkrankung ist nach Aussagen von vielen mir bekannten homöopathischen Kollegen sehr gut homöopathisch zu behandeln.
Ich selbst habe als Hals-Nasen-Ohrenarzt naturgemäß nur eine geringe Erfahrung mit Masern. Die Masern-Patienten, die ich selbst mit Pulsatilla behandelt habe, wurden erstaunlich schnell wieder gesund. Ähnliches gilt für Mumps, auch hier kann die Krankheit gut homöopathisch therapiert werden.
Die Impfung gegen die Frühsommer-Meningo-Enzephalitis (FSME) ist ebenfalls reichlich übertrieben. Bei Kindern unter zehn Jahren ist bis jetzt keine schwere FSME-Erkrankung beobachtet worden. Daher ist bei Kindern die Impfung völlig unnötig. Es zeigt sich bei 60jährigen in Endemiegebieten, z. B. im Kreis Böblingen, daß etwa 10% der Bevölkerung eine FSME durchgemacht haben, ohne etwas davon zu bemerken. Die schweren Fälle sind wohl erheblich seltener, als von der Bevölkerung allgemein angenommen wird. Da paraenteral Eiweiß zugeführt wird, kann die Impfung wieder zu Allergien führen. Eine Massenimpfung ist sicherlich nicht gerechtfertigt. Es sollten lediglich Forstarbeiter geimpft werden.
Pro Jahr werden etwa 60–120 Erkrankungen an FSME in der Bundesrepublik Deutschland gemeldet. Die Letalität liegt bei einer Beteiligung des Nervensystems bei 1%. Es ist also pro Jahr statistisch weniger als ein Todesfall durch FSME zu erwarten.
Wegen der neuen Impfung gegen Hämophilus influenza kann ich noch keine Argumente vorbringen. Die Impfung ist zu neu. Hier muß noch abgewartet werden.
Der Sinn der Impfung gegen Hepatitis B ist selbst in der Schulmedizin umstritten. Insbesondere bei Kindern ist es extrem unwahrscheinlich, daß diese eine Hepatitis B bekommen. Langfristig sind die Folgen der Impfung ebenfalls noch nicht abzusehen.
Der orale Impfstoff gegen Polio, der 1961 auf dem Markt war, führte zumindest bei Affen zu Hirntumoren. Der Impfstoff war verunreinigt. Hier ist anzunehmen, daß diese Komplikation auch beim Menschen auftritt. Diese Tatsache wurde erst nach dreißig Jahren aus haftungsrechtlichen Gründen bekanntgegeben. Welche Nebenwirkungen die Impfstoffe jetzt alle haben, kommt wohl auch erst nach Jahrzehnten heraus.
Besonders problematisch sind die Vielfachimpfungen, zum Teil erhalten die Kinder auf einen Schlag fünf Impfstoffe gleichzeitig. Der kindliche Organismus wird dadurch regelrecht vergewaltigt.
Das homöopathische Mittel zur Behandlung von Impffolgen ist Thuja. Meistens verordne ich einmalig Thuja D30, alternativ kommt Silicea D30 in Frage. Gelegentlich kann auch die entsprechende Nosode (Keuchhusten – Pertussinum, Masern – Morbilinum, Tuberkulose – BCG-Nosode, FSME – FSME-Nosode) verwendet werden.

Folgen von Verletzungen

Verletzungsfolgen lassen sich ausgezeichnet homöopathisch behandeln, deren Spontanverlauf wird erheblich abgekürzt, die Komplikationen sind geringer. Es wäre sehr gut, wenn diese Arzneien in chirurgischen Kliniken verwendet würden; dies ist derzeit ein Wunschdenken.
Die Potenzstärke ist bei den Verletzungsmitteln insgesamt eher nebensächlich. Häufig ist sie abhängig von der Zeit, die zwischen Verletzung und Behandlung vergangen ist. Die angegebenen Potenzstärken sind also sehr variabel.
Das wichtigste Verletzungsmittel ist Arnica, das die Volksmedizin schon seit Jahrhunderten kennt und das häufig auch in Salbenform angewandt wird:

- Arnica-Salbe DHU
- Traumeel®-Salbe

Bei akut auftretender Verletzung:

	Arnica D2	1 Tablette alle 30 Minuten
etwas später	Arnica D4	alle 2 Stunden 1 Tablette
nach einigen Tagen	Arnica D6	3x1 Tablette täglich
dann nach 1 Woche	Arnica D12	2x1 Tablette täglich
nach Monaten	Arnica D200	einmalige Einnahme

Auch bei Gehirnerschütterungen ist Arnica angebracht. Speziell die damit verbundenen Kopfschmerzen treten nur in relativ geringem Umfang auf.

Schnittverletzungen:

Mittel der Wahl für die Folge von Schnittverletzungen ist Staphisagria. Hier wird Staphisagria D4, 3x1 Tablette täglich, gegeben.
Dieses Mittel eignet sich besonders zur Behandlung von Operationsfolgen, da dabei immer mehr oder weniger belastende Schnittverletzungen auftreten.

Stichverletzungen und Insektenstiche:

In diesen Fällen wird verordnet: Ledum palustre D6, 3x1 Tablette täglich.

Brandverletzungen:

Cantharis D6, 3x1 Tablette täglich.
Die Brandwunden heilen durch diese Anwendung bedeutend schneller ab.

Suffusionen:

Speziell bei Suffusionen infolge von stumpfen Traumata ist Bellis perennis D6, 3x1 Tablette täglich, angezeigt.

Nervenverletzungen:

Ist eine Nervenverletzung eingetreten, behandelt man mit Hypericum D6, 3x1 Tablette täglich. In diesem Fall muß das Mittel relativ lange gegeben werden.

Siebbeinfrakturen mit Hämatom:

Speziell diese Verletzungsformen sprechen sehr gut auf Symphytum D6, 3x1 Tablette täglich, an. Selbstverständlich muß in diesen Fällen zusätzlich ein Schneuzverbot ausgesprochen werden.

Narkosefolgen:

Als spezielles Mittel zur Behandlung von Narkosefolgen sei Hyoscyamus niger erwähnt. Hier empfiehlt sich Hyoscyamus niger D200 (Einmalgabe), insbesondere dann, wenn die Narkose schon länger zurückliegt.

Empfohlene Medikamente für die Haus- und Reiseapotheke

Tab. 6 Für die Haus- bzw. Reiseapotheke sind folgende Medikamente erforderlich:

Medikament	Indikation	Seitenzahl
Acidum fluoricum D12 Dilution 20 ml	Sonnenallergie	
Acidum sulfuricum D12 Globuli 10 g	spastische Bronchitis	110
Aconitum napellus D30 Globuli 10 g	plötzliche Infekte	113
Allium cepa D6 Tabletten Nr. 80	Schnupfen und Niesreiz	73
Apis D6 Globuli 10 g	bestimmte Anginen	82
Arnica montana D2 Tabletten Nr. 80	akute Verletzungen	123
Belladonna D30 10 g	Halsschmerzen, plötzliche Infekte	82
Bryonia D3 Dilution 20 ml	schwerer grippaler Infekt	113
Chamomilla D6 Globuli 10 g	Zahnungsbeschwerden der Kinder	122
Cinnabaris D3 Tabletten Nr. 80	akute Sinusitis	76
Cocculus D6 Tabletten Nr. 80	Streß, Seekrankheit	71
Cuprum metallicum D30 Globuli 10 g	Fieberkrampf	113
Drosera D6 Tabletten Nr. 80	trockener Reizhusten	109
Dulcamara D6 Tabletten Nr. 80	Krankheiten nach Durchnässung	60
Kalium bichromicum D4 Tabletten Nr. 80	gelber Schnupfen	73
Luffa D6 Tabletten Nr. 80	banale Schnupfenbeschwerden	73
Mercurius solubilis D12 Tabletten Nr. 80	akute Angina	82
Nux vomica D12 Tabletten Nr. 80	Übelkeit nach zuviel Essenq	49
Okoubaka D3 Globuli 10 g	Tropenaufenthalt, Durchfall	50
Phytolacca D6 Tabletten Nr. 80	Hals- und Ohrenschmerzen	82
Pulsatilla D4 Globuli 10 g	akute Mittelohrentzündung	59
Spongia D6 Globuli 10 g	Pseudokrupp, Bronchitis	92
Veratrum album D4 Dilution 10 ml	Hypotonie	121

Bewährte Indikationen

Diagnose	Modalität	Homöopathische Behandlung
Otitis externa	nach einem Freibadbesuch (durch Nässe)	Dulcamara D6 Tabletten
	nässende, krustige Ausschläge in der Umgebung der natürlichen Körperöffnungen, Rhagaden	Graphites D6 Tabletten
	Brennen der Schleimhäute »Schmerzmittel«	Capsicum D6 Tabletten
	stark fötide Sekretion (z. B. Pseudomonas)	Tellurium D12 Dilution
	stark fötide Sekretion, Rhagaden	Kreosotum D4 Tabletten
	Ausbreitung der Entzündung von links nach rechts	Lachesis D12 Dilution oder Globuli
	Ausbreitung der Entzündung von rechts nach links	Lycopodium D6 Tabletten
	Lokalbehandlung feuchter Ekzeme	Calendula Urtinktur
	Lokalbehandlung bei fötider Sekretion	Kreosotum D4 Dilution
	Lokalbehandlung trockener Ekzeme	Echinacea-Salbe
	Gehörgangsfurunkel	Staphisagria D4 Tabletten
Otitis media acuta	als Erstmedikation, dann	Aconit D30 Globuli
	bei Schmerzen, die in Art, Intensität und Sitz wechseln, was bei vielen kindlichen, akuten Mittelohrentzündungen zutrifft	Pulsatilla D4 Globuli
	als »Schmerzmittel«	Capsicum D6 Tabletten
	bei brennenden, stechenden Schmerzen, die durch Kälte besser werden	Apis D6 Globuli oder Dilution
	Mittelohrentzündung nach langem Schnupfen, durch Kälte werden die Schmerzen schlimmer	Kalium bichromicum D4 Tabletten
	geringes Fieber, leichte Ohrenschmerzen	Ferrum phosphoricum D6 Tabletten
	Otitis media nach Schwimmbadbesuch	Dulcamara D6 Tabletten
	Trommelfellperforation und Eiter, der nicht stinkt	Silicea D6 Tabletten
	Trommelfellperforation und Eiter, der stinkt	Tellurium D12 Dilution
	Otitis media, die zuerst rechts auftritt, dann links	Lycopodium D6 Tabletten
	Otitis media, die zuerst links auftritt, dann rechts	Lachesis D12 Dilution oder Globuli
	ggf. zusätzlich bei Erwachsenen	Dreierspritze (Echinacea D4, Lachesis D12, Pyrogenium C30)

Diagnose	Modalität	Homöopathische Behandlung
Otitis media chronica	reizloser Trommelfelldefekt oder eitrige, nicht übelriechende Sekretion	Silicea D6 Tabletten
	nach Trauma	Arnica D2–D30 Tabletten
	eitrige und übelriechende Sekretion	Tellurium D12 Dilution
	zur lokalen Behandlung, wenn das Ohr läuft	Calendula Urtinktur
	übelriechende Sekretion, Rhagaden	Kreosotum D4 Tabletten
	Lokalbehandlung bei übelriechender Sekretion	Kreosotum D4 Dilution
	Granulationen an der Trommelfellperforation	Acidum nitricum D6 Dilution
	Gehörgangspolyp	Thuja D3 Tabletten
	Zwischengaben	Tuberkulinum D200 Globuli Medorrhinum D200 Globuli Luesinum D200 Globuli
Sero- und Mukotympanon	nach einer Otitis media acuta (Ergüsse in den serösen Häuten)	Apis D6 Globuli
	bei länger andauernden Ergüssen (2 Monate)	Kalium muriaticum D4 Tabletten
	bei noch länger andauerndem Erguß (ab 4 Monate)	Mater perlarum D4 Tabletten Kalium sulfuricum D12
Ohrensausen	Ohrensausen und Hörstörung nach Trauma	Arnica D2–D30 Tabletten
	plötzlicher Beginn des Ohrensausens	Aconit D30 Globuli
	Ohrensausen rechts	Lycopodium D6 Tabletten
	Ohrensausen links	Lachesis D12 Dilution
	Ohrensausen bei starken Rauchern	Caladium D12
	klopfender Tinnitus	Petroleum D6 Dilution
	objektivierbarer Tinnitus	Tarantula hispanica D12 Tabletten
	bienenartiger Tinnitus	Apis D6 Dilution
	Tinnitus mit Sensibilitätsstörungen	Secale cornutum D4 Tabletten
	maschinenartiger Tinnitus	Hydrastis D12 Tabletten
	Ohrensausen schlimmer durch Lärmbelastung	Asarum D6 Tabletten Theridion D12 Tabletten
	allgemein	durchblutungsfördernde Medikamente (Ginkgo biloba, Hydroxyethylstärke)

Diagnose	Modalität	Homöopathische Behandlung
Schwindel	Morbus *Mèniére*	Cocculus D6 Tabletten
	Mèniére-Anfall	Tabacum D12 Dilution
	benigner paroxysmaler Lagerungsnystagmus	Conium D6 Tabletten
	Schwindel mit Einschlafstörungen	Ambra D6 Tabletten
	Höhenschwindel	Argentum nitricum D12 Tabletten
	Kreislaufschwindel	Veratrum album D3 Dilution
	HWS-bedingter Schwindel	Gelsemium D12 Tabletten
	Sinugener Schwindel	Silicea D6 Tabletten
	allgemein	durchblutungsfördernde Medikamente (Tebonin®, HAES)
verschiedene Arten von Schnupfen	Banale Rhinitis	Luffa D6 Tabletten
	Akute Rhinitis von Säuglingen	Sambucus nigra D2 Globuli
	Angeborener Schnupfen	Luesinum D200 Globuli
	Akute Rhinitis, friert leicht, aber im Freien Schnupfen besser	Nux vomica D12 Tabletten
	Häufiger Niesreiz, als ob man Zwiebeln schneidet	Allium cepa D6 Tabletten
	Wundmachendes Sekret	Arsenicum album D12 Dilution
	Grüne Nasensekretion, besonders nach Impfungen	Thuja D3 Tabletten
	Gelbes, fadenziehendes Sekret	Kalium bichromicum D4 Tabletten
	Ozäna	Kalium bichromicum D4 Tabletten und Hydrastis D3 Tabletten im Wechsel
	Rhinitis sicca	Luffa D6 Tabletten oder eine Nasensalbe
	Risse am Naseneingang	Acidum nitricum D6 Dilution
	Einseitige übelriechende Sekretion	Hepar sulfuris D6 Tabletten

Diagnose	Modalität	Homöopathische Behandlung
Sinusitis	Eitrige Kieferhöhlenentzündung	Aconit D30 Globuli, dazu Cinnabaris D3 Tabletten oder Kalium bichromicum D4 Tabletten, zusätzlich Sinupret® und Kamille-Inhalationen
	Akute Stirnhöhlenentzündung	einmalig Natrium muriaticum D200 Globuli, ansonsten wie eitrige Kieferhöhlenentzündung
	Chronische Kieferhöhlenentzündung	Mischung aus Kalium bichromicum D12, Sulfur jodatum D6, Allium cepa D4 und Luffa D12
	Zur Resorption und Erholung	Sulfur jodatum D12
	Übelriechende, einseitige Nasensekretion	Hepar sulfuris D6 Tabletten
	Chronische Eiterung	Silicea D6 Tabletten
	Magenschmerzen, Platzangst	Argentum nitricum D12 Dilution
	Rhinosinusitis polyposa	Nasensalbe und Kamille-Inhalationen Marum verum D12 Tabletten
Nasenbluten	Akutes Nasenbluten	Phosphor D200 (DHU) i.v.
	Nachbehandlung	Nasensalben
	Rez. Nasenbluten bei Jugendlichen	Cactus D6 Tabletten
	Hellrote Blutung bei Kindern	Erigeron canadensis D6 Tabletten
	Kopfschmerzen, besser durch Nasenbluten	Melilotus officinalis D6 Tabletten
	Varizen am Locus Kiesselbachii	Hamamelis D3 Tabletten
adenoide Vegetationen		
Ggf. zuvor mit Nux vomica D200 Globuli und Okoubaka D3 Globuli behandeln, falls eine antibiotische Behandlung vorausgegangen ist.		
	Anfangsmittel ggf. Zwischenmittel	Tuberkulinum D200 Globuli Medorrhinum D200 Globuli Luesinum D200 Globuli
	Adenoide Vegetationen ohne chronische Tonsillitis	Barium iodatum D4 Tabletten, Potenzen steigern
	Adenoide Vegetationen mit chronischer Tonsillitis	*Siehe Seite 131*

Diagnose	Modalität	Homöopathische Behandlung
akute Anginen	Erstmittel	Aconit D30 Globuli
	Tonsillen hochrot, kaum eitrig	Belladonna D30 Globuli
	Tonsillen eitrig belegt	Mercurius solubilis D12 Tabletten
	Tonsillen dunkelrot	Phytolacca D6 Tabletten
	Rechtsseitige Angina	Lycopodium D6 Dilution
	Linksseitige Angina	Lachesis D12 Dilution
	Herpangina	Kalium bichromicum D4 Tabletten
	Monozyten-Angina	Kalium iodatum D3 Dilution
	Septische Angina	Dreierspritze i.v. (Echinacea D4, Lachesis D12, Pyrogenium C30)
	Angina zieht von rechts nach links	Lycopodium D6 Tabletten
	Angina zieht von links nach rechts	Lachesis D12 Dilution
	Angina mit weißlichen Stippchen	Hepar sulfuris D6 Tabletten
chronische Tonsillitis		
Ggf. muß nach einer antibiotischen Behandlung zunächst mit Nux vomica D200 Globuli und Okoubaka D3 Globuli behandelt werden.		
	Chronische Tonsillitis, helle Kinder	Calcium bromatum D4 Tabletten, Potenzen steigern
	Chronische Tonsillitis, dunkle Kinder	Calcium iodatum D4 Tabletten, Potenzen steigern
	Zwischenmittel	Luesinum D200 Globuli Tuberkulinum D200 Globuli Medorrhinum D200 Globuli
	Chronisch eiternde Mandeln, Erwachsene	Silicea D6 Tabletten, Mercurius solubilis D12 Tabletten, Mercurius bijodatus D12 Tabletten, jeweils Potenzen steigern
Pharyngitis	Rachenhinterwand hochrot	Belladonna D6 Dilution
	Schleimhaut blaß, ödematös	Apis D6 Dilution
	Varizen der Rachenhinterwand	Hamamelis D3 Tabletten
	Schmerzen bei normalem Schleimhautbefund	Wyethia D6 Tabletten
	Lymphatische Plaques der Rachenhinterwand	Mercurius solubilis D12 Tabletten

Diagnose	Modalität	Homöopathische Behandlung
Heiserkeit und Kehlkopf-entzündungen	Heiserkeit morgens	Causticum D6 Tabletten
	Heiserkeit abends	Phosphor D12 Dilution
	akute Laryngitis, Stimmbänder hochrot	Aconit D30 Globuli, dann Belladonna D6 Dilution
	akute Laryngitis, Stimmbänder blaß, verdickt	Aconit D30 Globuli, dann Apis D6 Dilution
	chronische Laryngitis	Apis D6 Dilution, Sulfur D6 Tabletten
gutartige Kehlkopftumore	Stimmbandzysten	Apis D6 Dilution
	Stimmbandpolypen	Acidum nitricum D6 Dilution Argentum nitricum D12 Tabletten Thuja D6 Tabletten
	Stimmbandpapillome	Thuja D3 Tabletten
	Stimmbandgranulome	Tuberkulinum D200 Globuli Dulcamara D30 Tabletten Arnica D6 Tabletten
	Stimmbandknötchen	Acidum nitricum D6 Dilution Argentum nitricum D12 Tabletten
	Reinke-Ödem der Stimmlippen	Apis D6 Dilution
Dysphonien	Hyperfunktionelle Dysphonie	Konstitutionsmittel, Arsenicum album D12 Dilution, Kalium arsenicosum D12 Tabletten
	Hypofunktionelle Dysphonie	Hyoscyamus niger D6 Tabletten
	Funktionelle Aphonie	Phosphor D12 Dilution
	Kloßgefühl ohne Befund	Ignatia D200 Globuli, Platin D200 Globuli
	Rekurrensparese	Causticum D6 Tabletten
Pseudokrupp	Erstmittel	Aconit D30 Globuli
	vor 3 Uhr	Spongia D6 Globuli, alle 2 Minuten 5 Globuli
	nach 3 Uhr	Hepar sulfuris D6 Tabletten, alle 2 Minuten 1 Tablette

Diagnose	Modalität	Homöopathische Behandlung
Halslymph-knoten-schwellung	unspezifisch	Kalium bromatum D6 Tabletten Mercurius solubilis D12 Tabletten
	von rechts nach links	Lycopodium D6 Tabletten
	von links nach rechts	Lachesis D12 Dilution
	Toxoplasmose	Natrium muriaticum D200 Globuli Umckaloabo-Urtinktur
Speicheldrüsen-erkrankungen	allgemeine Erkrankung, Steinbildungen	Mercurius solubilis D12 Tabletten
	Mumps-Parotitis	Plumbum D12 Tabletten
	Aktinomykose	Kalium jodatum D3 Dilution
	harte Drüsenschwellungen	Conium D6 Tabletten
Haut-erkrankungen im Kopf-Hals-bereich	Lokalbehandlung	Halicar®-Salbe
	Erysipel Herpes zoster Periorale Dermatitis	Belladonna D30 Globuli Daphne mezereum D6 Dilution Antimonium crudum D6 Tabletten
	Acne vulgaris	Anacardium D4 Tabletten, Okoubaka D3 Globuli, sehr viele Mittel
	Nackenekzem	Natrium muriaticum LM VI Globuli, Lycopodium LM VI Globuli
	gelb-bräunliche Flecken im Gesicht	Sepia D12 Tabletten

Diagnose	Modalität	Homöopathische Behandlung
Endogenes Ekzem	Nahrungsmittelallergie	Okoubaka D3 Globuli
	großen Tonsillen, Lymphatismus	Calcium carbonicum D4
in Verbindung mit	geistig zurückgeblieben	Barium carbonicum D4
	Beschwerdenmaximum mittags	Natrium muriaticum LM VI Globuli
	dominant, aufbrausen, altklug	Lycopodium D6
	dunkelrot, linksseitig, maximale Beschwerden morgens	Lachesis D12
	Kälteunverträglichkeit, Maximum nachts 3 Uhr	Arsenicum album D12
	Trockenheit der Haut	
	Wärmeempfindlichkeit, Haut stinkt	Sulfur D6
	Risse an der Haut, insbesondere Finger und Zehen	Acidum nitricum D6
	Ekzem an der Handinnenseite	Acidum carbolicum D12
	Urticaria, Pyodermie, Lymphatismus	Mercurius solubilis D12
	starke Geruchsbelästigung durch das Ekzem	Kreosot D4
	ständiger Wechsel der Entzündungsstellen	Pulsatilla D12
	ausgeprägter nächtlicher Juckreiz	Rhus toxicodendron D6
	eitrige Pusteln, superinfiziert, schmerzhaft	Dulcamara D6
Heuschnupfen	vor erwarteter Symptomatik	Acidum formicicum D200 i.v.
	Augensymptomatik	Euphrasia D2 Tabletten
	starker Niesreiz	Allium cepa D6 Tabletten
	starker Juckreiz im Hals	Wyethia D6 Tabletten
	Heuhusten	Kalium phosphoricum D6 Tabletten
	Heuasthma	Jodum D12 Dilution
	allgemein	Galphimia glauca D4 Dilution
sonstige Allergien		
Hausstaub-Milben-allergie		Allium cepa LM VI Globuli Kalium arsenicosum D12 Tabletten Sabadilla D30 Tabletten Tuberkulinum D200 Globuli Sulfur LM VI Globuli Lachesis LM VI Globuli

Diagnose	Modalität	Homöopathische Behandlung
Nickelallergie		Arsenicum jodatum D12 Tabletten
Nahrungsmittel-allergie		Okoubaka D3 Globuli in aufsteigenden Potenzen
Milchallergie		Aethusa cynapium D4 Tabletten in aufsteigenden Potenzen
Husten	am Beginn	Aconit D30 Globuli
	2. Mittel	Belladonna D30 Globuli
	stechende Brustschmerzen, viel Durst	Bryonia D3 Dilution oder Globuli
	stechende Brustschmerzen, wenig Durst	Rumex crispus D6 Tabletten
	erstickender Husten, Nasenbluten	Drosera D6 Tabletten
	nächtlicher Husten, Atemnot, reine Zunge	Ipecacuanha D4 Globuli
	Husten schlechter beim Hinlegen	Hyoscyamus niger D6 Tabletten
	wenig Auswurf, Heiserkeit	Spongia D6 Dilution
	starker Nachtschweiß	Bromum D6 Dilution
	Husten nach Durchnässung	Dulcamara D6 Tabletten
	Husten mit Erbrechen, Rasselgeräusch	Tartarus emeticus Antimonium tartaricum D4 Globuli
	Bellender Husten, wenig Auswurf	Cuprum metallicum D12 Globuli
	Husten mit Brechreiz bei Lagewechsel im Bett	Kreosotum D4 Tabletten
	Resorptionsmittel bei lang andauerndem Husten	Kalium jodatum D3 Dilution, Hepar sulfuris D6 Tabletten
	spastische Bronchitis	Acidum sulfuricum D12 Globuli
	maschinengewehrartiger Husten	Coccus cacti D6 Tabletten
	extrem starker Husten	Stramonium D6 Tabletten
	Husten mit dickem, zähem Schleim, besser im Freien	Pulsatilla D6 Tabletten

(Liegt eine Sinusitis oder Allergie vor, müssen die dort aufgezeigten Grundsätze beachtet werden.)

Kurzes Repertorium der HNO-ärztlichen Symptome

Dieses kleine Repertorium ist dazu da, differentialtherapeutisch schnell ein Mittel zu finden. Es finden sich darin einige Mittel aus anderen Repertorien, z. B. dem Kent *(167)*, sie entsprechen aber auch zum Teil der persönlichen Erfahrung des Autors. Es handelt sich um eine Art abgekürztes Repertorium.

Ohren

OHRMUSCHEL, Rötung und Überwärmung: **Bell.**
- Furunkelbildung: **Staph.**
- Blasenbildung: **Canth., Mez.**

OHRENSCHMERZEN: **Acon.**, Acid-n., Apis, *Bell., Canth.,* **Caps., Dulc.,** Ferr-p., *Graph.,* Hep., Kali-bi., Kreos., **Lach., Lyc.,** Nat-m., *Phyt.,* **Puls.,** Sil., Sulf., Tell., *Thuj., Verb.*
- mit Rhagaden am Gehörgang: **Acid-n.,** *Kreos.,* **Graph.**
- Schwellung und Eiterung im Gehörgang: **Graph.,** *Tell., Kreos., Sulf.*
- Rötung des Trommelfells: **Acon.,** Bell., **Dulc., Ferr-p., Puls.,** Hep., Kali-bi., *Lach., Lyc.*
- mit blasser Rötung des Trommelfells, Kälte bessert: **Apis.**
- Rötung des Trommelfells mit heftigem Fieber: **Acon.,** *Bell.,* **Caps., Lach., Lyc., Puls., Pyrog.**
- Schmerzen einschießend: **Acid-m.**
- Sekretion aus den Ohren: *Graph., Kreos.,* **Sil., Tell.**

SCHLEIMBILDUNG IM MITTELOHR: **Apis,** All-c., Bar-j., Berb., Calc-b., Calc-c., Calc-j., Calc-p., **Kali-m., Kali-s., Mat-p.,** Okou., Nux-v., Solid., *Tub.*

GEHÖRGANGSPOLYP: *Kreos., Tell.,* **Thuj.**

INNENOHRSCHWERHÖRIGKEIT: **Acon., Arn., Cocc., Lach., Lues., Lyc.,** *Kall.,* Nux-v., Okou., Ginkgo-biloba, *Phos.,* **Sec.,** Thuj.

TINNITUS: **Acon.,** *Apis,* **Arn., Asar., Cocc., Lach., Lues., Lyc.,** *Kall.,* Nux-v., Okou., Ginkgo-biloba, **Petr., Phos., Sec., Tarant., Ther.,** Thuj.
- rechtsseitig: **Lyc.**
- linksseitig: **Lach.**
- mit Hochtonsenke: **Arn.**
- bienenartig: **Apis**
- Verstärkung im Lärm: **Asar., Phos., Ther.**
- Brummen: **Cocc.**
- mit Gefühlsstörungen im Gehörgang: **Sec.**
- pulssynchron: **Petr.**
- knatternd: **Petr.**
- objektivierbar: **Tarant.**

SCHWINDEL: Ambr., **Cocc., Con.,** *Gels., Sil.,* **Tab.**
- schlimmer im Bett beim Umdrehen: **Con.**
- schlimmer durch Streßbelastung: **Cocc.**
- beim akuten Schwindelanfall: **Cocc., Tab.**

Erkrankungen der Nase; Nasennebenhöhlen

NASENFURUNKEL: **Hep., Staph.**

RHINITIS: **Acon., All-c.,** Arg-n., **Ars.,** *Bar-j., Bell.,* **Cinnb.,** *Hep.,* Hydr., *Kali-ar.,* **Kali-b.,** Kali-j., Kreos., *Lac-c., Lues.,* **Luffa, Nat-m.,** *Nux-v., Samb., Sulf-j.,* **Thuj.**
- plötzlicher Krankheitsbeginn: **Acon., Bell.**
- livide Nasenschleimhaut: **All-c., Ars., Kali-ar.**
- geröteter Naseneingang: **Ars.**
- kälteempfindlich, besser im Freien: **Nux-v.**
- bei Säuglingen: *Lues.,* **Samb.**
- gelbes Nasensekret: **Kali-b.**
- grünes Nasensekret: **Thuj.**
- verbunden mit Stirnkopfschmerzen: **Nat-m.**
- verbunden mit Oberkieferschmerzen: **Cinnb.,** Kali-b.
- angeborener Schnupfen: **Lues., Samb.**
- Schnupfen mit zähem Sekret: *Hydr.,* **Kali-b.,** Kreos.
- einseitiger Schnupfen: **Hep.**
- Schnupfen wechselt dauernd die Seite: **Lac-c.**

EPISTAXIS: *Arn., Cact., Erig., Ham., Meli.,* **Phos.**

NASENPOLYPEN (ERWACHSENE): Okou., Nux-v., **Teucr.,** *Thuj.*

ANOSMIE: Chin., *Luffa,* **Nat-m.**

KOPFSCHMERZEN: **Acon.,** *Arn., Bell., Bry., Cimic.,* **Cinnb.,** Dulc., **Gels.,** Glon., *Hyper., Kali-b., Lac-c., Lach., Lues., Lyc., Med., Meli.,* **Nat-m,** Sep., **Spig.,** Sulf., Tub.
- Kopfschmerzen vom Nacken ausgehend: *Cimic.,* **Gels.,** *Hyper.*

- Kopfschmerzen an einer Stirnhöhlenseite: **Spig.**
- Schmerzen im Oberkieferbereich: **Cinnb.**, *Kali-b.*
- Schmerzen im Verlauf der Sonne: **Nat-m.**
- Schmerzen infolge eines Traumas: **Arn.**, *Hyper.*
- ständiger Seitenwechsel: **Lac-c.**
- Schmerzen immer rechts: **Lyc.**
- Schmerzen immer links: **Lach.**
- Schmerzen morgens beim Aufwachen: **Gels.**, **Lach.**, **Sulf.**
- Schmerzen besser durch Nasenbluten: **Meli.**

Epipharynx und Oropharynx

ADENOIDE VEGETATIONEN: Ars., **Bar-j.**, **Calc.**, **Calc-b.**, **Calc-j.**, **Calc-p.**, *Kali-b.*, Lach., Lues., Lyc., Med., Nat-m., Nux-v., **Okou.**, Sulf., Thuj., **Tub.**

TONSILLENHYPERTROPHIE: Aeth., Bar-j., **Calc.**, **Calc-j.**, **Calc-p.**, *Lach.*, *Lyc.*, **Nux-v.**, **Okou.**, Sulf., **Tub.**
- Tonsillen hochrot: **Acon.**, **Bell.**, *Merc.*
- Tonsillen blaßrot: **Apis**
- Tonsillen dunkelrot: **Phyt.**
- Tonsillen gelb-eitrig belegt: **Merc.**, Kali-j.
- Tonsillen weiß-eitrig belegt: *Hep.*
- Tonsillenerkrankung rechts, dann links: **Lyc.**
- Tonsillenerkrankung links, dann rechts: **Lach.**
- Tonsillenerkrankung, ständiger Seitenwechsel: *Lac-c.*
- Bläschen auf Tonsillen und Schleimhaut: **Kali-b.**
- Tonsillen extrem groß, hochrot und eitrig: **Kali-j.**
- bei Erwachsenen: *Merc-bi.*, *Sil.*

PERITONSILLARABSZESS: *Apis*, **Echi.**, **Hep.**, *Ign.*, **Lach.**, Lyc., **Pyr.**
- rechtsseitig: *Apis*, **Echi.**, **Lyc.**, **Pyr.**
- linksseitig: **Echi.**, **Lach.**, **Pyr.**

STOMATITIS APHTHOSA: **Bor.**, **MKS-Nosode**

ZUNGENBRENNEN: *Caps.*

MUNDTROCKENHEIT: **Acid-f.**

Hypopharynx, Kehlkopf, Heiserkeit

Acid-n., Acon., Apis, Arg-n., Arn., Ars., Bell., Caust., Dulc., Hydr., Hyos., Kali-ar., Kali-b., Kreos., Med., Nux-v., *Okou.*, Phos., Spong., Sulf., Thuj.

HEISERKEIT:
- morgens: **Caust.**
- abends: **Phos.**

REINKE-ÖDEM: *Apis*

PAPILLOME: *Arg-n.*, *Med.*, *Thuj.*

STIMMBANDPOLYPEN: Acid-n., *Arg-n.*, Hydr., Kali-b., Kreos., *Thuj.*

STIMMBANDZYSTEN: *Apis*

STIMMBANDKNÖTCHEN: *Acid-n.*, *Arg-n.*, Nux-v., Okou, Sulf., Thuj.

STIMMBANDGRANULOME: *Arn.*, *Dulc.*, *Tub.*

HYPOFUNKTIONELLE DYSPHONIE: **Caust.**, **Hyos.**, Phos.

HYPERFUNKTIONELLE DYSPHONIE: *Ars.*, *Kali-ar.*

STIMMBANDLÄHMUNG: **Caust.**

STIMMRITZENKRAMF: **Hep.**

PSEUDOKRUPP: **Acon.**, **Hep.**, **Spong.**
- vor 3 Uhr nachts: **Acon.**, **Spong.**
- nach 3 Uhr nachts: **Acon.**, **Hep.**

Krankheiten des äußeren Halses

VERGRÖSSERTE HALSLYMPHKNOTEN: *Kali-br.*, *Merc.*
- Toxoplasmose: **Nat-m.**, **Umckaloabo**

HALSZYSTEN: *Apis*

HALSFISTELN: *Sil.*

STEINBILDUNG: *Merc.*

SIALADENOSE: *Con.*, *Merc.*

AKTINOMYKOSE: **Kali-j.**

PAROTITIS EPIDEMICA: **Plb.**

SCHIEFHALS: *Phos.*

SPRACHSTÖRUNGEN: *Agar., Arn., Bar-c., Calc-c.,* Med., *Nux-v., Okou.,* Lyc., Sulf., *Stram., Tub.*
- Sprachentwicklungsverzögerung der Kinder: *Agar., Bar-c., Nux-v., Okou., Tub.*
- Stottern: *Stram.*
- Aphasie nach apoplektischem Insult: *Arn.*

Hauterkrankungen im Gesichts- und Halsbereich

Acid-s., Acid-n., Acon., Anac., Ant-c., **Bell.,** *Dulc.,* Hep., *Jug-r., Lyc., Mez., Nat-m.,* **Okou.,** *Rhus-t., Thuj.*

ERYSIPEL: **Bell.**
- zosterartig: Hep., *Mez., Rhus-t.*
- um den Mund herum: **Ant-c.**

WARZENBILDUNG: **Ant-c., Thuj.**

AKNE: *Anac., Jug-r., Okou.*

EKZEM IM NACKENBEREICH: **Nat-m., Lyc.**

Allergische Erkrankungen

GANZJÄHRIGE ALLERGISCHE RHINITIS: **All-c., Kali-ar.,** *Lach., Lyc., Okou.,* **Sabad.,** *Sulf., Tub.*

SAISONALE RHINITIS: **Acid-f.,** *All-c., Euph.,* **Jod.,** *Kali-p.,* **Tub.,** *Wye.*
- mit geröteten Augen: **Euphr.**
- mit starkem Niesreiz: **All-c.**
- mit starkem Juckreiz im Hals: **Wye.**
- mit Husten: **Kali-p.**
- mit Asthma: **Jod.**

ALLERGISCHES ASTHMA: Ant-t., Ars., Brom., **Calc.,** Carb-v., *Cedr.,* Con., *Ip., Kali-ar., Kali-c., Lach.,* **Lyc.,** *Lues, Nat-s., Op., Phos.,* Puls., *Rumx.,* Sep., Sulf., **Sulf-ac,** Thuj., **Tub.,** Verat.
- schlimmer durch Feuchtigkeit: **Nat-s., Phos.**
- jeden Tag zur gleichen Stunde: **Cedr.**

TIERHAARALLERGIE: *Acid-f.,* **Lach., Puls.**

NAHRUNGSMITTELALLERGIEN: **Aeth., Okou.,** *Viol-t.*

NICKELALLERGIE: **Ars-j.**

Husten (ohne Asthma)

Acon., Ant-t., Bell., Brom., *Bry., Cupr.,* **Dros.,** *Dulc.,* Help., *Ip., Kali-j.,* Kreos., Merc., *Phos., Rumx.,* **Spong.**
- akuter Beginn: **Acon., Bell.**
- verbunden mit Schmerzen im Brustbereich: **Bry., Rumx.**
- unproduktiver Reizhusten: **Dros.**
- nächtlicher Husten mit Übelkeit: **Ip., Ant-t.**
- starkes nächtliches Schwitzen: **Brom.**
- Husten mit Heiserkeit: **Spong.**
- Husten nach Durchnässung: **Dulc.**
- bellender Husten: **Cupr.**
- Husten bei Lagewechsel im Bett: *Kreos.*
- lang andauernder Husten mit viel Schleim: Hep., Kali-j.
- Pneumonie: Lyc., *Phos.,* **Ant-t.**

RHONCHOPATHIE:
- Schnarchen bei Erwachsenen: All-c., *Ars.,* **Caust.,** Kali-ar., Luffa, *Teucr., Tub.*
- Schnarchen bei Kindern: Aeth., All-c., Ars., **Bar-j.,** Calc., Calc-br., Calc-j., Calc-p., **Caust.,** Kali-ar., Kali-b., Lach., Lues., Luffa, Lyc., Med., Nat-m., **Nux-v., Okou.,** Sulf., Sulf-j., Thuj., **Tub.**

GRIPPALE INFEKTE:
- plötzliche Infekte mit Gliederschmerzen und Unwohlsein: **Acon.,** *Bell.,* **Bry.,** *Dulc.,* **Echi., Eup-per.,** *Gels.*
- mit ausgeprägtem Zerschlagenheitsgefühl: **Bry., Echi., Eup-per.**
- mit Gliederschmerzen und viel Durst: **Bry.**
- mit geringem Fieber: **Ferr-p.**
- mit Zittern: **Gels.**

BÖSARTIGE ERKRANKUNGEN:
- Metastasen: Carc., Kreos., Lues., Rad-br.

FOLGE VON VERLETZUNGEN: All-c., **Arn.,** Bell-p., *Canth.,* Calc-f., Cimic., *Con., Hyper.,* **Led., Staph., Symph.**

FOLGEN DES MISSBRAUCHES VON QUECKSILBER: *Ant-c., Arg-m., Asaf.,* **Aur.,** *Bell., Calc.,* **Carb-v.,** *Chel., Chin.,* Cic., *Clem., Colch.,* Con., *Cupr.,* Dulc., *Euph.,* Graph., *Guaj.,* **Hep.,** *Jod.,* Kali-bi., **Kali-j., Lach.,** *Led., Mez., Mur-ac.,* **Nat-s., Nit-ac.,** *Ph-ac.,* **Phyt.,** Podo., *Puls.,* Rheum., Rhod., *Sars.,* Sel., Sep., *Sil.,* Spong., **Staph.,** Stram., Stront., **Sulf.,** Thuj., Valer., Viol-t., Zinc.

Zum Nachschlagen

Handelsnamen zu den im Buch erwähnten Generics

Acetylsalicylsäure	Aspirin®, in Asasantin®
Aconitinum D5, Atropinum sulfuricum D5, Mercurius cyanatus D8	in Meditonsin®
Ambroxol	Mucosolvan®
Arnica D3, Calendula 0, Hamamelis 0, Echinacea ang. 0, Echinacea purp. 0, Chamomilla 0, Symphythum D4, Bellisperennis 0, Hypericum D6, Millefolium 0, Aconitum D1, Belladonna D1, Mercurius solubilis Hahnem. D6, Hepar sulfuris D6	in Traumeel®-Salbe
Atropinum sulf. D5, Hepar sulf. D3, Kalium bichrom. D4, Silicea D2, Mercurius bijodat. D8	in Tonsiotren® H
Betamethason	Celestamine®
Bufexamac	Parfenac®
Cardiospermum Urtinktur	Halicar®-Creme
Cinnabaris D8, Carbo vegetabilis D8, Silicea D8, Mercurius solubilis D8, Kalium bichromicum D4, Calcium sulfuricum D4, Hydrastis D4, Thuja D8	in Sinuselect®
DMPS (oral)	Dimaval®
DMPS zur Injektion	DMPS-Heyl®, Unithiol®
Fexofenadin	Telfast®
Furosemid	Lasix®
Ginkgo biloba	Duogink® 3000, Gingium®, Gingopret®, Ginkgo 405 Duopharm®, Ginkgobakehl®, Ginkgo biloba comp. Hevert®, Ginkgo D2 Syxyl®, Ginkgo D3 Syxyl®, Ginkgo-Dragees®, Ginkgoforce-Ginkgo biloba Tropfen®, Ginkgo Heumann®, Ginkgol Bürger ®, ginkgo-loges®, Ginkgorell®, Ginkgo Stada®, Ginkgo-Wied®, Ginkobil N ratiopharm®, Ginkobil-ratiopharm®, Ginkodilat®, Ginkopur®, Isoginkgo®, Kaveri® forte, Rökan®, Rökan® plus, Tebonin® forte, Tebobin® intens, Tebonin® spezial
Hydroxyethylstärke	HAES-steril®
Megluminamidotrizoat	in Urographin®
Melissenblätter Trockenextrakt	Lomaherpan®
Naftidrofuryl	Dusodril®
Natriumamidotrizoat	in Urographin®
Natrium selenosum D4	Selenokehl®
Pentoxifyllin	Trental®
Prednison	Rectodelt®
Procain	Novocain®
Rad. Gentianae, Flor. Primulae cum Calycibus, Herba Rumicis, Flor. Sambuci, Herba Verbenae	in Sinupret®, Sinupret® forte
Purpursonnenhutkraut	Echinacin®
Terfenadin	Terfenadin 60 Heumann®, Terfenadin 60 Stada®, Terfenandin-ratiopharm®, Terfenadin-ratiopharm forte®, Teldane®, Teldane® Forte, Teldane® Suspension
Umckaloabo Urtinktur	Umckaloabo®
Viscum album	Eurixor®, Helixor®, Iscador®, Isucin®, Abnova®

Abkürzung und Mittel

Acid-f.	Acidum formicicum
Acid-n.	Acidum nitricum
Acid-s.	Acidum sulfuricum
Acon.	Aconitum napellus
Aeth.	Aethusa cynapium
Agar.	Agaricus
All-c.	Allium cepa
Anac.	Anacardium
Ant-c.	Antimonium crudum
Ant-t.	Antimonium tartaricum
Apis	Apis mellifica
Arg-m.	Argentum metallicum
Arg-n.	Argentum nitricum
Arn.	Arnica montana
Asaf.	Asa foetida
Ars.	Arsenicum album
Ars.-j.	Arsenicum jodatum
Asar.	Asarum europaeum
Aur.	Aurum
Bar-c.	Barium carbonicum
Bar-j.	Barium jodatum
Bell.	Belladonna
Berb.	Berberis vulgaris
Bor.	Borax
Brom	Bromum
Bry.	Bryonia
Cact.	Cactus
Calc.	Calcium
Calc.-b.	Calcium bromatum
Calc.-c.	Calcium carbonicum Hahnemanni
Calc.-f.	Calcium fluoratum
Calc.-j.	Calcium jodatum
Calc.-p.	Calcium phosphoricum
Canth.	Cantharis
Caps.	Capsicum
Carb.-v.	Carbo vegetabilis
Carc.	Carcinosin
Caust.	Causticum Hahnemanni
Cedr.	Cedron
Chel.	Chelidonium
Chin.	China
Cic.	Cichorium
Cimic.	Cimicifuga
Cinnb.	Cinnabaris
Clem.	Clematis
Cocc.	Cocculus
Colch.	Colchicum
Con.	Conium
Dros.	Drosera
Dulc.	Dulcamara
Echi.	Echinacea
Erig.	Erigeron canadensis
Euph.	Euphrasia officinalis
Eup-per	Eupaterium perfoliatum
Ferr-p.	Ferrum phosphoricum
Gels.	Gelsemium
Glon.	Glonoinum
Graph.	Graphites
Gnaj.	Gnajacol
Ham.	Hamamelis
Hep.	Hepar sulfuris
Hydr.	Hydrastis
Hyos.	Hyoscyamus
Hyper.	Hypericum
Ign.	Ignatia
Ip.	Ipecacuanha
Jod.	Jodum
Jug-r.	Juglans regia
Kali-ar.	Kalium arsenicosum
Kali-b.	Kalium bromatum
Kali-bi.	Kalium bichromicum
Kali-c.	Kalium carbonicum
Kali-j.	Kalium jodatum
Kali-m.	Kalium muriaticum
Kali-p.	Kalium phosphoricum
Kali-s.	Kalium sulfuricum
Kreos.	Kreosotum
Lac-c.	Lac canium
Lach.	Lachesis
Led.	Ledum
Lues.	Luesinum
Luffa	Luffa operculata
Lyc.	Lycopodium
Mat.	Mater perlarum
Med.	Medorrhinum
Meli.	Melilotus officinalis
Merc-bi.	Mercurius bijodatus
Merc.	Mercurius solubilis
Mez.	Mezereum

MKS-Nosode	Nosode der Maul- und Klauenseuche
Mur-ac.	Acidum muriaticum
Nat-m.	Natrium muriaticum
Nat-s.	Natrium selenosum
Nit-ac.	Acidum nitricum
Nux-v.	Nux vomica
Okou.	Okoubaka
Op.	Opium
Petr.	Petroleum
Ph.-ac.	Acidum phosphoricum
Phos.	Phosphor
Phyt.	Phytolacca
Plb.	Plumbum metallicum
Podo.	Podophyllum
Puls.	Pulsatilla
Pyr.	Pyrogenium
Rad-br.	Radium bromatum
Rheum.	Rheum
Rhod.	Rhododendron
Rhus.	Rhus toxicodendron
Rumx.	Rumex crispus
Sabad.	Sabadilla
Samb.	Sambucus nigra
Sars.	Sarsaperilla
Sec.	Secale cornutum
Sel.	Selen
Sep.	Sepia officinalis
Sil.	Silicea
Solid.	Solidago virgaurea
Spig.	Spigelia
Spong.	Spongia
Staph.	Staphisagria
Stram.	Stramonium
Stront.	Strontium
Sulf.	Sulfur
Sulf-ac.	Acidum sulfuricum
Sulf-j.	Sulfur jodatum
Symph.	Symphytum officinale
Tarant.	Tarantula hispanica
Tell.	Tellurium
Teucr.	Marum verum (Teucrium marum)
Ther.	Theridion
Thuj.	Thuja occidentalis
Tub.	Tuburkulinum
Valer	Valeriana
Verat	Veratrum album
Verb.	Verbascum thapsiforme
Viol-t.	Viola tricolor
Wye.	Wyethia
Zinc	Zincum metallicum

Literatur

1. *Abel, J., Brockhaus, A., Ewers, U., Gleichmann, E.:* Quecksilberexposition und ihre Folgen. Deutsches Ärzteblatt 87 (1990) 3645
2. *Abele, J.:* Die Eigenharnbehandlung. Haug, Heidelberg 1995
3. *Altrock, T.:* Tinnitus – Behandlung mit Homöopathie und Akupunktur. Haug, Heidelberg 1998
4. *Alsen-Hinrichs, C., Wassermann, O.:* Wie risikoreich sind Amalgamfüllungen? Als Toxikologen warnen wir: Therapiewoche 41 (1991) 616–617
5. *Arola, M., Ruuskanen, O., Ziegler, Th., Mertsola, J., Näntö-Salonen, K., Putto-Laurila, A., Viljanen, M. K., Halonen, P.:* Clinical Role of Respiratory Virus Infection in Acute Otitis Media. PEDIATRICS 86 (1990) 848–855
6. *Augustin, M., Schmiedel, V.:* Praxisleitfaden Naturheilkunde. Gustav Fischer, Stuttgart 1998
7. *Banz, K., Schwicker, D., Thomas, A. M.:* Economic evaluation of immunprophylaxis in children with recurrent ear, nose and throat infections. Pharm Eco 6 (1994) 464 - 477
8. *Barthel, H., Klunker, W.:* Synthetisches Repertorium. Haug, Heidelberg 1997
9. *Barthel, P.:* Das Vermächtnis Hahnemanns – Aufstieg und Fall der Bryonia alba. Allgemeine Homöopathische Zeitung 237 (1992) 135–139
10. *Bary, de, A.:* Die Erscheinung der Symbiose. Trübner, Straßburg 1879
11. *Baumann, I., Plinkert, P.:* Der Einfluß von Atemmodus und Nasenventilation auf das Gesichtsschädelwachstum. HNO 44 (1996) 229–234
12. *Bayr, G.:* Hahnemanns Selbstversuch mit der Chinarinde im Jahre 1790. Haug, Heidelberg 1991
13. *Bendau, G.:* Hautkrankheiten. Eigenverlag 1996
14. *Bergsmann, Otto u. Roswitha:* Einfache Neuraltherapie für die Praxis. Fakultas, München 1993
15. *Bergsmann, Otto u. Roswitha:* Projektionssymptome Fakultas, Wien 1998
16. *Beuchelt, H.:* Konstitutionstypen und Reaktionstypen in der Medizin. Mit Berücksichtigung ihrer therapeutischen Auswertbarkeit. In Wort und Bild. Haug, Heidelberg 1994
17. *Bezemer, P. D. et al:* Effect of homoeopathic medicines on daily burden of symptoms in children with recurrent upper respiratory tract infections. BMJ 309 (1994) 1329–1332
18. *Bicknell, P. G.:* Role of adenotonsillectomy in the management of pediatric ear, nose and throat infections. Pediatric Infect Dis. J. 13 (1994) 75–78
19. *Biesinger, E.:* Einsatzmöglichkeiten der Manualtherapie im Fachgebiet – das C2-C3-Syndrom. Arch. Oto-Rhino-Laryng. Suppl. 11 (1994) 214–220
20. *Biesinger, E.:* Die Behandlung von Ohrgeräuschen. Trias, Stuttgart 1996
21. *Bluestone, C. D., Gates, G. A., Paradise, J. L., Stool, S. E.:* Panel discussion: controversy over tubes and adenoidectomy. Pediatric Infect J. 7 (1988) 146–149
22. *Boenninghaus, H.-G.:* Hals-Nasen-Ohrenheilkunde. Springer, Berlin, Heidelberg 1996
23. *Boericke, W.:* Handbuch der homöopathischen Materia Medica. Haug, Heidelberg 1992
24. *Böttcher-Haase, C.:* Erfahrungen mit der Auswertung der Arzneimittelprüfungen Petroleum (1984) und Luffa operculata (1986) in der Niedersächsischen Akademie für Homöopathie und Naturheilverfahren e.V. in Celle. Teil I. Anlage beider Prüfungen, Durchführung und Symptomenvergleich der Petroleumprüfung mit Symptomen aus Hahnemanns »Chronischen Krankheiten«. Zeitschrift für Klassische Homöopathie 35 (1991) 203–212
25. *Böttcher-Haase, C.:* Erfahrungen mit der Auswertung der Arzneimittelprüfung von Petroleum (1984) und Luffa operculata (1986) in der Niedersächsischen Akademie für Homöopathie und Naturheilverfahren e.V. in Celle. Teil II: Kritische Beurteilung der Prüfungen und Schlußfolgerungen. Zeitschrift für Klassische Homöopathie 35 (1991) 246–247
26. *Bolt, H. M., Greim, H., Marquardt, H., Neumann, H.-G., Oesch, F., Ohnesorge, F. K.:* Zur Toxizität von Zahnfüllungen aus Amalgam. Medizinische Klinik 85 (1990) 350–352
27. *van Buchem, F. L., Dunk, J. H., van't Hof, M.:* Therapy of acute otitis media: myringotomy, antibiotics, or neither? A double-blind study in children. Lancet 2 [8252] (1981) 883–887
28. *Buchinger, O.:* Die Röder-Methode. Haug, Heidelberg 1993
29. *Buchwald, G.:* Impfen–ja oder nein? Ärztezeitschrift für Naturheilverfahren 28 (1987) 841–867
30. *Buchwald, G.:* Impfen schützt nicht! – Impfen nützt nicht! – Impfen schadet! Deutsche Zeitung für Homöopathie (1989) 47ff
31. *Bühring, M., Kemper, S. H.:* Naturheilverfahren und unkonventionelle Medizinische Richtungen. Springer, Heidelberg 1992–1998
32. *Cap, F.:* Bioresonanzdiagnostik und -therapie. Stellungnahme zum sogenannten BICOM-Gerät und zum Buch von H. Brüggemann: Bioresonanz- und Multiresonanztherapie. Schrifttum Praxis 25 (1994) 9–15
33. *Cap, F.:* Bemerkungen eines Physikers zur Bioresonanz. Allergologie 18 (1995) 253–257
34. *Carlston, M:* Belladonna. J-Am-Inst-Homeopath 85 [3] (1992) 132–137
35. *Charette, G.:* Homöopathische Arzneimittellehre für die Praxis. Hippokrates, Stuttgart 1997
36. *Clarkson, T. W.:* Mercury – an Element of Mystery. The New England Journal of Medicine 323 (1990) 1137–1139
37. *Clay, J.:* Diseases of the nose and throat. B. Jain Publishers, New Delhi 1984
38. *Coulter, C. R.:* Portraits homöopathischer Arzneimittel. Band I (1990), Band II (1991), Haug, Heidelberg
39. *Cunningham, A. T.:* Some observations on acute otitis media. Br Homoeopathic J 22 (1933) 141–152
40. *Daunderer, M.:* Amalgamfüllungen – ein Kunstfehler. Deutsche Zeitschrift für Biologische Zahnmedizin 5 (1989) 159–161
41. *Daunderer, M.:* Klinisch-toxikologische Stoffmonographien. 46. Ergänzungslieferung 9/89, Ecomed, Landsberg/Lech 1989
42. *Daunderer, M.:* Amalgamfüllungen – ein Kunstfehler. Biologische Medizin 18 (1990) 587–589
43. *Daunderer, M.:* Der amalgamvergiftete Zahnarzt. FORUM des Praktischen und Allgemeinarztes 29 (1990) 238–239

44. *Daunderer, M.:* Handbuch der Umweltgifte. Klinische Umwelt-Toxikologie für die Praxis. Ecomed, Landsberg/Lech 1990–1998
45. *Day, R. J.:* Adenoid treated without operation. James Epps & Co., Ltd. London 1909
46. *Delavre, F.:* Impfungen, der unglaubliche Irrtum. Hirthammer-Verlag, München 1990
47. *Dempster, J. H., Browning, G. G., Gatehouse, S. G.:* A randomized study of the surgical management of children with persistent otitis media with effusion associated with a hearing impairment. J. Laryngo-Otologie 107 (1993) 284–289
48. *Dörfler, H.-P., Roselt, G.:* Heilpflanzen. Enke, Stuttgart 1984
49. *Dorcsi, M.:* Handbuch der Homöopathie. Orac, Wien 1990
50. *Dorcsi, M.:* Homöopathie – Lehrbuchreihe in 6 Bänden. Band 1: Einführung in die Praxis. Haug, Heidelberg 1992
51. *dto.* Band 2: Ätiologie. 1991
52. *dto.* Band 3: Konstitution. 1991
53. *dto.* Band 4: Organotropie. 1998
54. *dto.* Band 5: Arzneimittellehre. 1991
55. *dto.* Band 6: Symptomenverzeichnis. 1992
56. *Dosch, P.:* Lehrbuch der Neuraltherapie nach Huneke. Haug, Heidelberg 1995
57. *Eichler, K., Eichler, R.:* Neurodermitis – erfolgreich behandelt durch klassische Homöopathie. Bartel und Bartel Verlag, Schäftlarn 1996
58. *Elies, M.:* Arbeitsbuch Homöopathie 1. Hippokrates, Stuttgart 1994
59. *Elverland, H. H., Mair, I. W. S., Haugeto, O. K., Schröder, K. E.:* Influence of adenoid hypertrophy on secretory otitis media. Ann. Otol 90 (1981) 7–11
60. *Endler, P. C., Pongratz, W.:* Potenziertes Thyroxin und die Amphibienmetamorphose. Spiegelt Laborforschung die Naturgesetzlichkeiten wider, die auch dem System der Homöopathie zugrunde liegen? Homint R&D NewsLetter 2 (1997) 14–17
61. *Eppenich, H.:* Geschichte der deutschen homöopathischen Krankenhäuser. Haug, Heidelberg 1995
62. *Eppenich, H.:* Zur Geschichte der richtungsweisenden Dissense unter den Homöopathen, dargestellt am Leitfaden der Geschichte der deutschen homöopathischen Krankenhäuser. Zeitschrift für Klassische Homöopathie 41 (1997) 21–30
63. *Ernst, E., Fialka, V.:* Die Neuraltherapie im Licht neuerer Daten. Fortsch. Med. 112 (1994) 433–435
64. *Ernst, E.:* Homöopathie: Argumente und Gegenargumente. Deutsches Ärzteblatt 94 (1997) A-2340–A-2342
65. *Ewerbeck, H.:* Symbiose-Lenkung, ein Rückfall in Magie und Mystizismus. Der Kinderarzt 9, 2 (1978) 211–212
66. *Federspil, P.:* Zur Therapie der Otitis media im Kindesalter in: Ganz, H., Schätzle, W.: HNO-Praxis heute 4 (1984) 97–108
67. *Federspil, P.:* Moderne HNO-Therapie. Ecomed, Landsberg 1984
68. *Federspil, P.:* HNO-Antibiotikatherapie: therapeutische Richtlinien. Teil I, HNO 39 (1991) 371–377
69. *Federspil, P.:* HNO-Antibiotikatherapie: therapeutische Richtlinien. Teil II, HNO 39 (1991) 413–418
70. *Feldhaus, H.-W.:* Zur Frage der Wirtschaftlichkeit homöopathischer Behandlungsmethoden in der Kassenzahnarztpraxis. Allgemeine Homöopathische Zeitung 237 (1992) 115–122
71. *Ferley, J. P., Zmirou, D., D'Adhemar, D., Balducci, F.:* A controlled evaluation of a homoeopathic preparation in the treatment of influenza-like syndromes. Br. J. clin. Pharmac. 27 (1989) 329–335
72. *Feuchter, U.:* Homöopathie bei adenoiden Vegetationen. Inaugeral-Dissertation. Universität Tübingen (noch nicht abgeschlossen) 1998
73. *Firenzuoli, F.:* Fitoterapia in otorinolaringoiatria. Tecniche nuove 1993
74. *Fisher, P., Greenwood, A., Huskisson, E. C., Turner, P., Belon, . H.:* Effect of homoeopathic treatment on fibrosis (primary fibromyalgia). BMJ 299 (1989) 365–366
75. *Flade, S.:* Diät für Allergiker. Rotation, Berlin 1988
76. *Fodor, L. (Hrsg.):* Praxis der Sauerstofftherapie. Hippokrates, Stuttgart 1994
77. *Fodor, L.:* Inonisierte Sauerstoff-Inhalationstherapie. Bestandsaufnahme. Ärztezeitschrift für Naturheilverfahren 37, 6 (1996) 437–448
78. *Forth, W., Rentschler, D., Rummel, W.:* Allgemeine und spezielle Pharmakologie und Toxikologie. Bibliographisches Institut, Mannheim 1996
79. *Fowler, W. P.:* Ein Fall von Otitis media haemorrhagica. Allgemeine Homöopathische Zeitung 101 (1980) 182–183
80. *Fricke, P., Smith, T.:* Homöotherapie gynäkologischer Erkrankungen. Sonntag, Stuttgart 1984
81. *Friese, K.H.:* Kopfschmerzen in der HNO-Praxis. Allgemeine Homöopathische Zeitung 235 (1990) 179–182
82. *Friese, K.-H.:* Amalgam und Homöopathie. Ärztezeitschrift f. Naturheilverfahren 32 (1991) 245–249
83. *Friese, K.-H.:* Therapie des Schwindels mit Hilfe von Homöopathie. natura-med. 6 (1991) 370–378
84. *Friese, K.-H.:* Behandlung von Entzündungen der Nasennebenhöhlen mit Homöopathie. natura-med. 6 (1991) 166–170
85. *Friese, K.-H.:* Homöopathische Behandlung von Stimmstörungen und Kloßgefühl. TW Kopf/Hals 1 (1991) 91–96
86. *Friese, K.-H.:* Gift im Mund. natura-med. 7 (1992) 295–306
87. *Friese, K.-H.:* Homöopathische Behandlung von adenoiden Vegetationen – Alternative zur Operation? Erfahrungsheilkunde 41 (1992) 530–534
88. *Friese, K.-H.:* Kurs Naturheilverfahren-Homöopathie. Sonntag, Stuttgart 1993
89. *Friese, K.-H.:* Reiztherapie und Phytotherapie in einer HNO-Praxis. Natur- und Ganzheitsmedizin 6 (1993) 8–12
90. *Friese, K.-H.:* Ergebnisse vergleichender Untersuchungen bei homöopathischer und konventioneller Behandlung der Otitis media im Rahmen einer Dissertation. Allgemeine Homöopathische Zeitung 239 (1994) 199–203
91. *Friese, K.-H.:* Amalgam – Polemik und Wirklichkeit. Allgemeine Homöopathische Zeitung 239 (1994) 225–233
92. *Friese, K.-H., Kruse, S., Moeller, H.:* Otitis media acuta bei Kindern. Vergleich zwischen konventioneller und homöopathischer Therapie. HNO 44 (1996) 462–466
93. *Friese, K.-H.:* Qualitätssicherung in der Homöopathie am Beispiel der adenoiden Vegetationen. Allg. Homöopath. Z. 242 (1997) 68–72
94. *Friese, K.-H.:* Hals-Nasen-Ohrenheilkunde. In: Böse-O'Reilly, Kammerer, S.: Leitfaden Umweltmedizin. Gustav Fischer, Stuttgart 1997
95. *Friese, K.-H., Kruse, S., Lüdtke, R., Moeller, H.:* The homoeopathic treatment of otitis media in child-

ren-comparisons with conventional therapy. Int J of Clinic Pharm and Therap 35 (1997) 296–301

96. *Friese, K.-H.*: Alternative Behandlungsverfahren in der HNO-Heilkunde. HNO 45 (1997) 593–607
97. *Friese, K.-H., Feuchter, U., Moeller, H.*: Die homöopathische Behandlung von adenoiden Vegetationen – Ergebnisse einer prospektiven, randomisierten Doppelblindstudie. HNO 45 (1997) 619–624
98. *Friese, K.-H.*: Tonsiotren. Der Kassenarzt 40 (1997) 36–43
99. *Friese, K.-H. (Hrsg.)*: Lehrbuch der komplementären HNO-Verfahren. Haug, Heidelberg 1998
100. *Friese, K.-H.*: Homöopathische Schmerztherapie bei HNO-Erkrankungen. Allg. Homöopath. Z. 243 (1998) 91–96
101. *Fritschi, H.-J.*: Spagyrik – Lehr- und Arbeitsbuch. Gustav Fischer, Stuttgart 1997
102. *Fülgraff, G., Palm, D.*: Pharmakotherapie. Klinische Phramakologie, Gustav Fischer, Stuttgart 1995
103. *Gabr, M.*: Managing the child with ear infections. Otitis media, Hahnemann-Homoeopath-Sand 12 (1988) 45–46
104. *Gaisbauer, M.*: Homöotherapie neurologischer Erkrankungen. Sonntag, Regensburg 1984
105. *Gaisbauer, M.*: Homöotherapie psychiatrischer und psychosomatischer Erkrankungen. Sonntag, Stuttgart 1997
106. *Garblomme, K.*: Impfen recht und billig? Hechtel, Belgien 1990
107. *Gasser, F.*: Allergische Reaktionen auf Amalgam. Deutsche Zeitschrift für Biologische Zahnmedizin 4 (1988) 4–9
108. *Gassinger, C. A., Wünstel, G., Netter, P.*: Klinische Prüfung zum Nachweis der therapeutischen Wirksamkeit des homöopathischen Arzneimittels Eupatorium perfoliatum D2 (Wasserhanf composite) bei der Diagnose »Grippaler Infekt«. Arzneim.-Forsch./Drug Res. 31 (1981) 732–736
109. *Gawlik, W.*: Arzneimittelbild und Persönlichkeitsportrait. Hippokrates, Stuttgart 1996
110. *Gebhardt, K.-H.*: Beweisbare Homöopathie. Haug, Heidelberg 1986
111. *Ghestin, F.*: Le traitement homeopathique des otites sereuses. Homeopathie 4 (1987) 9–27
112. *Glaz, V., Bettels, A.*: Homöotherapie der Atemwegserkrankungen bei Kindern. Sonntag, Stuttgart 1992
113. *Gleditsch, J. M.*: Mundakupunktur. WBV Biologisch-Medizinische Verlagsgesellschaft mbH & Co. KG, Schorndorf 1979
114. *Gleditsch, J. M.*: Reflexzonen und Somatopien – als Schlüssel zu einer Gesamtschau des Menschen. WBV, Schorndorf 1983
115. *Gleditsch, J. M.*: Therapie entzündlicher Hals-, Nasen-, Ohren-, Mund- und Kieferkrankheiten. HNO-Praxis 3 in: Ganz, H., Schätzle, W.: HNO-Praxis Heute 3 (1983) 169–175
116. *Gleditsch, J. M.*: Regulations- und Ordnungsmechanismus in der Akupunktur. Ztschr. Erfahrungsheilkunde 38 (1989)
117. *Gleditsch, J. M.*: Akupunktur in der HNO-Heilkunde. Hippokrates, Stuttgart 1997
118. *Goebel, J.*: Die Neuraltherapie nach Huneke. Med. Lit. Verlagsgesellschaft, Uelzen 1983
119. *Golenhofen, M.*: Therapiemöglichkeiten einer komplementären Medizin in der Behandlung von Rhinitis und Asthma bronchiale. Atemwegs-Lungenkrankheiten 20 (1994) 120–125
120. *Grobach, S. L.*: Modification of the intestinal flora by diet, antibiotics and lactobacilli. VIII. International Symposium on Intestinal Microecology. Tufts University School of Medicine, Boston, Massachusetts, USA. 14.–15. November 1983
121. *Goroll, M., Stehle, W.*: Nasennebenhöhlenentzündungen und ihre medikamentöse Therapie mit Sinupret. Therapie der Gegenwart 121 (1982) 21–25
122. *Grätz, J.-F.*: Computer-Repertorisation – Vergleich zweier Softwaresysteme. Allgemeine Homöopathische Zeitung 237 (1991) 152–158
123. *Grimm, A.*: Causticum – Ätzstoff oder Phantasieprodukt? Zeitschrift für Klassische Homöopathie 33 (1989) 47–57
124. *Gross, M.*: Lehrbuch der Therapeutischen Lokalanästhesie. Hippokrates, Stuttgart 1994
125. *Haapaniemi, J. J.*: Adenoids in school-aged children. J. Laryngol. Otol. 109 (1995) 196–202
126. *Haas, H.*: Phytopharmaka ‘86 – ein aktueller Überblick. Innovations-Verlags-Gesellschaft, Seeheim-Jugenheim 1987
127. *Haenel, H.*: Eubiose und Dysbiose der menschlichen Darmbesiedelung. Ernährungsforschung 10 (1965) 289–301
128. *Hänsel, R., Haas, H.*: Therapie mit Phytopharmaka. Springer, Heidelberg 1984
129. *Hahnemann, S.*: Organon der Heilkunst. 6. Auflage, Neuausgabe. Haug, Heidelberg 1992
130. *Hahnemann, S.*: Reine Arzneimittellehre. Faksimile-Ausgabe (Nachdruck). Haug, Heidelberg 1995
131. *Hahn-Godeffroy, J. D., Oepen, I.*: Kuckucksei im Nest der Rechtsmedizin? Ärztezeitschrift für Naturheilverfahren 27 (1986), Heft 4 V–VI
132. *Haidvogl, M.*: Klinische Studien zum Wirksamkeitsnachweis der Homöopathie. Dtsch. Apotheker Z. 133 (1993) 1697–1705
133. *Halama, P., Bartsch, G., Meng, G.*: Hirnleistungsstörungen vaskulärer Genese. Fortschritte der Medizin 106 (1988) 408–412
134. *Hamann, K.-F.*: Training gegen Schwindel. Springer, Heidelberg 1987
135. *Hamann, K.-F.*: Physikalische Therapie des vestibulären Schwindels in Verbindung mit Ginkgo biloba Extrakt. Therapiewoche 35 (1989) 4598–96
136. *Hamre, H. J.*: Amalgam – Probleme und Lösungen in der naturheilkundlichen Praxis. Hippokrates, Stuttgart 1997
137. *Harsten, G., Prellner, K., Heldrup, J., Kalm, O., Kornfält, R.*: Treatment Failure in Acute Otitis Media. Acta Otolaryngol. 108 (1989) 253–258
138. *Harsten, G., Prellner, K., Heldrup, J., Kalm, O., Kornfält, R.*: Recurrent Acute Otitis Media. Acta otolaryngol 107 (1989) 111–119
139. *Hauptmann, H.*: Homöopathie in der kinderärztlichen Praxis. Haug, Heidelberg 1994
140. *Heine, H.*: Funktionelle Morphologie der Akupunkturpunkte. Akupunktur – Theorie und Praxis 16 (1988) 4–11
141. *Hendrickse, W. A., Kusmiesz, H., Shelton, Sh., Nelson, J. D.*: Five vs. ten days of therapy for acute otitis media. Pediatr Infect Dis J 7 (1988) 14–23
142. *Herget, H. F.*: Neuro- und Psychotherapie schmerzhafter funktioneller Erkrankungen. Band 1. Pascoe, Gießen 1979
143. *Hermann, M.*: Die wunderbare Welt der Heilpflanzen. Wilhelm Möller, Wiesbaden 1980
144. *Hibbert, J., Stell, P. M.*: Critical Evaluation of adenoidectomy. Lancet 8062 (1978) 489–490
145. *Hibbert, J., Stell, P. M.*: Adenoidectomy – An evaluation of the indications. Arch. Dis. Child 53 (1978) 910–911

146. *Hoff, F.*: Behandlung innerer Krankheiten. G. Thieme, Stuttgart 1960
147. *Hofmeyr, G. J., Piccioni, V., Blauhof, P.*: Postpartum homeopathic Arnica montana: a potency-finding pilot study. BJCP 11 (1990) 619–621
148. *Holzhüter, R.*: Die Sauerstoff-Mehrschritt-Therapie. Ein natürliches Heilverfahren mit universaler Einsatzmöglichkeit. Der Naturarzt 9 (1993) 444–446
149. Homöopathisches Arzneimittelbuch. 1. Ausgabe, 5. Nachtrag. Deutscher Apotheker Verlag, Stuttgart 1978
150. *Hülse, M*: Die zervikalen Gleichgewichtsstörungen. Springer, Heidelberg 1983
151. *Huneke, F. u. W.*: Unbekannte Fernwirkungen der Lokalanästhesie. Med. Welt 27 (1928)
152. *Hyde, R. M., Chan, G., Rusch, V.*: Oral vaccination enhances phagocytic functions – die Erhöhung von Phagocytoseaktivitäten durch orale Vakzination. Mikroökologie und Therapie 16 (1986)
153. *Hyde, R. M., Luckey, Th. D., Rush, V.*: Die Stimulation unspezifischer Resistenz in Tiermodellen durch die orale und parenterale Anwendung von Bakterienpräparaten. Physikalische Medizin und Rehabilitation 9 (1980)
154. *Imhäuser, H.*: Behandlung mit potenziertem Eigenblut. Allgemeine Homöopathische Zeitung 233 (1988) 133
155. *Jokobi, H., Link, R.*: Adenoide Vegetationen. In: Berendes, J., Link, R., Zöllner, F.: Hals-Nasen-Ohrenheilkunde in Klinik und Praxis. Thieme, Stuttgart 1978
156. *Jaumann, M. P., Eckrick, W., Schwinger, G.*: Early Ditection of neurotoxic effects of Organo-halogencompounds by auditory evogt potentials (AIP). Organo Halogen Compounds. Vol. 7, Bd. 2 (1991) 407ff
157. *Jaumann, M. P.*: Neurotoxizität in der Hals-Nasen-Ohrenheilkunde, Workshop Neurotoxizität. Fulda 23.–24. April 1993
158. *Julian, O. A.*: Neuere homöopathische Arzneimittelbilder. Sonntag, Regensburg 1989
159. *Kalinski, S.*: Immunstimulation bei Infekten der oberen Luftwege und im HNO-Bereich. HNO 28 (1982)
160. *Kalinski, S.*: Steigerung der körpereigenen Abwehr bei chronisch rezidivierender Tonsillitis mit Symbioflor. 1. Fortschritte der Medizin 43 (1986) 843–846
161. *Kalinski, S.*: Immunstimulation bei Infektionen der oberen Luftwege und im HNO-Bereich. Klinische Prüfung eines Streptokokken-Präparates. Therapiewoche 37 (1987)
162. *Kasseroller, R.*: Kompendium der Manuellen Lymphdrainage nach Dr. Vodder. Haug, Heidelberg 1996
163. *Kaziro, G. S. N.*: Metronidazole (Flagyl) and Arnica Montana in the Prevention of Post-Surgical Complications, a Comparative Placebo Controlled Clinical Trial. British Journal of Oral und Maxillofacial Surgery 22 (1984) 42–49
164. *Keller, G.*: Chelidonium und die Organotropie. AHZ 6 (1979) 217–227
165. *Kellner, G.*: Die Wirkung des Herdes auf die Labilität des humoralen Systems. Österr. Ztschr. Stomat. 10 (1963)
166. *Kempf, H. G., Steinbach, E.*: Wann soll die entfernte Rachenmandel histologisch untersucht werden? HNO 36 (1988) 164–165
167. Kent's Repertorium der homöopathischen Arzneimittel. Bd. I–III. 13. Auflage. Haug, Heidelberg 1997
168. *Kienle, G*: Wirkung von Carbo Betulae D6 bei respiratorischer Partialinsuffizienz. Arzneim.-Forsch. (Drug Res.) 23, Nr. 6 (1973) 840–842
169. *Kieper, V.*: Die Bedeutung der Sauerstoff-Mehrschritt-Therapie moderner Prägung für die Gerontologie. EHK 5 (1985) 313–317
170. *Kleijnen, J., Knipschild, P., Rieg, G.*: Clinical trails of homoeopathy. B. M. J. 302 (1991) 316–323
171. *Klinkhammer, F.*: Zur Pathogenität von Mykosen. Deutsches Ärzteblatt 93 (1996) A–374
172. *Koch, W. H.*: Amalgam im Mund. Wie helfe ich mir? Der Gesundheitsberater 8–13 (1990)
173. *Koch, W. H., Weitz M.*: Die verschiedenen Möglichkeiten zur Amalgam-Eliminierung. Therapiewoche 41 (1991) 1669–1672
174. *Köhler, G.*: Lehrbuch der Homöopathie, Bd. 1. Hippokrates, Stuttgart 1994
175. *Köhler, G.*: Lehrbuch der Homöopathie, Bd. II. Hippokrates, Stuttgart 1998
176. *Köhler, W.*: Symbioselenkung – Bakteriensubstitutionstherapie im neuen Gewande. In: Außenseitermethoden in der Medizin. Ursprünge, Gefahren, Konsequenzen (Hrsg.: Oepen, I., Prokop, O.). Wissenschaftliche Buchgesellschaft, Darmstadt, 1986
177. *König, H. L., Betz, H.D.*: Der Wünschelrutenreport. Wissenschaftlicher Untersuchungsbericht 1989
178. *König, P.*: Aggressiv unruhiges Kind – Tarantula hispanica. Allgemeine Homöopathische Zeitung 236 (1991) 58
179. *Körtgen, A.*: Neue Meßergebnisse disqualifizieren das Amalgam endgültig. Deutsche Zeitschrift für Biologische Zahnmedizin 6 (1990)
180. *Kolb, H.*: Die mikrobiologische Therapie allergisch bedingter Krankheiten. Hippokrates, Stuttgart 1960
181. *Kolb, H.*: Mikrobielle Präparate in der Therapie rezidivierender Infekte des Respirationstraktes. Erfahrungsheilkunde 10a/90 (1990)
182. *Kolb, H.*: Mikrobiologische Therapie. Lehrbuch der Naturheilverfahren Bd. 1. Hrsg.: Schimmel, K. Ch., Hippokrates, Stuttgart 1990
183. *Kolb, H., Maaß, Ch.*: Kompendium der mikrobiologischen Therapie. Haug, Heidelberg 1991
184. *Kollath, W.*: Die Ordnung unserer Nahrung. Haug, Heidelberg 1992
185. *Kramer, F.*: Lehrbuch der Elektroakupunktur. Bd. I–IV. Haug Heidelberg 1986–1994
185a. *Krimmel. L.*: Kostenerstattung und individuelle Gesundheitsleistungen. Deutscher Ärzte-Verlag, Köln 1998
186. *Kruse, S.*: Otitis media bei Kindern – Homöopathie versus konventionelle Therapie. Inaugural-Dissertation. Universität Tübingen 1997
187. *Labrecque, M., Audet, D., Latulippe, L. G., Drouin, J.*: Homeopathic treatment of plantar warts. CAN MED ASSOC J 146 (1992) 1749–1753
188. Landtag von Baden-Württemberg, 10. Wahlperiode: Amalgam als Zahnfüllung. Drucksache 10/4025 (1990) 1–4
189. *Leaman, A. M., Gorman, D.*: Cantharis in the early treatment of minor burns. Archives of Emergency Medicine 6 (1989) 259–261
190. *Leriche, R.*: Über die Stellatumanästhesie bei Hirnembolie, bei Gefäßspasmen, nach Hirnoperationen und bei Hemiplegien. Rev. chir. Paris 55 (1936)
191. *Linde, K., Melchardt, D., Brandmeier, R., Eitel, F.*: Übersichtsarbeiten: Das Beispiel Homöopathie. Deutsches Ärzteblatt 91, Heft 3 (1994) 78–81
192. *Linde, K., Clausius, N., Ramirez, G., Melchart, D., Eitel, F., Hedges, L. V., Jonas, W. B.*: Are the clinical effects of homoeopathy placebo effects? A meta-analysis of

placebo-controlled trials. Lancet 350, 9 (1997) 834–843

193. *Lökken, P., Straumsheim, P. A., Tveiten, D., Skjelbred, P., Borchgrevink, Ch. F.*: Effect of homoeopathy on pain and other events after acute trauma: placebo controlled trial with bilateral oral surgery. BMJ 310 (1995) 1439–1442
194. *Luckhaupt, H.*: Akutelle antibiotische Behandlung der HNO-Infektionen des Kindes. HNO 39 (1991) 419–423
195. *Lübben, G.*: Arzt – Priester – Zauberer: Einführung in die religiösen und magischen Grundelemente medizinischen Denkens und Handelns im pharaonischen Ägypten. Inaugural-Dissertation, Budapest 1990
196. *Lussi, A., Schaffner, M., Suter, P., Hotz, P.*: Toxikologie der Amalgame. Schweiz. Monatsschr. Zahnmed. 99 (1989) 55–58
197. *Maaß, Ch., Rusch, V., Zimmermann, K.*: Das Konzept Mikrobiologische Therapie. CHK 9 (1983)
198. *Mackenzie, J.*: Krankheitszeichen und ihre Auslegung. Kabitzsch, Leipzig 1921
199. *Maier, A., Mundmaier, A.*: Erkrankungen des lymphatischen Rachenringes – 10jährige Erfahrungen einer Gemeinschaftspraxis für HNO-Krankheiten. Zeitschrift für Allgemeinmedizin 26 (1974) 1150–1152
200. *Mandel, E. M., Rockette, H. E., Bluestone, Ch. D., Paradise, J. L., Nozza, R. J.*: Efficacy of Amoxicillin with and without Decongestant-Antihistamine for Otitis Media with Effusion in Children. The New England Jornal of Medicine 8 (1987) 432–437
201. *Marquardt, H.*: Praktisches Lehrbuch der Reflexzonentherapie am Fuß. Hippokrates, Stuttgart 1997
202. *May, W.*: Immunmodulation durch Ernährung. Therapeutikon 3 (1990) 94–108
203. *May, W.*: Umstimmungstherapie – Verfahren der Naturheilkunde. Hippokrates, Stuttgart 1993
204. *Mayenburg, J. V.*: Allergie gegen Amalgam. Hautarzt 40 (1989) 536–537
205. *Messer, S.N.*: Homeopathic treatment of pediatric otitis media. J. Am. Inst. Homeopathy 80 (1987) 15–21
206. *Mezger, J.*: Gesichtete Homöopathische Arzneimittellehre. 2 Bde. Haug, Heidelberg 1995
207. *Miehlke, A., Arold, R., Chilla, R., Evers, K., Haubrich, J., Schätzle, W.*: Arbeitsbuch HNO. Urban und Schwarzenberg, München 1986
208. *Moeschlin, S.*: Klinik und Therapie von Vergiftungen. Stuttgart 1986
209. *Mössinger, P.*: Homöopathie und naturwissenschaftliche Medizin – Zur Überwindung der Gegensätze. Hippokrates, Stuttgart 1984
210. *Müller, H. V.*: Die Farbe als Mittel zur Simillimunfindung in der Homöopathie. Haug, Heidelberg 1995
211. *Naumann, H. H., Helms, J., Herberhold, C. Kastenbauer, E.*: Oto-Rhino-Laryngologie in Klinik und Praxis. Thieme, Stuttgart 1992–1994
212. *Neustaedter, R.*: Management of otitis media with effusion in homeopathic practice, Part. I. J-Am-Inst Homoeopath 79 (1986) 87–99
213. *Neustaedter, R.*: Management of otitis media with effusion in homoeopathic practice, Part II. J-Am-Inst Homoeopath 79 (1986) 133–140
214. *Niewind, K.*: Heilmittelliste für die Hals-Nasen-Ohrenärztliche Praxis. Eigenverlag, Schwäbisch Gmünd 1995
215. *Noack-Loebel, C., Küster E. et al.*: Der Einfluß verschiedener Ernährungsformen auf die Zusammensetzung der Faecalflora. Mikroökologie und Therapie 13 (1983) 15–53
216. *Oepen, I.*: An den Grenzen der Schulmedizin. Deutscher Ärzte-Verlag, Köln 1985
217. *Ortloff, H.*: Homöopathische Behandlung der Augenkrankheiten. Haug, Heidelberg 1990
218. *Ott, D.*: Kontrollstelle für Dentallegierungen und Amalgame? Schweiz. Monatsschr. Zahnmed. 99 (1988) 7
219. *Palsule, S. G.*: Homoeopathic treatment for E. N. T. diseases. A short series publications. Poona 1976
220. *Panis, R., Eschenbacher, L., Thumfart, W.*: HNO-ärztliche und kinderärztliche Verlaufskontrolle von 169 Adenotonsillektomien im Kindesalter. HNO 79 (1981) 401–406
221. *Pasteur, L.*: Methode pour prevenir la rage après morsure. Comptes Rendues Acad. Sci. 101 (1885) 765–773
222. *Perger, F.*: Somatopsychische Veränderungen durch Schwermetallbelastungen. Natura-med. 3 (1989) 542–548
223. *Pfeifer, H.*: Impfungen und Homöopathie. Therapeutikon 6 (1992) 260–271
224. *Pflaum, H.*: Praktikum der Bioelektronischen Funktions- und Regulationsdiagnostik
225. *Pischinger, A.*: Die vegetativen Grundlagen des Herdgeschehens. Österr. Ztschr. Stomat. 8 (1963)
226. *Pischinger, A.*: Das System der Grundregulation. Neuarbeit von H. Heine, O. Bergsmann, F. Perger und G. Dracynski. Haug, Heidelberg 1998
227. *Pospiech, J., Kalff, R., Polyzoidis, T., Reinhardt, V., Grothe, W. Kocks, W.*: Intrakranielle Komplikationen entzündlicher Ohrerkrankungen. HNO 38 (1990) 63–66
228. *Prokop, O.*: Medizinischer Okkultismus. Paramedizin. VEB G. Fischer, Jena 1964
229. *Quay, G. H.*: A monograph of diseases of the nose and throat. World Homoeopathic Links, New Delhi 1986
230. *Quilisch, W.*: Die homöopathische Praxis. Hippokrates, Stuttgart 1993
231. *Rahlfs, V. W., Mössinger, P.*: Asa foetida bei Colon irritabile. Dtsch. med. Wschr. 104 (1978) 140–143
232. *Ratka, R., Rott, C.*: Darmflora und Krankheiten. Über den Zusammenhang zwischen aeroben Leitorganismen der Darmflora und Krankheiten sowie anderen Parametern. Bericht einer statistischen Auswertung in Zusammenarbeit mit dem Institut für Mikroökologie in Herborn. Institut für Energie- und Umweltforschung Heidelberg e.V., Heidelberg 1990
233. *Reuter, H. D., Deininger, R., Schulz, F.*: Phytotherapie, Grundlagen – Klinik – Praxis. Hippokrates, Stuttgart 1988
234. *Reyer, A.*: Therapie der Sinusitis ist auf die Schleimhautabwehr ausgerichtet. Natura-med. 11 (1990)
235. *Richter, A.*: Zur Problematik des Wirksamkeitsnachweises in der Homöopathie. Allgemeine Homöopathische Zeitung 236 (1991) 3–10, 56–57
236. *Riethe, P.*: Amalgam – Pro und contra. Institut der Deutschen Zahnärzte (IDZ). Deutscher Ärzte-Verlag, Köln 1988
237. *Rost, J.*: Der Kostenfaktor in der Medizin. Allgemeine Homöopathische Zeitung 236 (1991) 109–114
238. *Rost, A.*: Lehrbuch der Regulationsthermographie. Hippokrates, Stuttgart 1994
239. *Rothmaler, R.*: Kurs Naturheilverfahren – Phytotherapie. Sonntag, Stuttgart 1994
240. *Rusch, V., Kalinski, S., Schneider, H.*: Streptococcus faecalis Vaccine: Results of double blind placebo studies. XL International Symposium on Intestinal Microecology. May 19–20, Tokyo, Microecology and Therapy 1 (1986) 272–277

241. *Rynnel-Dagöö, B., Ahlbom, A., Schiratzki, H.*: Effects of adenoidectomy: A controlled two-year follow-up. Ann Otol 87 (1978) 272–277
242. *Sadé, J. Luntz, M.*: Adenoidectomy in otitis media. A review. Ann Otol Rhinol Laryngol 100 (1991)
243. *Saller, Hellenbrecht, Reichling*: Lehrbuch der Phytotherapie. Haug, Heidelberg 1995
244. *Sauer, H.*: Halsbedingte myoneuralgische Irritationsbeschwerden, in Vorschlag zur Therapie durch den HNO-Arzt. Laryngo-Rhino-Otologie 67 (1988) 96–99
245. *Sauer, H.*: Der pseudosinugene Kopfschmerz – ein neuromuskuläres cervicogenes Irritationssyndrom. Vortrag 68, Versammlung der Verein. Südwestdt. HNO-Ärzte, Bad Homburg 1984
246. *Sauer, H.*: Kontralaterale Nebenhöhlendrainage nach dem Bernoulli-Prinzip anstelle der scharfen Kieferhöhlenpunktion. Laryngo-Rhino-Otologie 68 (1989) 478–479
247. *Sauer, H.*: Adjuvante alternative Therapieverfahren bei ideopathischem Tinnitus aurium (und bei Hörsturz). Laryngo-Rhino-Otologie 69 (1990) 14–16
248. *Sauer, H.*: Das Postmassagesyndrom. Laryngo-Rhino-Otologie (1994) II
249. *Sauer, H.*: Pragmatische Therapie. Konzept bei Rhinosinusitis. HNO-Heute 1 (1996)
250. *Schaller, H. G., Klaiber, B., Trunk, Th.*: Untersuchung zur Randschlußqualität von Amalgamfüllungen. Dtsch. Zahnärztl. Z. 43 (1988) 854–859
251. *Schapowal, A.*: Nehmen die allergischen Krankheiten zu? Allergologie 20 (1997) 560–564
252. *Schaubelt, K.*: Neue Aromatherapie. VGS, Köln 1995
253. *Schiele, R., Kröncke, A.*: Quecksilbermobilisation durch DMPS bei Personen mit und ohne Amalgamfüllungen. Zahnärztliche Mitteilungen 17 (1989) 1866–1868
254. *Schimmel*: Lehrbuch der Naturheilverfahren. Hippokrates, Stuttgart 1990
255. *Schleich, K. L.*: Schmerzlose Operationen. Springer, Berlin 1898
256. *Schlüren, E.*: Okoubaka Aubrevillei. Allgemeine Homöopathische Zeitung 236 (1991) 225–231
257. *Schlüren, E.*: Homöopathie in Frauenheilkunde und Geburtshilfe. Haug, Heidelberg 1992
258. *Schmaltz, B.*: Steigerung der körpereigenen Abwehr bei chronischer Sinusitis. HNO (1991)
259. *Schmeer, E. H.*: Rademacher und die Organotropie. AHZ 3 (1980) 115–119
260. *Schmid, F., Rimpler, M., Wemmer, U.*: Antihomotoxische Medizin, Bd. 1. Aurelia, Baden-Baden 1996
261. *Schmidt, F., Hamalczik, P.*: Antihomotoxische Medizin, Bd. 2. Aurelia, Baden-Baden 1996
262. *Schmidt, W.*: Sinusitisbehandlung im Kindesalter. Fortschritte der Medizin 93 (1990) 1567–1569
263. *Schrauzer, G. N.*: Selen – essentielles Spurenelement und Krebsschutzfaktor. Münchener Medizinische Wochenschrift 127 (1985) 731–734
264. *Schrauzer, G. N.*: Quecksilber-Detoxifikation durch Selen. Ein Beitrag zur Lösung des Amalgam-Problems. Deutsche Zeitschrift für Biologische Zahnmedizin 5 (1989) 162–164
265. *Schultze-Werninghaus, G.*: Paramedizinische Verfahren: Bioresonanzdiagnostik und -therapie. Dtsch Dermatol 42 (1994) 891–896
266. *Schwab, G.*: Läßt sich eine Wirkung homöopathischer Hochpotenzen nachweisen? Allgemeine Homöopathische Zeitung 235 (1990) 135–139
267. *Smrz, P.*: Amalgam – ein unnötiger Krankheitsherd. Teil 1 und Teil 2. Deutsche Zeitschrift für Biologische Zahnmedizin 5 (1989) 109–115, 155–158
268. *Sonnenborn, U., Greinwald, R.*: Beziehungen zwischen Wirtsorganismus und Darmflora unter besonderer Berücksichtigung von Physiologie und Funktion der normalen Escherichia-coli-Flora. Schattauer, Stuttgart 1991
269. *Spraich, W.*: Naturwissenschaft – Homöopathie – Placebo. Allgemeine Homöopathische Zeitung 235 (1990) 188–193
270. *Spiess, G.*: Die Heilwirkung der Anästhetika. Zbl. inn. Med. 8 (1902)
271. *Stäger, R.*: Otitis media purulenta chronica. Allgemeine Homöopathische Zeitung 138 (1899) 105
272. *Stammberger, H., Jaske, R.*: Mykotische Erkrankungen im HNO-Bereich in: Ganz, H., Schätzle, W.: HNO-Praxis heute 7 (1987) 129–176
273. *Stux, G., Stiller, N., Pomeranz, B.*: Akupunktur. Springer, Berlin 1993
274. *Sutow, E. J., Jones, D. W., Hall, G. C.*: Correlation of Dental Amalgam Crevice Corrosion with Clinical Ratings. J. Dent. Res. 68 (1989) 82–88
275. *Terrahe, K., Breinlich, T.*: Pathogene Immunfaktoren bei rezidivierendem schleichendem Paukenerguß des Kindes. HNO 34 (1980) 449–455
276. *Thomas, C.*: Urin, der besondere Saft. VGS-Verlag, Köln 1995
277. *Tischner, R.*: Geschichte der Homöopathie. Verlag Dr. Willmar Schwabe, Leipzig 1939
278. *Tveiten, D., Bruseth, S., Borchgrevink, Ch. F., Lohne, K.*: Effekt av Arnica D30 ved hard fysisk anstrengelse. En dobbeltblind randomisert undersokelse under Oslo Maraton 1990. Tidsskr. Nor Loegeforen 30 (1991) 3630–3631
279. *Varga, A.*: Reizwirkung von Luftionen. Ärztezeitschrift für Naturheilverfahren 11 (1987) 830–836
280. *Vögeli, A.*: Heilkunst in neuer Sicht. Haug, Heidelberg 1991
281. *Vögeli, A.*: Homöopathische Therapie der Kinderkrankheiten. Haug, Heidelberg 1996
282. *Voll, R.*: Wechselbeziehungen von Odontonen und Tonsillen zu Organen, Störfeldern und Gewebssystemen. Medizinisch Literarische Verlagsgesellschaft, Uelzen 1966
283. *Voll, R.*: Kopfherde. Diagnostik u. Therapie mittels Elektroakupunktur und Medikamententestung. Medizinisch Literarische Verlagsgesellschaft Uelzen 1976
284. *Voll, R.*: Elektroakupunktur, Band I–III. Medizinisch Literarische Verlagsgesellschaft, Uelzen 1977
285. *Voll, R.*: Topographische Lage der Meßpunkte der Elektroakupunktur. Bildband I und II. Testband I. Bild- und Textband I. 4 Supplementbände. Medizinisch Literarische Verlagsgesellschaft, Uelzen 1978
286. *Wagner, H. et al.*: Polysaccharide sorgen für Abwehr. Therapie der Gegenwart 12 (1985) 62–65
287. *Wagner, H., Wiesenauer, M.*: Phytotherapie. Gustav Fischer, Stuttgart 1995
288. *Walach, H., Righetti, M.*: Homöopathie: Grundlagen, Stand der Forschung, Forschungsstrategien. Wien Klein Wochenschr 108/20 (1996) 654–663
289. *Wantke, F., Stanek, K. W., Götz, M., Jarisch, R.*: Bioresonanz-Allergietest versus Pricktest und RAST. Allergologie 16 (1993) 144–145
290. *Wassermann, O., Weiss, M., Ahlesen-Hinrichs, C.*: Kieler Amalgamgutachten, Kiel 1997
291. *Weber, K.*: Neuraltherapie. Sonntag, Regensburg 1989
292. *Weber, K.*: Kurs Naturheilverfahren – Ordnungstherapie. Sonntag, Stuttgart 1995
293. *Weiss, R. F., Fintelmann, V.*: Lehrbuch der Phytotherapie. Hippokrates, Stuttgart 1997

294. *Wiesenauer, M., Häussler, S., Gaus, W.:* Pollinosis-Therapie mit Galphimia glauca. Fortschritte der Medizin 17 (1983) 811–814
295. *Wiesenauer, M., Gaus, W.:* Double-blind Trial Comparing the Effectiveness of the Homeopathic Preparation Galphimia Potentisation D6, Galphimia Dilution 10^{-6} and Placebo on Pollinosis. Arzneim.-Forsch./Drug Res. 35 (1985)
296. *Wiesenauer, M., Gaus, W.:* Orthostatische Dysregulation – Wirkungsvergleich zwischen Etilefrin 5mg und dem homöopathischen Arzneimittel Haplopappus D2. Z Allg Med 63 (1987) 18–23
297. *Wiesenauer, M.:* Naturgemäße Behandlungsverfahren bei allergischen Atemwegserkrankungen. TW-Pädiatrie 3 (1989)
298. *Wiesenauer, M., Gaus, W., Häussler, S.:* Behandlung der Pollinosis mit Galphimia glauca. Allergologie 10 (1990) 359–363
299. *Wiesenauer, M.:* HNO-ärztliche und allergologische Praxis der Homöopathie. Hippokrates, Stuttgart 1995
300. *Wiesenauer, M., Elies, M.:* Praxis der Homöopathie. Hippokrates, Stuttgart 1995
301. *Wiesenauer, M., Lüdtke, R.:* A Meta-Analysis of the Homoeopathic Treatment of Pollinosis with Galphimia glauca. Fortsch Komplementärmed 3 (1996) 230–234
302. *Wiesenauer, M.:* Dermatologische und allergologische Praxis der Homöopathie. Hippokrates, Stuttgart 1997
303. *Wiesenauer, M., Elies, M.:* Gynäkologisch-geburtshilfliche Praxis der Homöopathie. Hippokrates, Stuttgart 1997
304. *Wischnewski, A. W.:* Der Novocainblock als eine Methode der Einwirkung auf die Gewebetrophik. Zbl. Chir. 13 (1935)
305. *Wrba, H., Kleine, M.-W., Miehlke, K., Dittmar, F.-W., Weissenbacher, E.:* Systemische Enzymtherapie. MMV Verlag, München 1996
306. *Wüthrich, W.:* Für die Sepzialistenkommission der Schweizerischen Gesellschaft für Allergologie und Immunologie. Zu paramedizinischen Verfahren, spezielle Bioresonanz, bei allergischen Erkrankungen. Allergo J 4 (1995) 356–359
307. *Zenner, H. P.:* Praktische Therapie von Hals-Nasen-Ohren-Krankheiten. Schattauer, Stuttgart 1993
308. *Zimmermann, A.:* Homöotherapie der Augenkrankheiten. Sonntag, Stuttgart 1992
309. *Zimmermann, W.:* Homöotherapie der Hautkrankheiten. Sonntag, Regensburg 1987
310. *Zimmermann, W.:* Homöopathische Arzneitherapie. Sonntag, Regensburg 1990

Sachregister

Hippokrates

Aktuelle Fachliteratur für Ihre HNO-Praxis

A. Berghaus, G. Rettinger, G. Böhme

Hals-Nasen-Ohren-Heilkunde

1996, 700 S., 455 Abb., 65 Tab., 100 Synopsen,
kt. mit Fadenheftung DM 78,– / ÖS 569 / SFr 71,–
ISBN 3-7773-0944-3

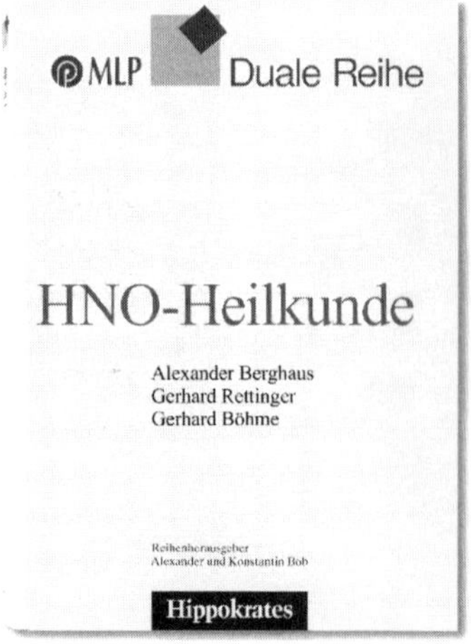

Dieses Duale-Reihe-Lehrbuch bietet Ihnen über die Prüfungsvorbereitung hinaus alle Vorteile eines verläßlichen Nachschlagewerkes.

Spannende Kasuistiken, viele eindrucksvolle Abbildungen und Zeichnungen erleichtern das Repetieren unmittelbar vor der Prüfung. Sie machen auch das Lesen im Haupttext während des Semesters, im PJ, AiP oder als Assistent zu einer ungewohnt fesselnden Sache.

J. Gleditsch

Akupunktur in der HNO-Heilkunde

1997, 176 S., 40 Abb., 9 Tab., kt. DM 69,– / ÖS 504 / SFr 62,50
(Akupunktur in Klinik und Praxis)
ISBN 3-7773-1236-3

Bisher war es Kursteilnehmern und Kongreßhörern vorbehalten, an den Erfahrungen dieses renommierten Akupunktur-Lehrers und -Praktikers teilzuhaben. Das Buch erläutert die Grundzüge der Akupunktur und ihre therapeutischen Möglichkeiten innerhalb der Hals-Nasen-Ohren-Heilkunde. »Lesen, Verstehen, Erproben« – diesem Prinzip folgt das Buch und erleichtert Ihnen so den Einstieg in die Anwendung der HNO-Akupunktur.

Preisänderungen vorbehalten!